März 2021

Liebe Cathrin, ich freue mich sehr, dass du ab jetzt immer mehr glücklich bist und deine Schwingung auf dem Lichtweg immer weiter erhöhst. Du bist im hier und jetzt, bleibst bei dir und bist die volle Leere und das Licht.

Danke, dass es dich gibt, Katrin

Laya Katrin Neugebohren

Das geistreiche Heilen

mit neuem Wissen, durchgegeben von der Großen Weißen Schwestern- und Bruder- schaft aus den geistigen Sphären

Geschenk v. Katrin € 30,-

Bibliografische Information Der Deutschen Bibliothek

Die Deutsche Bibliothek verzeichnet diese Publikation in der
Deutschen Nationalbibliografie; detaillierte bibliografische
Daten sind im Internet über http://dnb.ddb.de abrufbar.

Hamburg 2011

Autorin Katrin Neugebohren

Lichtheilerin der Neuen Zeit

Handy 0177 628 4885

www.geistreiches-heilen.de

wie-neugeboren@geistreiches-heilen.de

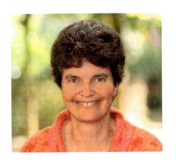

Herstellung und Verlag: Books on Demand GmbH, Norderstedt

www.BoD.de

ISBN 978-3-8423-6940-5

Umschlaggestaltung / Abbildungen im Buch: Silvia Geleta (sayes@gmx.net)

Inhalt

1 Danksagung

Ich danke dem Bewusstsein von allem, dem Göttlichen, dass ich das Einheitsbewusstsein bin. Mein Seelenname ist Laya, die Gedankenlose.

Ferner danke ich meinen Freundinnen und Freunden der Großen Weißen Schwestern- und Bruderschaft (GWS) aus den geistigen Reichen, dass sie einen großen Teil dieses Buches für uns durchgegeben haben und durch mich heilen. Ich habe die Große Weiße Bruder- und Schwesternschaft in die Große Weiße Schwestern- und Bruderschaft umbenannt. Das ist meine persönliche Note.

Und ich danke meiner Freundin Sonja Elaya Schubert, dass sie die Durchsagen der GWS als Medium für uns gechannelt hat.

Mein Dank gilt auch allen Verwandten, Freundinnen und Freunden, die Korrektur gelesen haben.

2 Einleitung

Die Erde steigt mit den Menschen in die fünfte Dimension auf. Die Energie auf der Erde ist jetzt so hoch, dass durch meine Gespräche mit der Großen Weißen Schwestern- und Bruderschaft (GWS) aus den geistigen Reichen, die hauptsächlich in den Jahren 2009 und 2010 stattgefunden haben, ganz neues Wissen auf die Erde gekommen ist. Ich habe die Fragen gestellt und die GWS hat durch das Medium Sonja Elaya Schubert (www.elaya-channeling.de) geantwortet.

Das Buch besteht im Wesentlichen aus zwei Teilen.

Im ersten großen Teil des Buches (Kapitel 4) beschreibe ich, wie wir uns selbst (und damit auch andere) auf geistigem Wege und allen Ebenen heilen können. So können wir die Verantwortung für unsere Gesundheit selbst übernehmen. Wir vertiefen unseren Kontakt zur geistigen Welt und lassen sie durch uns heilen. So harmonisieren wir auf geistigem Wege die Aura, Chakren, Nebenchakren, Drüsen, Meridiane, Organe, Wirbelsäule, Zähne und die zugehörigen Themen. Wir lassen die negative Wirkung von Elektrosmog, Handystrahlen und Erdstrahlen auflösen und harmonisieren z. B. Schlafplätze, Beziehungen zu anderen Menschen und Nahrungsmittel. Wir leiten auf geistigem Wege Schadstoffe aus, führen uns positive Substanzen zu, entgiften uns, reinigen unser Blut und heilen unsere Zellen. Wir lassen unsere Traumatisierungen in diesem und allen vergangenen Leben, Karma, karmische Abhängigkeiten und Verträge, Gelübde, Flüche, negative morphogenetische Felder und Gordische Knoten auflösen. Dazu wurden auch Symbole der ganz Neuen Zeit durchgegeben. Wir lassen Besetzungen, Zwillings-, Dual-, erdgebundene Seelen in die geistigen Reiche begleiten und lassen unfreiwillige Walk-In-Seelen-Wechsel rückgängig machen. Wir lassen außerirdische Implantate entfernen, Seelenanteile inkarnieren uvm.

Dabei heilen nicht wir, sondern die geistigen Freundinnen und Freunde durch uns. Gleichzeitig sind unser höheres Selbst und das universelle höchste Selbst (das Göttliche) an der Heilung beteiligt. Wir lernen, ein bewusstes und gesundes Leben zu führen und heilen damit auch Mutter Gaia, die Erde. Meine Heilungsweise zeichnet sich durch Einfachheit, Schnelligkeit, Leichtigkeit und Freude aus. Zu vielen Themen habe ich meine Erfahrungen aus der Praxis hinzugefügt. Je mehr ich mit geistigen Heilweisen arbeite, desto mehr Energie fließt durch mich. Ich genieße es sehr, diese hohen Energien und den Kontakt zu den geistigen Freundinnen und Freunden wahrzunehmen.

Der zweite große Teil des Buches (Kapitel 6 und 7) enthält die Durchsagen der Großen Weißen Schwestern- und Bruderschaft (GWS) zu den meisten körperlichen und psychischen Erkrankungsgruppen, warum Menschen von den Störungen betroffen sind und wie mit ganz neuen Methoden Heilung geschieht. Bei den Durchsagen der geistigen Freundinnen und Freunde sind es nicht allein die Worte, die wirken, sondern auch die Schwingungen, die mit den Worten an uns weitergegeben werden.

Das Buch enthält ein Kapitel über die geistige Welt und wie wir noch intensiver zu ihr in Kontakt treten können (Kapitel 3), ein Kapitel über die Erde und wie wir sie global und lokal heilen können (Kapitel 5) und ein Kapitel über die Neue Zeit (Kapitel 8), also den Lichtkörperprozess, die höheren Dimensionen und das Goldene Zeitalter. Ferner besteht die Möglichkeit, das geistige Heilen in einer Ausbildung bei mir zu erlernen (Kapitel 9) (www.geistreiches-heilen.de).

Das geistreiche Heilen ist ganzheitlich. Es löst die Ursachen der energetischen Schwächen auf, indem es Bewusstsein dafür schafft, wo wir an Gefühlen und Gedanken des Mangels festhalten und wie wir sie transformieren lassen können. Dabei arbeiten wir mit positiven Affirmationen und vergegenwärtigen uns die Struktur des Egos. Zusätzlich werden die Schwächen energetisch in den zugehörigen energetischen Systemen in Stärken gewandelt.

Wenn euch das Buch neugierig gemacht hat, habt ihr die Möglichkeit, in einer Ausbildung das geistige Heilen bei mir zu erlernen. Ich biete die Ausbildung in geistigem Heilen für Erwachsene, Kinder, Jugendliche, Familien und als Einzelausbildung an.

Geistig Heilende dürfen keine medizinischen Diagnosen stellen, keine Heilversprechen geben und ihre Behandlung ersetzt nicht den Besuch beim Arzt.

Mit diesem Buch setze ich Impulse. Was euch gefällt übernehmt. Das Andere lasst weg oder verändert es. Ich erhebe mit diesem Buch keinen Anspruch auf Vollständigkeit. Und ich kann für dieses Buch keinen Wirkungserfolg garantieren und keine Verantwortung für die Anwendung des übermittelten Wissens bezüglich Heilweisen übernehmen. Hört bitte auf eure eigene Intuition.

2.1 Persönlicher Hintergrund

Ich bin in einem kleinen Dorf am Westharzrand in einem Fachwerkhaus mit Bauerngarten und Tieren aufgewachsen.

Physik

Mit 19 Jahren bin ich nach Berlin gezogen, um zunächst Physik zu studieren. In höherer Mathematik für Physiker haben wir in unendlich-dimensionalen Räumen Beweise geführt und mit der Relativitätstheorie bewiesen, dass Raum und Zeit relativ sind. Das sind für mich keine theoretischen Konzepte, sondern ich nehme die parallelen Realitäten, Dimensionen und Universen wahr. Wenn ich mit geistreichem Heilen arbeite, bin ich in der Zukunft, in der die Heilung schon geschehen ist, bevor ich anfange, die geistigen Freundinnen und Freunde durch mich heilen zu lassen. Oder ich gehe in die Vergangenheit und mache einen Unfall ungeschehen. Das ist das Arbeiten mit raum- und zeitverändernden Techniken. So können Spontanheilungen entstehen.

In der modernen Physik wird bestätigt, dass die „harte" Materie eine Sinnestäuschung ist. Materie besteht zu 99,99 % aus (fast) leerem Raum, und den Rest füllen schwingende Teilchen, die gleichzeitig auch Wellen bzw. Energie sind. Das sind für mich keine theoretischen Gedankengebilde, sondern ich sehe die atomare Bewegung in allem. Der leere Raum und die Energiewirbel sind für mich gleichzeitig vorhanden. Ich lebe mein Leben verbunden mit einem inneren Raum jenseits von Gedanken und Gefühlen (leerer Raum, Bewusstsein, Einheit) und gleichzeitig findet mein Leben in der Materie (die gleichzeitig auch Energie ist) statt. Aus Sicht der Quantenphysik gibt es keine Materie und auch kein kleinstes Teilchen. Professor Hans Peter Dürr beschreibt die Ursubstanz der Materie etwa so: „Sie ist formlos, veränderlich, bewegt, verwoben und weiß voneinander." D. h. sie wird von einer höheren Intelligenz informiert bzw. durchflutet! Im geistreichen Heilen ist diese höhere Intelligenz die geistige Welt, unser höheres Selbst und das universelle höchste Selbst (das Göttliche, die Quelle, das allumfassende Bewusstsein).

Der Quantenphysiker Antoine Suarez bezieht sich in einem Experiment auf die Verschränkung von zwei Photonen, die aus derselben Lichtquelle stammen, also schon einmal miteinander in Verbindung standen. Unabhängig von Raum und Zeit reagieren sie immer absolut identisch ohne Zeitverzögerung. Wird bei einem Photon z.B. die Polarisierung verändert, kann das gesamte System beeinflusst werden, zu dem dieses Energiepaket gehört. Deshalb muss zwischen den Photonen ein Informationsfluss bestehen. Das erklärt, warum Fernheilung mit geistigem Heilen möglich ist und dass negative morphogenetische Felder, z. B. in Familien, wirken können. Im geistreichen Heilen untersuchen wir diese Zusammenhänge und lösen sie ggf. auf. Es gibt Untersuchungen, die beweisen, dass es einen entsprechenden Einfluss auf uns hat, ob jemand positiv oder negativ an uns denkt. So kommt es vor, dass ein Mensch Krebs entwickelt, weil die Lebenspartnerin oder der Lebenspartner negativ an ihn oder sie denkt. Falls jemand sehr fokussiert negativ an uns denkt, kann ein Fluch auf uns lasten. Einflüsse dieser Art untersuchen wir im geistigen Heilen und lassen solche negativen Energien auflösen.

Es gibt Versuche (Doppelspaltversuch) die beweisen, dass das Ergebnis des Versuchs dadurch verändert wird, dass jemand den Versuch beobachtet. D. h. es gibt keine Objektivität, sondern alles ist subjektiv. Damit rückt der Verstand in den Hintergrund zu Gunsten der Gefühle und der Intuition. Als geistreich Heilende richte ich mein Bewusstsein fokussiert auf den gesunden, glücklichen Zustand aus mit der Absicht, die vorliegenden energetischen Schwächen in Stärken wandeln zu lassen. Ich stelle mir mit all meinen Sinnen den gesunden Zustand vor und fühle ihn! Gleichzeitig ist das reine Bewusstsein aus der Gedankenlosigkeit (Göttliches, Einheit) an der Heilung beteiligt.

In der Quantenphysik gibt es das Prinzip „sowohl als auch", nach der einzelne Energiepakete (Quanten, die sowohl Materie als auch Energie sind) sich solange überall in Raum und Zeit befinden, bis ein Mensch sie beobachtet. Dieses Prinzip entspricht für mich dem Ende der Dualität (Gegensätzlichkeit und Bewertung) und dem Sein der Einheit. Wenn ich keinen Gedanken berühre, bleibt der Zustand „sowohl als auch". Dinge werden dadurch „wirklich", dass sie beobachtet werden. Durch unser kreatives, bewusstes Beobachten, können wir positive Dinge materialisieren. Die Welt im Außen ist eine Projektion unseres Inneren. Wir sind multidimensionale Wesen. Wir leben sowohl auf der Ebene des Geistes, als auch auf der Ebene der Seele, als auch auf der Ebene des Körpers gleichzeitig.

Materie lässt sich als Licht in einem bestimmten Schwingungszustand beschreiben. Und auch Gedanken bestehen aus Energie und haben damit eine Frequenz. Materie, Gedanken und Gefühle haben gemeinsam, dass sie energetische Strukturen sind und aus elektromagnetischen Wellen bestehen. Da Wellen durch andere Wellen beeinflusst werden können, kann die Welle, die durch einen fokussierten Gedanken ausgesandt wird, die Struktur der Materie verändern. So kann Heilung sofort geschehen (Spontanheilung) und bestehen bleiben, da eine Korrektur auf der Ebene der Ursache stattgefunden hat.

Meteorologie

Ferner habe ich ein Studium als Diplom-Meteorologin abgeschlossen. Während meines Studiums war es für mich befremdlich, dass die Meteorologen das Wetter nur vorher zu sagen versuchen, es aber nicht bewusst energetisch beeinflussen. Unbewusst beeinflussen wir Menschen das Wetter negativ u. a. durch Gedanken und Gefühle des Mangels. Also habe ich geübt, Stürme zur Ruhe zu bringen, was mir auch gelungen ist.

Nach meinem Studium habe ich viele Jahre als Wissenschaftlerin Veröffentlichungen über das Ozonloch und den Treibhauseffekt geschrieben. Dazu habe ich die geistigen Freundinnen und Freunde befragt. Die Erde steigt auf. Das können wir wissenschaftlich auch daran erkennen, dass sich die Frequenz der Erde immer weiter erhöht. Gleichzeitig nimmt das Erdmagnetfeld ab. Das Gehirn von Mutter Gaia (der Erde) befindet sich am Südpol und vergrößert sich im Rahmen des Aufstiegs. Die Temperaturerhöhung auf der Erde ist notwendig für ihre Gehirnvergrößerung.

Laya: „Was können die Menschen auf geistiger Ebene gegen die Klimaveränderung tun?"

GWS: „In einem Satz wäre es wichtig zu sagen, dass ihr Menschen mit positiven Gedanken auf Mutter Gaia wandelt. Es ist wichtig, dass eure positiven Energien weiter an die Erde weitergegeben werden. Und so ist es, dass Mutter Gaia sich jeden Tag erneut freut auf ihr Leben. So ist es auch eine Sache der Menschheit. Freut euch auf euer Leben. Freut euch, zu dieser besonderen Zeit hier auf der Erde zu wandeln. Mutter Gaia hat ihren Körper an einigen Stellen doch sehr ramponiert. Und so freut sie sich, wenn denn mehr und mehr bewusste Menschen hier auf der Erde wandeln, die bereits durch ihre Schritte und durch ihre Schrittkombinationen ihre ramponierten Stellen heilen werden. So richtet euren Geist auf die Erde. So richtet euren Geist auf euer Innerstes. Versucht aus dem Urteilen, aus dem Verurteilen heraus zu kommen. Denn das ist es, worum es geht. Zusätzlich wäre noch zu sagen, ist es auch wichtig, dass ihr euren Körper weiter mit Mineralstoffen versorgt, denn euer physischer Körper muss diesen Klimaveränderungen nachkommen.

So ist es so, dass sich alles hier auf der Erde ein paar Grad weiter erwärmen wird und bereits erwärmt hat. So gibt es an einigen Stellen auf der Erde weniger Wasser, obwohl es dort eigentlich wesentlich mehr Wasser geben müsste. Konzentriert euch mit dem Geist auf den Überfluss, den es auf der Erde bald wieder geben wird. Der Überfluss bedeutet, sich Seen vorzustellen, die wunderbares, klares, blaues Wasser in sich haben mit einer wunderbaren Flora und Fauna und mit wunderbarsten Tieren. Denkt daran, dass die vielen Tiere, die sich gerade jetzt hier verabschieden auf der Erde, gerade neue genetische Informationen in neue Tiere bringen, die euch noch nicht so ganz bekannt sind, die neu entdeckt werden. So passiert ein Umbruch hier auf der Erde, der natürlich mit dem Klimawandel in Zusammenhang steht. So setzt euch mit den Tieren wieder in Verbindung. So setzt euch wieder mit der Natur in Verbindung.

Geistig wäre noch dazu zu sagen, dass ihr euch grundsätzlich selbst als gesunde Menschen seht. So könnt ihr Mutter Gaia am besten helfen. So heilt ihr geistreich die Erde. So heilt ihr geistreich euch selbst. So kommt ihr wieder in Kontakt mit eurem höheren Selbst.

Wichtig wäre es auch noch zu sagen, bevor ihr euer Essen zu euch nehmt, segnet euer Essen. Dies ist noch eine wichtige Randinformation."

Die Erde: „Hier spricht Mutter Gaia: Da es ja um mich geht, möchte ich mich natürlich auch zu diesem Thema melden. Ich freue mich in der Tat über viele bewusste Menschen, die auf der Erde wandeln. Es gibt viele Stellen an meinem Körper, die noch nicht in Ordnung sind. So die, die unter euch als Geistheiler unterwegs sind auf der Erde, möchte ich euch bitten, dieses Wissen weiterzutragen an andere Menschen. Ihr dient uns damit. Ihr werdet immer weiter euer Wissen verteilen. Dies ist wertvoll für andere Wesen. Dies ist wertvoll für mich. Denn ich habe mich bewusst für den Aufstieg entschieden und euch Menschen wird nichts anderes übrig bleiben, als dem nachzukommen. So soll dies aber ein Prozess in Liebe sein. Denn ich liebe und respektiere euch bereits seit Anbeginn eurer Zeitrechnung. Und natürlich noch viel, viel eher. So habe ich die ersten Schritte mitbekommen. So habe ich die ersten Lichtstrahlen mitbekommen. So habe ich die ersten Tiere auf meinem Körper gefühlt. Und mit dieser Bewusstheit gehe ich weiter in die jetzige Zeit; in das Hier und Jetzt. Und ich möchte euch Menschen sagen, es ist wahrhaft eine Umbruchzeit. Ich freue mich sehr auf dieses Ereignis. Die geistige Welt, genauso wie ich, genauso wie die Menschheit, wir werden uns vereinen. In Liebe, Mutter Gaia."

Laya: „Sollen wir das Ozonloch schließen?"

GWS: „Ja, das Ozonloch kitten. Schließen, das ist bei der Größe nicht mehr möglich. Aber es ist wichtig, das Ozonloch mit einem Pflaster der bedingungslosen Liebe zu versehen. Die Farbe dieses Pflasters ist Rosa. So streicht mit eurer Hand über das imaginäre Ozonloch und spürt, wie diese Wunde langsam zugeht. Das Ozonloch ist über den Gehirnstrukturen von Mutter Gaia. Ihr werdet feststellen, dass die neuen Kinder, die zu dieser Zeit auf die Erde kommen, größere Köpfe haben werden. Dieses steht mit dem Stammhirn in Verbindung. Genauso ist es auch bei Mutter Gaia. Ihr Stammhirn wird vergrößert. Es entsteht sozusagen etwas Neues. Etwas Altes wird zerstört. Etwas Neues kommt mit hinzu. Sodann, wenn ihr diese Pflasterübung macht und über das Ozonloch streicht, so werdet ihr Mutter Gaia helfen. Noch mehr könnt ihr helfen, wenn ihr dieses in Gruppenarbeiten anbieten werdet. Wenn viele Menschen zu einem gleichen Zeitpunkt diese Übung machen."

Laya: „Sollen wir bewusst die Temperatur auf der Erde senken?"

GWS: „Ihr könnt sie bewusst verändern, indem ihr weniger mit euren Autos fahrt, ja. Aber auf der geistigen Ebene ist diese Hitze sogar gerade notwendig, damit die Gehirnvergrößerung stattfinden kann für Mutter Gaia."

Laya: „Sollen wir Mutter Gaia in unserer Vorstellung jeden Tag zwischen unsere Hände nehmen und sie in Licht und Liebe hüllen?"

GWS: „Dies ist eine hervorragende Übung. Streicht mit euren Händen über Mutter Gaia und wählt das Licht, das euch zusagt, das für euch stabilisierend und liebend wirkt. Liebend bedeutet nicht gleichzeitig Rot. Dies sei dazu betont. Ansonsten seid ihr frei in euren Entscheidungen. Gold ist eine wunderschöne Farbe und auch Silber."

Laya: „Fügen wir Mutter Gaia sehr große Schmerzen zu?"

GWS: „Ja, dies ist ein Schmerz, den sie wahrnimmt. Ihr habt des Öfteren bei den Channelings auch diese Traurigkeit gespürt. Und so empfindet sie auch einen großen Schmerz. Nur Mutter Gaia ist so eine alte Dame, die langsam weiß, wie man mit solchen Dingen umgeht. Es ist ein Gedanke, der in ihr Bewusstsein kommt und der geht, ohne Konsequenzen. Deswegen kann sie euch Menschen gegenüber auch respektvoll und liebevoll sprechen."

Laya: „Hat sie uns vergeben?"

GWS: „Ja, sie hat euch vergeben."

Laya: „Danke Mutter Gaia, dass du uns trägst, ernährst, alles wachsen lässt und transformierst, was wir an dich abfließen lassen."

Mutter Gaia: „So höre ich diesen Dank schon seit geraumer Zeit von vielen, vielen, vielen Wesen hier auf der Erde. Ich vergebe euch Menschen. Ich möchte aber auch in Zukunft darauf hinweisen: So wenn ihr seht, dass jemand in die Erde tritt, gegen die Erde tritt, Erde brutal herausgerissen wird, dass ihr diesen Menschen etwas sagt, in eurer Form, seid kreativ. Und in Respekt: Denkt daran, es ist nicht mehr genügend Zeit, Zeit zu verschwenden; in Liebe."

Nach meiner Karriere als Wissenschaftlerin habe ich mich weiterqualifiziert zur Anwendungsentwicklerin Client-Server, habe einige Jahre Software programmiert und als letztes meiner konventionellen Karriere eine IT-Abteilung geleitet. Da ich nicht der Arbeit nachgegangen bin, die meiner Lebensaufgabe entspricht, war ich in meinem Berufsleben bis dahin nicht glücklich. Die geistigen Freundinnen und Freunde haben gesagt, dass vor langer Zeit geschrieben stand, dass ich in diesem Leben das geistige Heilen an die Menschen weitergebe. Seitdem ich meine Lebensaufgabe ausübe, bin ich immer überglücklich.

Geistreiches Heilen

Neben meinem Studium und danach habe ich mich in meiner Freizeit spirituellen Themen gewidmet, habe viele spirituelle Schulen durchlaufen und einige Ausbildungen in geistigem Heilen, Coaching, Qigong und dem Messen von Erdstrahlen absolviert.

Viele Medien haben mir gechannelt, dass ich zum höchsten Zustand erwacht bin und mich nur unter der Bedingung in dieses Leben habe gebären lassen, dass ich den Zustand höchster Erleuchtung nicht verliere, und dass ich ihn nicht verloren habe. Aus meiner Sicht sind alle Menschen erleuchtet. Gleichzeitig zum Leben in der Materie bin ich die göttliche Einheit jenseits von Gedanken und Gefühlen, bin immer die gleiche subtile, unendliche Glückseligkeit. Erleuchtung bedeutet für mich Bewusstsein zu sein, das sich vom Denken getrennt hat. Für das Leben in der Materie bedeutet es für mich, alles so zu lieben, wie es ist, da das Werten und Urteilen überwunden ist. Wenn ich nicht liebe was ist, liebe ich mich dafür bedingungslos. Das Entscheidende ist für mich zu wissen, wie die Lösung aus dem Leiden heraus ist. Aus der Gedankenlosigkeit kommt auch die Kraft der Heilung. In diesem Bewusstsein der Einheit ist meine Erfahrung, dass es kein persönliches Ich, keine Menschen, keine geistige Welt und keine Universen gibt. Es ist noch nie etwas geschehen. Gleichzeitig bin ich alles was existiert. Ich bin das Göttliche, die geistige Welt, alle Universen, jede und jeder von euch und die Materie. Alle Menschen sind Teile des Göttlichen, das mit sich selbst spielt, bzw. sie sind das Göttliche. Damit ist alles göttlich, ist alles das gleiche Bewusstsein. Damit ist alles gut so, wie es ist. Wenn ich irgendwo etwas ändern kann, ändere ich es, ohne mit meinen Gedanken ein Problem entstehen zu lassen; ohne negativ zu bewerten. Alles andere berühre ich nicht.

Meine wichtigste Ausbildung in geistigem Heilen erhielt ich durch die Channelings mit der Großen Weißen Schwestern- und Bruderschaft (GWS) aus den geistigen Reichen. Die Durchsagen stammen hauptsächlich aus den Jahren 2009 und 2010 und ich gebe sie an euch durch dieses Buch weiter. Die Energie auf der Erde steigt jeden Tag. Alles ändert sich ständig und so kann es sein, dass Wissen zum geistigen Heilen aus der Vergangenheit heute überholt ist. Es berührt mein Herz sehr tief, dass die geistigen Freundinnen und Freunde meine vielen Fragen so kompetent und umfassend beantwortet haben. Ich bedanke mich bei ihnen sehr herzlich!

Neben meiner Arbeit als Lichtheilerin der Neuen Zeit biete ich eine Ausbildung in geistigem Heilen an. Ich führe hier Rückmeldungen aus meinen Kursen auf:

Nach Modul 1 mailte mir eine Ausbildungsteilnehmerin:

„Betreff: Was für eine tolle und hoch informative Schulung mit viel Herz

Liebe Katrin,

ich danke Dir von Herzen für dieses so wunderbare 1. Modul der Geistheilung. Es ist wirklich sehr vollgepackt mit Informationen … wie auch das dazugehörige Skript, in dem noch viel mehr steht, als im 1. Modul überhaupt durchgenommen werden konnte. Dass Du so viel Wissen mit uns allen teilst, ist wirklich schön und das überwältigt mich.

Du hast mich vollkommen überzeugt, erstlinig mit Deinem Tun und Deiner Ausstrahlung beim Erklären – aber auch aufgrund Deines ganzen Werdegangs, Deiner Ausbildung, Deinem ganzen Hintergrundwissen der Physik und der Meteorologie. Dies alles ergibt ein ganz tolles und wirklich abgerundetes Bild. Du bist eine wunderbare Seele und zur richtigen Zeit am richtigen Platz..."

Eine andere Teilnehmerin schrieb nach Modul 1:

„Liebe Katrin, es ist mir ein großes Bedürfnis dir zu danken. Ich bedanke mich dafür, dass ich dich kennenlernen darf, dass du mir den Weg zeigst, nachdem ich so lange gesucht habe. Das Wochenende hat mir sooooviiiieeeelllll gegeben. ….

Danke, das ich bei dir lernen darf. Ich fühle mich gut, leicht, befreit, glücklich und zufrieden.

Aufgeregt wie ein kleines Kind übe ich mit dem Tensor und staune. Es war mir wichtig, dir das mitzuteilen. Ich wünsche dir alles Gute und freue mich aufs Wiedersehen. PS: Nun kann ich auch deine Begeisterung verstehen...."

Ein Kurs schrieb mir zum Kursabschluss als Dankeskarte: „Du bist kostbar. Du kennst deinen Wert, ruhst in dir Selbst und zeigst uns das Wertvollste in uns. Das gefällt uns an dir sehr."

Eine Ausbildungsteilnehmerin und Freundin schrieb mir eine Karte: „Hey Katrin, die meisten Menschen vergessen es wieder, wenn der göttliche Funke ihre Seele berührt. Bei Dir ist das wohl nicht so. Du fächerst und bläst so lange in die Glut bis das Feuer helllodernd in Deinem Herzen brennt. Jedes Mal, wenn ich in Kontakt mit Dir bin, sehe ich das Licht durch Deine Augen in Dir leuchten. Seit Modul 3 weiß ich, Du trägst es in viele Herzen und auch ich fächele und puste jetzt ein bisschen kräftiger in meine Glut. Danke dafür."

Ein Ausbildungsteilnehmer sagte, dass er von seinem Meister schon viel über den Umgang mit dem Leben gehört hätte. Ich würde das einfach, auf den Punkt gebracht und lebensnah ausdrücken, sodass bei allen meine Worte im Bewusstsein bleiben werden.

Eine Ausbildungsteilnehmerin sagte, dass sie in der Ausbildung sehr viele Dinge lernt, die sie nie aus einem Buch lernen könnte.

Eine andere war gerührt, da ich das geistige Heilen ihrer Wahrnehmung nach egolos, ohne Mystifizierung, mit Leichtigkeit und Freude weitergebe.

Eine Ärztin für ayurvedische Medizin hat zu meiner Ausbildung gesagt, dass das geistige Heilen das Beste ist, das sie je gelernt hat.

Zwei Teilnehmerinnen, die mit Reiki und Kinesiologie arbeiten, haben gesagt, dass, seitdem sie ihre Methoden mit meinen kombinieren, Heilung sehr viel schneller geschieht.

Zwei Ausbildungsteilnehmerinnen berichteten mir, dass sie erkrankt waren und dachten: „Das ist ja kein Problem. Das geistige Heilen habe ich ja bei Katrin gelernt. Dann lasse ich es einfach heilen." Sie erfuhren an sich Spontanheilungen bei der Behandlung einer Grippe und eines angebrochenen Mittelfußknochens.

Eine Ausbildungsteilnehmerin, die seit Abschluss meiner Ausbildung als geistige Heilerin arbeitet, beschreibt ihre Erfahrungen:

„Nach den ganzen Monaten, wo ich nun also Menschen behandle mit unterschiedlichsten Erkrankungen, darf ich sagen, dass mit Deiner Ausbildung also ca. 95% aller Erkrankungen durch meinen Körper hindurch heilen durften.

Gern zähle ich davon etwas auf, auch wenn Du selbst natürlich selbige Erfahrungen und davon sehr viel mehr hast/machst. Ich möchte damit unbedingt noch mal zum Ausdruck bringen, wie unsagbar kraftvoll das ist

und was Du da für ein Handwerkszeug an andere Menschen weitergibst.
- Augenmigräne (1 Person), - Pollenallergie (2 Personen)

- Bandscheibenvorfall, - Spontanheilung (1 Person)

- Schmerzen im Gelenk des großen Zehs (1 Person)

- Neurodermitis (1 Person) - hier hat seit Jahren kein Kortison mehr geholfen, - Migräne, - Spontanheilung (1 Person)

- 16jähriges Mädchen, die nur 3 Tage die Woche zur Schule gehen konnte und seit dem 12. Lebensjahr unter schrecklichen Schmerzen mit Erbrechen litt und mal eine Klasse wiederholen musste, weil sie die Hälfte der Schulzeit gefehlt hatte.

- Schwindel (1 Person)

- Nebenhöhlenvereiterungen/grippale Infekte allgemein (4 Personen)

- Schilddrüsenunterfunktion mit ausbleibenden Regelblutungen (1 Person)

Deine Kombination aus allen möglichen Arbeitsweisen haben es in sich."

Nach meinen Kursen sehe ich die Menschen strahlen. Sie sind begeistert von der Ausbildung und erfüllt von Dank.

Neben meiner Ausbildung in geistigem Heilen für Erwachsene biete ich Ausbildungen für Kinder, Jugendliche, Familien und als Einzelausbildung an.

In einem Kinderkurs bat mich eine Achtjährige, die Kobolde aus dem Badezimmer wegzuschicken, da sie Angst hatte. Nachdem ich die Kobolde höflichst gebeten habe rauszugehen, konnte sie sehen, dass die Kobolde nicht mehr im Raum waren. Ich ging zurück in den Seminarraum und eine Elfjährige brüllte, „von draußen kommt ein ganzer Trupp Kobolde, um uns anzugreifen". Nachdem ich Erzengel Michael gebeten habe, sich in jede Ecke des Raumes zu stellen und dafür zu sorgen, dass die Kobolde nicht hereinkommen können, konnte sie sehen, dass die Kobolde draußen blieben. Später ging die Elfjährige ins Badezimmer und beschwerte sich, dass die Kobolde nicht mehr dort waren. Es wäre jetzt so leer dort. Sie wusste nicht, dass ich die Kobolde gebeten hatte, nach draußen zu gehen. Ich habe die Kinder gefragt, ob es im Raum Verstorbene gibt. Die Kinder sahen alle in der gleichen Ecke des Zimmers einen Verstorbenen. Ich bat die Kinder, ihn zu fragen, ob wir ihn in die geistigen Reiche zu den Lichtwesen begleiten dürfen. Die Kinder sagten, dass er „Ja" gesagt hat. Nachdem ich den Verstorbenen in die geistigen Reiche begleitet habe, konnten die Kinder sehen, dass er weg war. Ferner konnten die Kinder mir die geistigen Reiche beschreiben. Als ich die Kinder gebeten habe, in mich hinein zu schauen, um mir zu sagen, welche Störungen es in meinen Körper gibt, konnten die Kinder mir klar antworten.

Ich führe auch Behandlungen mit geistigen Heilweisen vor Ort und als Fernbehandlung durch. Im Rahmen einer Fernbehandlung telefoniere ich während der Behandlung mit der Person. Viele Menschen sagen mir, dass sie durch eine Behandlung durch mich plötzlich glücklich sind, erfüllt von Energie, sich gleichzeitig leicht und ganz fühlen und innerlich lächeln. Und es geschehen viele Heilungen!

2.2 Geistiges Heilen

Im geistigen Heilen gibt es verschiedene Methoden. Wir können die Hände auf erkrankte Bereiche legen und die geistigen Freundinnen und Freunde bitten, durch uns Energie in den betroffenen Bereich fließen zu lassen, um Heilung geschehen zu lassen (bioenergetisches Heilen). Ferner können wir uns den erkrankten Bereich als vollkommen gesund vorstellen und fühlen, dass alles gesund und glücklich ist (Heilen durch Vorstellungskraft). Gleichzeitig fließt aus der Ebene des reinen Bewusstseins (des Göttlichen) Energie in den geschwächten Bereich. Wenn eine Operation notwendig ist, können wir die geistigen Freundinnen und Freunde bitten, durch uns eine geistige Chirurgie durchzuführen. Wir werden zum Kanal und schauen zu, wer aus den geistigen Reichen wie die Operation durchführt (mediales Heilen). Ferner wirkt es sehr heilend, wenn wir zur geistigen Welt für Heilung beten (Heilen durch Gebet). Wir haben einen freien Willen. Die geistigen Freundinnen und Freunde dürfen uns nur helfen, wenn wir sie bitten. Wenn wir sie bitten, heilen sie sehr kraftvoll.

Wir leben auf der Ebene des Geistes (Einheit, Gott), der Seele (themenbezogenes Bewusstsein) und des Körpers (Gedanken, Gefühle, Körper) gleichzeitig. Im geistigen Heilen lassen wir die Energie von den höheren Ebenen (Geist, Seele) in die unteren Ebenen (Seele, Körper) fließen. So kann Heilung sehr viel schneller und leichter geschehen, als wenn wir nur auf der Ebene der Materie arbeiten würden.

Laya: „Warum ist geistiges Heilen wichtig?"

GWS: „Geistiges Heilen ist auf dieser Erde so wichtig, da das Niveau der Erde angehoben wird; jeden Tag, jede Stunde, jede Minute immer weiter und weiter. Dieses Niveau braucht einen bestimmten Bewusstseinszustand. Und um diesen Bewusstseinszustand zu bekommen, ist es nötig, das geistige Heilen durchzuführen. Denn wir machen euch bewusster, wir machen euch glücklicher, wir machen euch freudvoller. Wir lassen euch das Leben mit Einfachheit spüren, mit einfachen Dingen. Deswegen ist geistiges Heilen heilen. Liebste Laya, wann ist ein Mensch heil für dich?"

Laya: „Wenn er glücklich ist und frei von Leiden."

GWS: „So ist es. Genau dies ist der Punkt, denn die meisten Menschen sind nicht frei von Leid. Sie baden sich zum größten Teil im Leiden, in ihren Sorgen; Sorgen um das Körperliche, Sorgen um das Geld, Sorgen um die Kinder, Sorgen um die Eltern, Sorgen um die Häuser, Sorgen um die Autos. Überall packen sie diese morphogenetischen Felder der Angst hinein. Mit diesem morphogenetischen Feld der Angst möchten wir als geistige Welt aber nichts mehr zu tun haben. Und wir haben schon lange nichts mehr damit zu tun. Und wir möchten euch auch von diesem Sog befreien. Denn diese Angst ist es, liebe Menschen, die euch daran hindert, in Freiheit zu leben, in Freude zu leben, in göttlichem Sein zu leben. Liebste Laya, fühlst du dich frei, fühlst du dich freudvoll?"

Laya: „Ja."

GWS: „Erfüllt dich alles, was du erlebst, Freud und Leid?"

Laya: „Da ich gleichzeitig zum Leben in der Materie im göttlichen Bewusstsein und in Kontakt mit euch geistigen Freundinnen und Freunden bin, erfüllt mich alles."

GWS: „Genauso ist es. Nun werden viele Menschen argumentieren, dass das Leben hier auf der Erde ziemlich anstrengend ist. Sie müssen sich um viele Dinge kümmern, damit das menschliche Leben überhaupt weiteren Antrieb bekommt. Was sagst du dazu?"

Laya: „Dass jedes Problem durch die Gedanken erfunden wird. Wenn ich diese negativen Gedanken nicht denke, gibt es auch kein Problem. Dann bin ich im Hier und Jetzt und tue, was zu tun ist. Und wenn ich dabei in der göttlichen Präsenz und in Kontakt mit den geistigen Freundinnen und Freunden bin, ist es schön, die Dinge zu tun. Dann bin ich in Frieden und glücklich."

GWS: „So sprichst du einen sehr wichtigen Punkt an. Es geht um das positive Denken, über das es auch schon mannigfach Bücher gibt. Das positive Denken ist wichtig. Sobald ihr nur den kleinsten Funken an Negativität in euren Gedankengängen habt, genauso zieht ihr das Leid auch an. Nun ist es natürlich manchmal schwierig, einem Menschen bewusst zu machen, was denn für ihn positiv und was negativ ist. Weil es zum Teil bei einigen bewussten oder unbewussten Seelen ein völlig verdrehtes Bild von der Göttlichkeit gibt. Ein völlig verdrehtes Bild von Wissen, das ihr euch aneignet. Ein völlig verdrehtes Bild von Lebensqualitäten. Ihr braucht die Menschen nur zu fragen oder wir machen dies so, zu fragen „Was passiert, wenn ihr einen geliebten Menschen verliert?". So legt es im Prinzip auch die Göttlichkeit lahm, das gute Gefühl am Leben. So fühlen sich die meisten Menschen leer, wenn sie einen anderen Menschen verlieren. Unser Medium hat diese Erfahrung auch einige Zeit machen können. Und so taucht es natürlich immer wieder bei allen Menschen auf dieser Erde auf. Es ist immer wieder das gleiche Spiel, das abläuft. Verbindet euch weiter mit dem Geist und tretet so in Kontakt auf allen Ebenen. Das ist das, was verloren gegangen ist. Das ist ein Hauptgrund für das geistige Heilen, weil ihr Menschen verlernt habt, auf mehreren Ebenen zu sprechen. Nicht nur mit den Menschen, die vorhanden sind, sondern auch mit den Wesenheiten, die im gleichen Raum mit euch sind. Nur auf einer ganz anderen, auf einer feinstofflichen Ebene. Es betrifft das Hellhören, das Hellsehen, das Hellschmecken, das Hellfühlen, alle eure Sinne. Und dafür ist das geistige Heilen da. Dass wieder eure Sinne geschult werden. Dass ihr wieder im Hier und Jetzt seid."

Laya: „Wie können die Menschen ihrer Göttlichkeit näher kommen?"

GWS: „Indem sie sich mit ihren Sinnen vereinbaren. Indem sie ihrer Intuition wieder mehr Kraft geben. Das, was ihr in Gedanken ausführt, sind endlose Geschichten eures Egos. Versucht, diese Gedanken nicht ständig zu bewerten, sondern weilt ganz im Hier und Jetzt. Wenn euch euer Hier und Jetzt gerade sagt, ihr seid z. B. im Auto und auf der rechten Seite seht ihr eine Eisdiele und es ist wunderbar warm - warum solltet ihr dann nicht nach eurer Intuition gehen und einfach mal anhalten, um z. B. ein Eis zu essen? Eine ganz einfache Sache. Und genauso geht es natürlich auch um ernsthafte Themen, die ihr als ernsthaft anseht. Nicht, dass wir es verniedlichen wollen, aber es geht darum, dass wir auf der geistigen Ebene sind und keine Körper mehr haben. Und schon lange keine Körper mehr haben. Und wir sind euch sehr dankbar für eure Aufgabe, hier als Menschen auf dieser Erde zu sein.

Ihr sollt euch eure Intuition vorstellen wie einen heiligen Raum. In diesem heiligen Raum ist es warm, riecht es gut, schmeckt es gut. Es gibt die wunderbarsten Dinge zu essen und zu trinken. Es ist nie ein Mangel vorhanden. Es ist alles voller Freude. Es ist alles im Fluss. So hindert diesen Fluss nicht, denn dieser Fluss bringt euch eurer Lebensaufgabe näher. Ihr habt heute so viele Möglichkeiten, euch beruflich weiter zu entwickeln, privat weiter zu entwickeln, dies zu erleben und das zu erleben. Die Masse wie das Internet und die Medien allgemein, wie Radio und Fernsehen, scheinen euch zu ertränken; alles, was es gibt. Sie scheinen euch im Informationsfluss ertränken zu wollen. Versucht wieder, eurer Intuition ein Stück näher zu kommen. Stellt euch diesen heiligen Raum so vor, wie ihr es möchtet, z. B. mit einem Wohnzimmer oder in einem anderen Raum, in dem ihr euch gerne aufhaltet oder vielleicht an einem See, einem Gewässer. Versucht, euch einen praktisch schönen Ort vorzustellen. Und dann schult eure Intuition. Fühlt euch weiter hinein, z. B. an einem See. Wie ist das Wasser, ist es warm, ist es kalt, ist es nass, ist es trocken (kleiner Scherz von unserer Seite), scheint die Sonne, gibt mir die Sonne Kraft und so weiter? Dies sind z. B. ein paar Möglichkeiten."

2.3 Jesus Christus

Jesus Christus: „Hier spricht Jesus Christus. Auch ich möchte einen Beitrag zu deinem Buch leisten, wenn es um das geistreiche Heilen geht. Das Heilen habe ich mit Leib und Seele in mir getragen. Dies war mein Auftrag auf der Erde und ist es in geistigen Sphären natürlich immer noch. Ich gehöre ebenfalls mit zur großen Firma der Großen Weißen Schwestern- und Bruderschaft. Wer heilen möchte, sollte ohne Hintergedanken, ohne Egoismus, ohne Verurteilung handeln. Wie soll das gehen? Allen Heilern, die jetzt gerade als Heiler erwachen, möchte ich sagen, dass dieser Moment bei jedem kommen wird. Bei einigen ist er bereits da. Ihr spürt die Energie, die in meinen Worten liegt. Lasst den Zweifel beiseite. Zieht euch einen Moment zurück, schließt die Augen: Es ist wahr, ich bin im Sinne der großen Heiler hier auf Erden zum rechten Zeitpunkt am rechten Ort! Dies ist die Information, die ich für euch habe. Ihr spürt in der nächsten Zeit große Veränderungen, große Umbrüche in allen Bereichen. Der größte Umbruch findet in euch statt! Schreibt eure Gedanken nieder, damit ihr die rasche Entwicklung auch tatsächlich mitbekommt. Voller Freude stehe ich hier, aufrecht vor dem Kreuz, an das ihr mich damals genagelt habt! Ja, auch du, der dies hier liest, warst mit dabei. Ich habe große körperliche Qualen gelitten. Nur der Glaube an Gott, den Vater, hat mich aufrecht gehalten. Meine Seele wusste um diese Dinge Bescheid. Als mein Körper starb und meine Seele die Möglichkeit hatte auszutreten, wusste ich, es wird Zeit, an einer anderen Stelle wiederzukommen. Ihr feiert auch hier ein sehr großes Fest, Ostern! Es steht vor der Tür. Wie neugeboren habe ich mich gefühlt! Und die Welt wurde wieder ein ganzes Stück heiler(!) durch mich, Jesus Christus. Ich möchte an dieser Stelle euch Menschen danken, die ihr um Vergebung gebeten habt! ALLES IST ABGETRAGEN! Die Zeit der Buße ist vorbei. Seht nun eure Fähigkeiten. Seht eure Kreativität und richtet euch darauf aus. Lasst eure Schuldgefühle fallen. Bittet mich, diese aufzuheben. Ich bin sofort zur Stelle und weiß. Damit seid ihr hier voll und ganz zum Heiler geboren. Spürt ihr, wie viel Freude sich jetzt in euch ausbreitet. Dies war Jesus Christus – ich freue mich auf das, was da kommt und um jede einzelne Seele, die den Aufstieg bewusst miterlebt - in Liebe und Dankbarkeit.“

3 Die geistige Welt

Laya: „Wer ist die geistige Welt?"

GWS: „Das Universum hat eine Ordnung. Und es gibt Strahlen, die diese Erde lenken. So gibt es auch Wesenheiten, die z. B. diese Strahlen führen und auch auf ihnen arbeiten. Und genauso gibt es uns, die Große Weiße Schwestern- und Bruderschaft. Es gibt auch noch allerhand andere. Genauso, wie bei euch auf der Erde. Ihr könnt auch unendlich viele Ausbildungen machen. Genauso ist es in den himmlischen Sphären, in den geistigen Sphären auch. Und so ist keiner auf den anderen sauer oder so etwas. Das kennen wir nicht."

Die Große Weiße Schwestern- und Bruderschaft

Laya: „Wer ist die Große Weiße Schwestern- und Bruderschaft?"

GWS: „Die Große Weiße Schwestern- und Bruderschaft, das sind wir. Wir sind eine Vereinigung von Wesenheiten, die bereits auf der Erde gelebt haben und entschieden haben, dass wir durch genügend Inkarnationen gegangen sind und von nun an in den geistigen Sphären sind, um euch zu helfen. Natürlich sind wir alle aufgestiegene Meister und Meisterinnen. Wir wissen, wovon wir sprechen, wenn wir Informationen weitergeben. Und sodann ist es auch wichtig, dass in unserer Großen Weißen Schwestern- und Bruderschaft das Weibliche wie das Männliche als vereint gilt, denn dies ist es, worauf es auf der Erde zurzeit bei euch sehr stark ankommt. Es ist sogar sehr wichtig, dass das Weibliche sich gerade erlebt, indem es mit Weichheit und bedingungsloser Liebe hier auf dieser Erde manifestiert wird. Der männliche Part ist dazu da, dies in die Tat umzusetzen. Und deshalb nennen wir uns nun als diese Vereinigung."

Laya: „Gehören Jesus, Maria, Gautama Buddha, Maitreya, Krishna, St. Germain und die Erzengel zur Großen Weißen Schwestern- und Bruderschaft?"

GWS: „Ja."

Laya: „Gehört der Dalai Lama auch dazu?"

GWS: „Ja, er ist ein guter Freund von uns."

Laya: „Welcher inkarnierte Mensch gehört noch zur Großen Weißen Schwestern- und Bruderschaft?"

GWS: „Ja, du zum Beispiel. Ihr habt manchmal keine Vorstellung von Größe. Daran hapert es euch. Das macht das Leben hier auf der Erde manchmal so begrenzt. Die Große Weiße Schwestern- und Bruderschaft ist unendlich groß, unendlich frei, beinhaltet viele Wesenheiten, die hier zurzeit auf der Erde sind. Die als Heiler, als Medium, als Kanal, manchmal einfach in den normalen Berufen zu finden sind, die es auf der Erde gibt. Es gibt Seelen, denen es zurzeit gar nicht bewusst ist. Aber jeder von euch wird so langsam aber sicher dahin geführt werden. Jemand, der sich nicht für die Große Weiße Schwestern- und Bruderschaft interessiert, wird auch nicht in deine Nähe kommen. Das hat nichts mit deiner Persönlichkeitsstruktur zu tun, dass sie dich nicht mögen oder so etwas. Vielleicht werden sie dich als blauäugig, nicht anwesend oder so etwas bezeichnen. Aber nichtsdestotrotz wirst du wissen, ok, die gehören nicht mit hinzu. Und das ist auch so in Ordnung. Denn Gott will sich hier auf der Erde in allen Formen erleben. Das war der Plan seines göttlichen Spiels."

Frauen

Laya: „Könnt ihr uns eine Frau aus der Großen Weißen Schwestern- und Bruderschaft nennen, die die Frauen in ihrer Weiblichkeit unterstützt?"

GWS: „Es ist Senail. Senail ist die Fürstin des Lichts. So könnt ihr in Kontakt zu ihr gehen, wenn es um die Kraft der bedingungslosen Liebe, der Weichheit und um Sanftmut geht. Und wenn es um einen sehr weiblichen Part in euch geht, nämlich eure Intuition. Wenn ihr Schwierigkeiten habt, eurer Intuition zu folgen. Wenn ihr eure Intuition nicht spürt und nicht wahrnehmt, so könnt ihr sie bitten, anwesend zu sein. Sie wird euch dabei helfen."

Anrufung

Laya: „Sollen wir z. B. zum Heilen Erzengel Raphael, zum Trennen von Ungutem Erzengel Michael, um Seelen ins Licht zu führen Erzengel Gabriel und zum Transformieren St. Germain mit der violetten Flamme anrufen oder sollen wir immer die geistige Welt oder z. B. die Große Weiße Schwestern- und Bruderschaft anrufen?"

GWS: „Einige Wesenheiten sind noch sehr auf Jesus Christus, Maria usw. spezialisiert. Und sie stellen ja auch wichtige Positionen hier auf der Erde dar.

Die meisten Menschen stehen sehr darauf, dass man ihnen sagt, du musst jetzt Erzengel Gabriel anrufen. Du musst jetzt Erzengel Michael anrufen. Du musst jetzt St. Germain anrufen und so weiter. Aber genau darum geht es im Neuen Zeitalter nicht mehr. Ihr sollt alle eure eigene Kreativität, eure eigene Göttlichkeit leben, mit Liebe, mit bedingungsloser Liebe. Alles anzuerkennen was ist, ja. Deswegen sind wir absolut nicht bemächtigt von der geistigen Ebene heraus, euch zu sagen, was ihr zu tun und zu lassen habt. Wir können euch nur sagen, was rein energetisch stattfindet. Was es nach universellen Gesetzen bedeutet, wenn ihr weiter in bestimmten Bahnen lauft. Das können wir euch sagen, ja das stimmt. Aber wir werden euch definitiv nicht hauptsächlich lenken. Ihr lenkt euch selbst in eurem Geist, indem ihr euren Geist ausrichtet auf eure Ziele, wenn es Ziele sind, die der Gesamtheit hier auf der Erde dienlich sind. Dies sei auch noch einmal dazu betont. Es geht nicht um egoistische Ziele!

Jemand, der aus dem Personifizierten herausgegangen ist, für den ist es nicht wichtig, wen er jetzt da ruft. Sondern er ruft seine Freunde. Er ruft die geistige Welt. Er ruft die Unendlichkeit. Er ruft das Nirwana. Wie auch immer, was es für einen Begriff da gibt. Und so wird dann auch geholfen. Es wirkt sogar noch viel stärker, weil es mehr und mehr in die Unendlichkeit geht. Und dann kann mehr und mehr Fülle auf die Erde kommen.

Die Aufgabenverteilung in unseren Sphären ist sehr speziell, ja sehr speziell. Und sie wird noch spezieller, genauso wie das bei euch auf der Erde zurzeit auch ist. Und wenn du die Gesamtheit ansprichst, so kommen dementsprechend die Wesenheiten, die dafür zuständig sind. Genau, wie ihr das auf der Erde habt, kommen dann die entsprechenden Menschen auf euch zu, die ihr braucht.

Ihr könnt uns auch einen liebevolleren Namen geben. Die geistige Welt hört sich manchmal etwas profan an. Wenn jemand einen Lieblingsbegriff hat für sich, mit dem er Liebe verbindet, bedingungslose Liebe, so wären wir gerne diese bedingungslose Liebe. Denn so fließt die Energie direkter. Hauptsache, es weiß jeder, was damit gemeint ist. Unser Medium sagt: „Unsere Freunde“.“

Kontakt zu den geistigen Freundinnen und Freunden

Laya: „Wie können die Menschen noch besser mit den Freundinnen und Freunden der geistigen Welt in Kontakt kommen?“

GWS: „Indem sie einfach mit uns sprechen. Es ist sehr schön, wenn es entweder durch die Sprache kommt oder wenn ein inneres Bild entsteht von einer Person, die gemocht wird, z. B. von Fantasiewesen, Elfen, Engeln, Zwergen. Alle, die ihr so kennt. Alle, die euch so etwas mysteriös vorkommen, selbst Außerirdische. Wenn jemand glaubt, er möchte mit einem Außerirdischen sprechen, so soll er dies bitte tun. Also gebt dem ein passendes Bild.

Es gibt da die sogenannten Engelszeichen, meine lieben Freunde, die da wären: Ihr findet ganz plötzlich eine Feder oder ihr geht in Verbindung mit eurem Lieblingstier. Vielleicht hört, seht, fühlt, riecht ihr dieses Tier.

Und so wird dies ein Zeichen sein, dass wir mit euch in Verbindung treten. Des Weiteren sind diese Zeichen: Ihr lest den Namen „Engel", so
seid ihr bewusst auf der Engelebene. Oder ihr lest den Namen „Meister",
so seid ihr bewusst auf der Meisterebene. So gibt es die Möglichkeit der
Zahlen, der Meisterzahlen 11.11 Uhr, 12.12 Uhr, 13.13 Uhr, 8.08 Uhr
9.09 Uhr, 10.10 Uhr und so weiter. So treten wir, die Meister, direkt in
Verbindung mit euch. Dann gibt es weiterhin schöne Gerüche, euer Lieb-
lingsduft. Ihr könnt sozusagen euren eigenen Wunsch äußern, wie wir in
Kontakt mit euch gehen, wenn ihr z. B. Rosen gerne riecht, wenn ihr Lavendel gerne riecht. Es gibt die verschiedensten Blüten, die verschiedensten Baumarten. Sodann ist dies ein Zeichen von uns. Natürlich gehen wir in Kontakt mit euch, wenn ihr über das Medium Karten arbeitet,
sprich Engelkarten, Meisterkarten, Zahlenkarten, Ja- oder Nein-Karten.
Dem entsprechend sind wir dann auch in Verbindung mit euch. Immer,
wenn euer Verstand euch etwas vorgaukelt und ihr nicht in Klarheit lebt,
so geht bitte mit uns in Kontakt. Und genau das tun wir in dem Moment.
Wir geben euch ein Zeichen. Wenn eure Klarheit nicht vorhanden ist, so
geben wir euch diese Zeichen. Schaut bewusst danach."

Laya: „Kann ich den Menschen in meinen Kursen sagen, dass sie sich auf
die Energie der geistigen Welt einschwingen können, um in den Kontakt
zur geistigen Welt zu kommen? Sie können sich dem öffnen, was sie
wahrnehmen, was sie sehen, schmecken, riechen, fühlen, hören und eine Frage stellen oder eine Bitte äußern?"

GWS: „Du hast viele Zugangsarten zurzeit erzählt; alle in einem Satz. Ja,
das sind die Zugangsarten. Sodann haben wir euch auch unsere Zeichen
gegeben. Das sind die anderen Zugangsdaten von unserer Seite. Genauso
wichtig ist auch der Seelenname eines jeden. Das ist die direkte Autobahn zur geistigen Welt, wenn ihr das einmal so irdisch ausgedrückt haben möchtet. Ansonsten sind alle Bilder geeignet, die ihr von bestimmten Wesenheiten habt, um euch mit der geistigen Welt zu verbinden.

Wenn die Kursteilnehmenden nur einen Teil von dem, was du gerade erzählt hast, sich wirklich intensiv wünschen würden, dass etwas passiert, dass sie etwas sehen, nur ein bisschen davon, so wären wir damit schon zufrieden. Weil sich dann tatsächlich ein Kontakt herstellen lassen würde. Sie sagen zum größten Teil: Sie sehen nichts, sie hören nichts, sie fühlen nichts. Aber so ist es nicht. Sie vertrauen sich nur selbst nicht. Das ist dieses Hauptthema, das dahinter steht. Sie alle nehmen diese Zeichen und Bilder wahr. Und selbst jeder Mensch hier auf der Erde kann channeln, jeder. Es hat sich dies nur nicht jeder zur Lebensaufgabe gemacht. Aber es geht eben auch darum, Informationen durch sich hindurchfließen zu lassen. Und das kann wirklich jeder. So erarbeitet es sich der eine intuitiv über den Mund, über die Nase, über die Ohren, über das Fühlen, wie auch immer. Es soll sich jeder seine Sinne einmal genau anschauen. Einige Menschen reagieren über alle Sinne, aber einige auch nur über ein oder zwei Sinne und sie sollen diese Sinne weiter ausbilden."

Laya: „Ist es hilfreich, Bücher über die geistige Welt zu lesen, um einen besseren Zugang zu finden?"

GWS: „So ist es. Und so ist es nicht wichtig, dass euer Verstand hauptsächlich damit gefüttert wird. Es ist natürlich schön, sich diese Bücher durchzulesen. Ihr spürt einfach das eigene Interesse, welche Wesenheiten zu euch kommen dürfen und welche Wesenheiten ihr nicht an eurer Seite haben möchtet. Das sagt euch euer Gefühl. Und demzufolge werden diese Wesen natürlich auch in eurer Realität so erscheinen."

Negative Wesen

Laya: „Viele Menschen haben Angst, dass negative Wesen erscheinen. Was kann ich ihnen sagen?"

GWS: „Negative Wesen werden angezogen von Angst. Sodann, wenn sie ihre Angst ganz im Hier und Jetzt leben, so werden auch negative Wesen angezogen werden. Das ist einfach ein kosmisches Gesetz. Gleiches zieht Gleiches an."

Heilen mithilfe der geistigen Welt

Laya: „Sollen Menschen immer mithilfe der geistigen Welt heilen oder sollen manche Menschen auch durch ihre eigenen Energien heilen, weil sie genug Wissen und Kräfte haben?"

GWS: „Zu heilen bedeutet, dass ihr mit Hilfe heilt. Dies lässt euer Ego nicht zum Größenwahnsinn kommen. Sonst wäre unsere Sphäre, die geistige Sphäre, völlig umsonst, sonst wäre das Göttliche umsonst. Aber genau daraus seid ihr ja entstanden. Ihr habt zwischen der irdischen Sphäre, den geistigen Sphären und dem Göttlichen immer hin und her gewechselt mit jedem Leben, mit jedem Tod. Und so sind dies ja wertvolle Sphären, die ihr bitte nicht zu überspringen habt, sondern wir helfen euch ja tatsächlich – denn nicht der geringste Flügelschlag einer Fliege ist in irgendeiner Hinsicht ein Zufall. Dies bedarf doch einer genauen Arbeit von uns aus den geistigen Sphären. Und deshalb ist es wichtig, gerade beim Heilen mit unserer Hilfe zu arbeiten, mit der Hilfe des Göttlichen zu arbeiten. Ihr definiert dies des Öfteren mit dem Wort „Glauben". Ihr braucht den Glauben, um Heilen zu können. Es ist schon richtig, wenn ihr auch merkt, dass es eure eigene innere Kraft ist, die euch sozusagen in die Tat bringt. Denn genau das brauchen wir auch. Aber nichtsdestotrotz wirken wir als gemeinsames Team. Denn ihr seid ja aus dem göttlichen Bewusstsein - auch aus einem Team - entstanden und geht auch wieder in ein Team hinein."

Die geistigen Reiche

GWS: „Du warst in unseren Reichen. Wir haben dich ausgebildet für das neue Goldene Zeitalter. Es gibt auch weiterhin viele wichtige Dinge zu lernen und so wurde dein Geist angereichert mit vielen neuen Ideen und vielen praktischen Tipps. So möchten wir dich bitten, diese Dinge auf die

Erde zu bringen. Immer ein Stückchen mehr. Mit mehr Interessenten, und dass ihr weiterhin ein glückliches Leben führt. Denn das ist die Grundessenz aus der geistigen Welt. Wir möchten, dass ihr glücklich seid und ein freudvolles Leben führt und in Ruhe und Gelassenheit durch das Leben geht."

Laya: „Wie sind eure Reiche?"

GWS: „Unsere Reiche sind endlos. Sie sind so sehr endlos. Sie sind so sehr mit Farben gefüllt, mit wunderschönen Farben, mit wunderbaren Klängen, mit so viel Freude, mit so viel Wahrheit, mit endlos viel Göttlichkeit, mit der Unendlichkeit und Gedankenlosigkeit. So ist dies etwas, was wir euch erzählen, was formlos ist. Nur lebt ihr in der Welt der Formen. Und so hat der eine oder andere vielleicht die Vorstellung von wunderschönen Bäumen, von wunderschönen Wesenheiten, die es gibt. Und wir möchten niemanden daran hindern, genau dies zu glauben. Denn dies ist eure Wahrheit und kommt eurer Göttlichkeit nahe. Das ist es, worum es geht. Wir aus der geistigen Welt, wir haben das Irdische bereits überwunden. Oder es gibt auch einige von uns, die partout nicht wieder auf die Erde wollten. Aber dennoch haben sie sich als Helfer zur Verfügung gestellt. Wir sind formlos. Deswegen vermitteln wir unsere Ansicht aus dem Formlosen.

Liebste Laya, wie sind deine Vorstellungen von dieser Göttlichkeit, von diesem Endlosen? Was kommt für dich nach dem Tod?"

Laya: „Es ist das Sein ohne Gedanken, ohne Gefühle, in ständiger Glückseligkeit."

GWS: „So danken wir dir für diese Ausführung. Denn eure Seelen, so wisst ihr bereits, werden weiter leben, haben es immer getan und werden es immer weiter tun. Dies erschreckt einige von euch. Aber nichtsdestotrotz ist es überhaupt nichts Erschreckendes. So habt ihr in diesem Leben, in dem ihr voll und ganz steht, jetzt in dieser besonderen Zeit, eine Lebensaufgabe hier auf dieser Erde. Und das ist der Grund, warum es das geistige Heilen gibt, um weiterhin die Freude am Leben zu spüren. Sodann ist es euch gegeben, auf jeder Ebene mit anderen Wesenheiten zu sprechen. Auf der irdischen genauso wie auf der geistigen Ebene."

Schulungen in den Lichttempeln

Laya: „Ist es gut, dass Menschen euch direkt bitten, bevor sie abends einschlafen, dass ihr sie in eure Lichttempel holt und nachts dort schult?"

GWS: „Oh, das wäre wunderbar. Wir haben riesengroße Lichttempel und wir haben so viel Platz darin. Ihr könnt es euch gar nicht vorstellen. Wir würden auch noch Neue errichten. So sagen wir es den Menschen weiter, ja."

Laya: „Welche Art der Schulungen führt ihr dort durch?"

GWS: „Schulungen ihrer Wahrnehmung oder sie bekommen geistiges Wissen oder sie setzen sich mit neuen Pflanzen, mit Tieren oder neuen Tiergattungen auseinander, die es hier auf der Erde noch nicht gibt, je nachdem. Z. B. wie ihr Menschen mit den Delfinen oder mit anderen Tieren sprecht, damit ihr auf der Herzensebene miteinander kommunizieren könnt. Ihr alle lernt dort oben neue Sprachen, neue Vorstellungen von einem anderen Leben hier auf der Erde. Ihr werdet aber auch zu anderen Planeten, sprich zu Außerirdischen geholt, die wiederum auch von euch Informationen haben möchten, wie ihr hier auf der Erde lebt. Es gibt Schulungen über Formen, über Farben, über neue Klänge. Es gibt Schulungen über neue Kleidung. Kleidung, wie sie hier auf der Erde sein wird. Ihr habt ein Ozonloch. Ihr braucht mehr Schutz. Ihr bekommt dort Wissen über weitere Mineralstoffe oder anderes Wissen über Mineralstoffe, über andere Zusammensetzungen von Medikamenten, Uraltwissen über Krankheiten, Uraltwissen über Hellsehen, Hellhören, Hellfühlen, Hellschmecken. Wir brauchen auch dringend neue Bauingenieure für andere Bauten hier auf dieser Erde; Bauten, die im Energiefluss des Menschen liegen, auf einer anderen Ebene des Feng- Shui, so wie ihr es hier kennt. Wir brauchen dringend hier auf dieser Erde für euch neue Lehrer. Lehrer, die ein anderes Wissen an die Schüler weitervermitteln. Gut und gerne würden wir sagen, wir versuchen das Bewusstsein anzuheben mit diesen Informationen."

Laya: „Wie können die Menschen die Veränderungen durch dieses Wissen in ihrem täglichen Leben sehen?"

GWS: „Es spukt noch so sehr als neue Gedanken in ihren Köpfen herum. Und die sehen manchmal noch kein Durchkommen. Aber diese Gedanken sind wie kleine Samenkörner. Sie werden gesät und ihr sorgt dafür, dass sie täglich Wasser bekommen, damit sie wachsen können. Und so werden euch wiederum weiter neue Gedanken eingepflanzt. Die natürlich auch eurem eigenen Willen entsprechen. Das hat nichts damit zu tun, dass wir euch, das sei noch einmal betont, in einen Tempel bringen, in den ihr nicht möchtet. Sondern wir fragen euch, was ihr lernen möchtet und eure Seelen geben die Antworten. Dies sei noch einmal ganz klar betont. Weil wir sonst gesetzlos handeln würden und das tun wir grundsätzlich nicht, weil wir wissen, wie universelle Gesetze wirken in ihrer vollen Konsequenz.

Wenn wir in diesem Buch schreiben, dass wir an euren Körpern arbeiten, dass wir an eurer Aura arbeiten, an den Organen arbeiten, so bedarf es immer, immer der Einverständniserklärung desjenigen Selbst, immer. Und wir fragen bewusst nicht euer Ego oder euren Verstand. Sondern wir fragen dazu euer höheres Selbst. Denn euer höheres Selbst, selbst wenn es mit dem Göttlichen in Verbindung steht und dem Göttlichen entspricht, so sagt das göttliche Selbst etwas über den Lebensplan, über die Lebensaufgabe. Und wenn jemand z. B. unbewusst bleiben möchte in diesem Leben, dann ist das eben so. Und das ist zu respektieren von allen Seiten. Von der irdischen genau wie von uns, von der geistigen Ebene. Also arbeiten wir nicht grundlos an irgendjemandem. Dies sei hier noch einmal betont."

Nichtspirituelle Menschen

Laya: „Erhöht ihr auch die Energien der Menschen, die sich gar nicht mit spirituellen Dingen beschäftigen?"

GWS: „Bei ihnen wird es manchmal sehr schlagartig werden, dass eine Veränderung eintritt. Und dann plötzlich haben sie einen Zugang. Manche werden in diesem Leben gar keinen Zugang mehr zur Spiritualität finden. Aber nichtsdestotrotz hat sich ihre Seele weiter entwickelt. Und seid nicht traurig. Manchmal hat sich ihre Seele noch stärker weiterentwickelt als bei den Menschen, die sich ständig mit Spiritualität auseinandersetzen. Es ist nur eine Art Wahlmöglichkeit, wie die Seelen hier auf die Erde gekommen sind, mit welcher Lebensaufgabe. Es ist Sinn und Zweck, die Lebensaufgabe hier auf der Erde zu erfüllen. Und jeder hat sich sein Paket mitgebracht."

Laya: „Und ihr arbeitet auch an den Menschen, die nicht spirituell sind?"

GWS: „Wenn sie uns bitten. Wir greifen nicht in den freien Willen des Menschen ein."

Laya: „Wird es Menschen geben, die im Übergang zum Jahr 2012 sterben werden, weil sie sich gegen die neue Energie wehren?"

GWS: „So ist es zurzeit jetzt schon auf der Erde, dass sehr viele Seelen hier von der Erde gehen, die große Angst spüren und nichts wissen von dieser Angst. So sind bereits viele gegangen und es werden weiterhin viele gehen. Es wird ein bisschen, und wir sagen es etwas salopp, aussortiert werden hier auf der Erde. Alte weise Seelen rücken nach. Und die, die nur Angst verspüren, die das nicht mehr aushalten können, die gehen. Ja, so ist es."

Wesen von anderen Planeten und Sternen

Laya: „Ist es wichtig zu wissen, welche Wesen von anderen Planeten und Sternen hier sind und ob Gefahr abgewendet werden muss oder ob es möglich ist, ihr Wissen zu nutzen?"

GWS: „Auf jeden Fall ist dieses Wissen sehr, sehr wertvoll. Denn ihr glaubt doch nicht, dass ihr hier auf der Erde allein seid im gesamten Universum.

Wesenheiten von einem anderen Planeten sind hilfreich für euch, damit ihr einen anderen Weitblick bekommt. Damit ihr eure Größe wahrnehmt auf der Erde. Damit ihr euch als Wesen hier wahrnehmt auf der Erde. Anfangs war es so, dass diese Wesenheiten hier auf die Erde kamen, um zu schauen, wie es hier auf der Erde ist. Sodann gab es viele, die sogar das Krieg spielen hier begonnen haben, dies entfacht haben. So ist es wichtig, diese Wesenheiten wieder nach Hause zu schicken.

So gibt es aber auch Wesen z. B. plejadischer Natur, die ein sehr weises Volk sind. Die einen rasanten Verstand haben. Die eine rasante Intuition haben und euch sozusagen helfen wollen, damit ihr mitziehen könnt.

Manchmal gibt es sogar zum Teil verwirrte Wesen, die sich hier auf der Erde manifestiert haben. Man würde zu ihnen sagen, sie kommen von einem anderen Stern. Sie sind dann gar nicht anwesend. Ihr Körper läuft und läuft und läuft oder fährt und fährt und fährt. Diese Menschen sind auch sehr rastlos. Und sie wissen eigentlich gar nicht, warum sie dies tun. So gibt es andere Wesenheiten, die hierher kommen, von anderen Planeten, die z. B. körperliche Deformitäten oder neurologische Erkrankungen haben. Die aber genau diese Erfahrungen hier auf der Erde sammeln, weil es ihnen z. B. auf den anderen Planeten viel zu schnell geht. Sie wollten mal eine kleine Pause haben. So haben sie sich hier körperliche Probleme eingebaut, damit dies in einer gewissen Langsamkeit vor sich geht. Diese Wesen sind hier sehr hellsichtig und helfen euch auf der Erde weiter.

So ist es z. B. auch wichtig, dass von anderen Planeten Rohstoffe hier auf die Erde kommen, zumindest das Wissen über Rohstoffe. So wurden einige Getreidearten hierher gebracht, die von anderen Planeten kamen. Das, was ihr hier sehr liebt, ist z. B. der Weizen.

So wird es in der Zukunft auch wichtig sein, dass es einige Wesen gibt, die euch unterrichten über die Nahrungsmittelindustrie, ein neues Bauwesen, die Kleidungsindustrie, den Wirtschaftsbereich, wenn es um das Thema Geld geht und natürlich auch um den technischen Bereich. Dort, wo sie herkommen, geht alles sehr viel schneller vonstatten. Und auch die Technik ist wesentlich weiter. Und sodann gab es hier Menschen, die UFOs wahrnahmen. Diese Geschichten tauchten immer wieder auf. Ja, es gibt diese UFOs. Hier auf der Erde könnte sie keiner nachbauen. Es gibt diese Wesen, die sich daran erinnern, dass sie von einem anderen Planeten kommen. Und so ist es ein gegenseitiges Geben und Nehmen.

Andere Wesen von anderen Planeten haben grundsätzlich die Aufgabe, hier auf der Erde, Heilung auszusenden. Dies tun sie manchmal auf eine sehr konforme Art und Weise. Denn es gibt z. B. Wesenheiten, die ausgesandt worden sind, um hier auf der Erde das Krieg spielen zu üben. So gibt es natürlich mehr Menschen auf dieser Erde, die damit beschäftigt sind, das Krieg spielen sein zu lassen. Wenn ihr euch vorstellt, ein durchsichtiges Glas mit Wasser hat einen Sandboden und dieser Sandboden ist sozusagen das Krieg spielen. Und dieses Krieg spielen wird durch Bewegung verstärkt. Wenn ihr was trinken möchtet, wird der Sand immer wieder verteilt. Nun wird es aber Zeit, dass dieser Sandboden sich komplett auflöst. So wird immer mehr frisches Wasser herein gegossen und es wirbelt immer mehr und mehr auf. Es sorgt dafür, dass auch die allerletzte Dunkelheit hier auf dieser Erde ausgesondert wird. So ist es wichtig, dass es Wesen gibt, die friedvoll sind. Die wissen, wie sie diese Wesen zurückzuschicken haben, wie es funktioniert.

Andere Wesenheiten sind nicht mit dem Krieg spielen beschäftigt. Sie sind damit beschäftigt, euch auf der Erde noch mehr beizubringen. Sie kommen von einem Planeten, auf dem die Wesen viel, viel weiter sind als hier auf der Erde. Sie sind technisch weiter. Sie sind manchmal sozial weiter, aber nicht immer. Sie sind in vielen Bereichen weiter als ihr hier auf der Erde. Ihr seid zurzeit auf der Erde sehr stark damit beschäftigt, die Natur auszunehmen und auszubeuten.

Diese Wesenheiten sind zurzeit auch die neuen Kinder, die auf die Erde kommen. Die neuen Kinder zeigen, dass es so nicht weiter geht. Nicht weiter gehen kann, weil es keinen anderen Planeten gibt, auf dem ihr noch leben könnt. Natürlich meinen einige Wissenschaftler, es würde da noch einen anderen Planeten geben. Aber ihr könnt nicht eine ganze Erde umsiedeln. Das geht nun einmal nicht. Es ist wichtig, dass ihr euch friedvoll mit jedem neuen Wesen, das hier auf die Erde kommt, beschäftigt. Dies ist z. B. ein ganz wichtiges Thema: die neuen Kinder hier auf der Erde. Sie lassen nicht mehr alles über sich ergehen. Sie wollen es nicht mehr, ganz konsequent. Sie schlucken es nicht herunter. Sie sagen dies sofort und ohne Umwege. So erscheinen sie auch mit einer besonders hohen Frequenz an Intelligenz, weil sie andere Areale des Gehirns bereits schon benutzen. Und sie werden dies auch weiterhin tun. Dies wird in den nächsten Jahren nicht untergehen, was bislang bei den meisten immer passiert ist. Sondern dies wird konsequent so bleiben, dass sie noch mehr Gehirnkapazitäten tatsächlich auch nutzen werden. Sprich, diese Wesen werden weiter sein. Sie sind bereits in jungen Jahren so weit, dass sie wissen, was sie z. B. beruflich später machen wollen. Sie wissen ganz genau, ob sie eine Familie gründen wollen oder nicht. Sie sind nicht so zwiegespalten wie die meisten Menschen, die hier als Erwachsene auf der Erde wandeln. Es gibt nur relativ wenig klare Menschen, die wissen, was sie möchten.

Daran könnt ihr z. B. auch Wesen von einem anderen Planeten erkennen. Sie sind extrem klar, extrem klar. Sie wissen alles sofort anzuwenden. So weißt du, dass du ja auch ein Wesen von einem anderen Planeten bist*, und bringst dieses so extrem auf die Erde. So gibt es viele Wesenheiten von euch. Es gibt auch in diesem Bereich sehr viele Gegensätze. Aber es ist so, dass es alles auf einer Frequenz bleibt, auf der Frequenz der bedingungslosen Liebe. Alles so anzunehmen, wie es ist. Und dass wir alle so nebeneinander existieren können, ohne dass man Krieg führen muss. Jetzt sprechen wir wieder vom Goldenen Zeitalter. Wir möchten nicht sagen, dass dort Friede, Freude, Eierkuchen herrscht. Aber in der Zeit, wo bewusste Menschen hier auf der Erde wandeln und diese kritische Masse darstellen, tatsächlich dieses Gefühl von Friede, Freude, Eierkuchen aufkommt, weil alles da ist. Und weil sie dies auch so sehen können. Das eine oder andere wird sich noch verändern, natürlich, aber es ist das Höchste der Gefühle und es ist das, was wir hier aus der geistigen Welt als bedingungslose Liebe sehen."

Laya: „Wie ist das mit Wesen von anderen Planeten, die hier sind, aber nicht im menschlichen Körper leben?"

GWS: „Die helfen rein energetisch weiter mit bedingungsloser Liebe. Es handelt sich hier um reine weiße Magie und um nichts anderes. Es gibt ja Wesenheiten bei euch auf der Erde, die diese Stufe wahrnehmen können, sehen können. Sie können sie tatsächlich als außerirdische Wesen wahrnehmen mit UFOs über dem Kopf und so weiter. Dies ist alles möglich. Aber diese Wesen helfen rein energetisch weiter."

* In meiner letzten Inkarnation habe ich auf einem Planeten gelebt, den die Menschheit noch nicht kennt. Er heißt Lalulieth und ist der Planet der Kinder. Dort leben Kinder, die nicht von Erwachsenen in ihrer Entwicklung blockiert werden. Es gibt einige Weise dort, die den Kindern Disziplin beibringen, da die Kinder sonst nur Unfug treiben würden. Und sie lehren den Kindern neues Wissen, das die Kinder dann auf die Erde brin-

gen sollen. Es herrscht kosmisches Bewusstsein auf Lalulieth. D. h. die Wesen dort können mit ihrer Absicht alles materialisieren. Wenn die Kinder sich in den Lichtermeeren auf Lalulieth ein Fahrrad vorstellen, ist es auch schon entstanden.

Kanal sein

Wir können nicht heilen. Niemand kann mit unseren persönlichen Energien etwas anfangen. Wir bitten die geistigen Freundinnen und Freunde, durch uns zu heilen. Dazu können wir unser Kronenchakra über unserem Kopf öffnen und die geistigen Freundinnen und Freunde bitten, ihre heilende Energie in unser Kronenchakra zu leiten und aus unseren Händen wieder heraus.

Laya: „Wie kann ich als Heilerin das Kronenchakra öffnen und wie können die Menschen mehr in Kontakt zu ihrem Höheren Selbst kommen?"

GWS: „Stellt euch das Kronenchakra als eine bildliche Krone vor. Versucht, dieser Krone eine Farbe zu geben. Und versucht, dieser Krone eine bestimmte Größe zu geben. Setzt euch anfangs vielleicht eine kleine Krone auf und lasst sie von einem Moment zum nächsten größer und größer werden. So stellt euch vor, wie diese Krone sich weiterhin zu einem großen Trichter verformt und wie in diesen Trichter hinein Wissen aus der geistigen Welt einfließt, bewusst einfließt. Setzt euch dazu ruhig hin. Versucht es nicht mit mehreren Dingen gleichzeitig zu kombinieren, sondern dieses sollte ganz bewusst passieren. Trinkt dabei energetisiertes Wasser. Das ist wichtig, damit diese Informationen in euer Gehirn und eure Zirbeldrüse hineingehen und sich somit manifestieren können. Sprich, dass ihr genau diese Gedankensprünge bekommt, diese Gedanken, die ihr braucht, um dies hier zu manifestieren. Es wird nach und nach manifestiert."

Laya: „Sollen wir aus der geistigen Welt alle rufen oder einzelne?"

GWS: „Ruft generell die Wesen der geistigen Welt. Am besten haltet euch allgemein. So sickern die Informationen besser durch. So gelangen wir, die geistige Welt, bei jedem Einzelnen mehr und mehr hierher. Und selbst bei denen, die meist gar keinen Bezug dazu haben."

Ich rufe immer die geistigen Freundinnen und Freunde der Großen Weißen Schwestern- und Bruderschaft an. Wenn mir ein Name zu einem bestimmten nichtmanifestierten Wesen wie Jesus oder Maria kommt oder ich deren Gegenwart spüre, arbeite ich mit deren Energie. Erzengel Raphael ist mit seinem grünen Licht der Erzengel der Heilung. Erzengel Michael trennt mit seinem blauen Lichtschwert Ungutes und schützt uns. Erzengel Gabriel begleitet mit seinem weißen Licht nichtmanifestierte Wesen in die geistigen Reiche. Maria ist mit dem rosa Licht der bedingungslosen Liebe für Kinderseelen zuständig. St. Germain transformiert mit der violetten Flamme alles, was auf Mangel basiert. Wir können auch das Göttliche anrufen, die Urkraft des Universums, das reine Sein, das allumfassende Bewusstsein. Ursprünglich hieß es Mutter Vater Gott.

GWS: „Wir möchten aber noch einmal betonen, dass es nicht unsere Absicht ist, eine neue Religion zu gründen. Deswegen gibt es sehr viele Menschen, die Segnungen nur durch das Göttliche zulassen. So ist es auch absolut in Ordnung. Jemand, der die geistige Welt als Zwischenstufe anerkennt, kann dies durch uns natürlich auch gerne tun. Aber wie gesagt, wir möchten keine neue Religionsrichtung eröffnen."

Wenn wir die geistigen Freundinnen und Freunde anrufen, sind sie bei uns. Sie dürfen uns nur helfen, wenn wir sie bitten, da wir einen freien Willen haben. Wir werden zum Kanal für die heilende Energie und öffnen uns, um die Präsenz und Energien der geistigen Freundinnen und Freunde wahrzunehmen und durch uns fließen zu lassen. Dabei bleiben wir mit unserer vollen Aufmerksamkeit bei diesem Kontakt und bitten sie, energetische Schwächen zu transformieren.

Meditation Kontakt zur geistigen Führung

Die geistige Führung kann einen Namen haben, den wir noch nie gehört haben. Es kann ein anderes nichtmanifestiertes Wesen sein, als die aufgestiegenen Meisterinnen und Meister oder Erzengel. Die geistige Führung kann auch ein Krafttier sein. Es können auch mehrere geistige Führerinnen und/oder Führer bei uns sein.

Wir nehmen innerlich wahr, dass aus unserem Füßen Wurzeln bis zum Mittelpunkt der Erde wachsen. Durch die Wurzeln lassen wir alles in die Erde abfließen, was wir nicht mehr brauchen. Mutter Gaia transformiert es. Mit jedem Ausatmen entspannen wir uns tiefer und tiefer.

Unser Bewusstsein dehnt sich unendlich aus. Wir sind Präsenz ohne Gedanken, das Göttliche.

Vor unserem inneren Auge entsteht ein Lichttempel oder unser Lieblingsort. Wir nehmen diesen Ort mit all unseren Sinnen wahr, mit unserem Sehen, Hören, Riechen, Schmecken, Fühlen, Wissen. Wir nehmen wahr, dass sich an dem Ort viele große reine Wesen des Lichts befinden.

Aus der Ferne sehen, wissen oder fühlen wir unsere geistige Führung auf uns zukommen bis sie nah bei uns ist.

Wir können sie nach ihrem Namen fragen und die Antwort abwarten.

Wir können sie bitten, uns eine Botschaft mitzuteilen.

Wir können ihr eine Frage stellen und die Antwort abwarten.

Wir können sie bitten, etwas an uns zu heilen und mit unserem inneren Auge zuschauen, wie sie die Heilung durchführt.

Wir können sie fragen, was unsere Lebensaufgabe, wie unser Seelenname ist.

Wir können uns bei unserer geistigen Führung bedanken und sie bitten, uns zu begleiten.

4 Selbstheilung

4.1 Ein glückliches Leben

Ein glückliches Leben zu führen und gesund zu sein, setzt Bewusstheit voraus.

Wir erschaffen die Welt in uns. Die Welt außen ist eine Projektion unseres Inneren. In der Gedankenlosigkeit findet keine Schöpfung statt. Dort ist immer die gleiche Glückseligkeit oder das gleiche Bewusstsein, die absolute Wahrheit. Damit ist das Leben auf der Ebene des Körpers mit seinen Gedanken und Gefühlen die relative Wahrheit, die Vielfalt.

Spiegelgesetze

1. Alles, was mich an anderen stört, ärgert, aufregt oder in Wut geraten lässt und was ich anders haben will, das trage ich selbst in mir.

Alles, was ich am anderen kritisiere, bekämpfe und/oder verändern will, kritisiere, bekämpfe und unterdrücke ich in Wahrheit in mir selbst und wünsche mir, dass es anders wäre.

2. Alles, was mich verletzt, was ein anderer an mir kritisiert, bekämpft und/oder verändern will, zeigt mir, dass es mich betrifft und in mir noch nicht erlöst ist. Meine gegenwärtige Persönlichkeit fühlt sich gekränkt und beleidigt.

3. Alles, was mich nicht berührt, was ein anderer an mir kritisiert, mir vorwirft, an mir verändern will oder an mir bekämpft, ist sein eigenes Bild, sein eigener Charakter, seine eigene Unzulänglichkeit, die er nur auf mich projiziert.

4. Alles, was mir am anderen gefällt, was ich an ihm liebe, bin ich selbst, habe ich selbst in mir und liebe dies im anderen. Ich erkenne mich selbst im anderen, wir sind in diesen Punkten eins.

Wichtig ist, dass wir nicht versuchen, unsere Projektion, also die andere Person, zu ändern, sondern uns selbst. Sonst würde die gleiche Projektion uns immer wieder über den Weg laufen. Erstens würde es uns nicht gelingen, die anderen zu ändern, da jeder sich nur so ändert, wie er es möchte und wann er es möchte. Und zweitens müssten wir sonst versuchen, sehr, sehr viele Menschen zu ändern, was nicht möglich wäre. Dazu eine kleine Geschichte:

„Ein Mönch ist in Indien am Ganges. Er besitzt nichts weiter als seine Bettelschale. Eines Tages sieht er einen Hund zum Ganges laufen und aus dem Fluss trinken. Daraufhin wirft der Mönch seine Bettelschale weg." Wir lernen dadurch, dass wir bei anderen etwas beobachten, was uns gefällt und wir es dann übernehmen, wenn es für uns der richtige Zeitpunkt ist.

„The Work" von Byron Katie

Byron Katie drückt für mich in ihrer Methode „The Work" den Weg, ein glückliches Leben zu führen, klar und auf den Punkt gebracht aus. Im Folgenden interpretiere ich ihre Methode: Wir leiden nur dann, wenn wir einem Gedanken glauben, der im Widerspruch zur Realität steht. Wenn wir die Realität ohne Widerstand und ohne den Stress unseres inneren Kampfes betrachten, können wir intelligente Entscheidungen treffen. Es sind nicht die Dinge selbst, die uns beunruhigen, sondern die Meinungen zu den Dingen. Und während sich die Denkweise ändert, verschwinden die Probleme. Byron Katie hat eine Methode aus vier durchdringenden Fragen und einer Umkehrung entwickelt, mit der wir unser Denken untersuchen können.

Beispiel: Hugo ist blöd.

> „Ist das wahr?"
> Nein, weil er manchmal lieb ist.
> „Kannst du mit absoluter Sicherheit wissen, dass das wahr ist?"

Nein, weil in der Relativität der Dualität nichts mit absoluter Sicherheit wahr ist.

„Wie reagierst du, wenn du diesen Gedanken denkst?"

Ich bin im Stress.

„Wird Hugo lieber dadurch, dass du diesen Gedanken denkst, dass er blöd ist?"

Nein.

„Wer bist du ohne diesen Gedanken?"

Ein Mensch, der in Frieden lebt, frei von Problemen.

Jedes Leiden ist ein Missverständnis des Verstandes.

„Kehre das Ganze um."

Ich bin blöd. Hugo ist lieb.

Das kann ich auch immer finden.

Willst du Recht haben mit dem Stress, der damit verbunden ist, oder frei sein? Jedes Recht haben wollen ist aus dem Ego. Um frei zu sein, ist es unabdingbar, nie wieder Recht haben zu wollen. In der Vielfalt der Materie haben alle gleich viel Recht bzw. niemand hat Recht. Jeder Widerstand gegen das Leben entsteht, weil wir meinen, Recht zu haben, dass das Leben anders sein sollte, als es ist, anstatt zu lieben, was ist.

Immer, wenn wir meinen, dass wir wissen, was für einen anderen das Beste ist, ist das reine Überheblichkeit. Wir können mit unserem begrenzten menschlichen Denken nicht wissen, was eine andere Seele erfahren sollte. Wenn wir meinen, dass ein Mensch bestimmte Dinge nicht tun sollte, versuchen wir zu verhindern, dass eine Seele aus eigener Erfahrung das lernt, wozu sie auf die Erde gekommen ist, es zu lernen.

Seitdem es Menschen gibt, versuchen die Menschen, sich gegenseitig zu verändern. Es hat noch nie funktioniert. Trotzdem versuchen die Menschen es immer wieder. Wenn ein Mensch sich ändert, ändert er sich, weil er es in dem Moment möchte und nicht, weil jemand anders es will. Wenn jeder Mensch sich um seine eigenen Angelegenheiten kümmert, anstatt sich ungefragt in die Angelegenheiten der anderen einzumischen, ist jeder Mensch in seiner Kraft. Das ist das Ende aller Verstrickungen. Helft Menschen nur dann, wenn sie klar geäußert haben, dass sie es möchten.

Wenn jeder Mensch mit seiner Aufmerksamkeit bei sich bleibt, anstatt sich in die Energien anderer einzumischen, gibt es keine Einsamkeit, sondern jeder ist authentisch und in seiner Kraft. Einsamkeit entsteht nur, wenn wir mit unserer Aufmerksamkeit bei anderen sind anstatt bei uns. Denn dann ist keine Aufmerksamkeit mehr bei uns.

Es gibt die Angelegenheiten der anderen, Gottes Angelegenheit und meine Angelegenheit. Die anderen kümmern sich um ihre Angelegenheit. Gottes Angelegenheit ist die Weltpolitik, das Wetter und zum Teil meine Gesundheit. Ich kann die höheren geistigen Gesetze, warum die Welt so ist, wie sie ist, mit meinem begrenzten menschlichen Denken nicht kennen. Wenn ich in meinem Kopf Krieg gegen den Krieg führe, bin ich diejenige, die den Krieg führt. Jeder negative Gedanke in meinem Kopf materialisiert nach dem Gesetz der Anziehung das Negative in meinem Leben. Von der Ebene der Erleuchtung aus betrachtet ist alles richtig, so wie es ist. Wenn es regnet, beschwere ich mich nicht, da das Wetter Gottes Angelegenheit ist. Ich tue für meine Gesundheit, was ich kann. Wenn ich trotzdem krank bin, gebe ich es an Gott ab. Meine Angelegenheit ist, immer im Hier und Jetzt glücklich zu sein und mit meinen Gedanken keine Probleme zu erfinden. (Bis hierher habe ich Byron Katie interpretiert.) Wir sind liebenswert, weil es uns gibt, ohne dass wir dafür etwas leisten müssen. Wenn wir in uns Fülle erleben, sind unsere Bedürfnisse erfüllt, unabhängig von dem, was im Außen geschieht.

Wenn wir einen Gedankengang von Anfang bis Ende verfolgen, werden wir möglicherweise bemerken, dass es nicht wichtig war, diesen Gedankengang zu denken. Der Nutzen der Gedanken ist begrenzt. Wenn die

Identifikation mit den Gedanken aufgelöst ist, sind wir mit der Stille verbunden, in der eine sehr große Kraft liegt.

Buchempfehlung: „Lieben was ist" von Byron Katie

Struktur des Egos

Das Ego ist die negative Stimme in unserem Kopf (mit seinen Emotionen), mit der wir uns identifizieren, so als wären wir diese Stimme. Das Ego ist die Identifikation mit einer Rolle, einer Geschichte, Besitz, einer Nationalität, Religion, Gesellschaftsschicht, Meinungen, Aussehen, Erfolg, Versagen, sich beklagen, verletzt sein, ärgerlich sein, ständig gegen etwas sein, nicht vergeben. Dies sind alles Formen des Egos, um das eigene Ego zu stärken. Wenn wir Recht haben wollen, wenn wir andere ändern wollen, wenn wir andere ungefragt kritisieren, wenn wir uns ungefragt in die Angelegenheiten anderer einmischen, andere manipulieren und kontrollieren wollen, kann die tiefere Ursache sein, dass wir in uns nicht glücklich sind und versuchen, über andere Menschen Macht auszuüben, in der Hoffnung, dass wir dadurch Glück erfahren. Was natürlich nicht funktioniert. Unser Ego bekommt dann Energie. Auf einer tieferen Ebene können wir spüren, dass sich diese Energie in uns unangenehm anfühlt und mit Schmerz und Trennung verbunden ist. Durch unser Werten und Beurteilen anderer begrenzen wir uns selbst. Auch wenn wir schlecht über Abwesende sprechen, fühlt sich unser Ego stark. Wir können uns dann die Frage stellen, warum wir schlecht über andere sprechen. Viele Eltern wollen oft ihren erwachsenen Kindern ungefragte „gute" Ratschläge geben, weil sie meinen, es besser zu wissen als ihre Kinder. Das ist überheblich. Und manche Kinder werfen ihren Eltern vor, Fehler gemacht zu haben, dabei ist es gar nicht die Angelegenheit der Kinder, wie ihre Eltern sind. Dahinter steckt das Muster, „damit ich glücklich sein kann, musst du dich ändern", was natürlich nicht funktioniert. Wenn wir an negativen Geschichten aus der Vergangenheit festhalten, schaden wir nur uns selbst.

Wenn wir, anstatt über die Unbewusstheit anderer hinweg zu sehen, uns darüber beklagen, sind wir im Ego. Wenn wir auf einen Egoangriff mit Rechtfertigung und Gegenangriff reagieren, anstatt nicht zu reagieren, sind wir im Ego. Um nicht reagieren zu können, müssen wir das Verhalten anderer als Ego erkennen. Das ist Vergebung. Das, worauf wir bei anderen unsere Aufmerksamkeit richten, stärken wir in ihnen und uns. Häufig existiert etwas, was wir bei anderen als Fehler wahrnehmen nicht, sondern ist unsere Fehlinterpretation.

Buchempfehlung: „Eine neue Erde" von Eckart Tolle

Transformation

Es gibt Untersuchungen, die zeigen, dass das, was wir uns vorstellen, genauso einen starken Einfluss auf unseren Körper und unsere Psyche hat wie das, was wir wirklich erleben. Es ist wichtig, sich Negatives aus der Vergangenheit einmal bewusst zu machen und es dann in Positives zu transformieren. So kann es hilfreich sein, sich in dieses Leben (oder die vergangenen Leben) noch einmal hinein zu fühlen. Dabei ist es wichtig, neutral zu bleiben und nicht in das Drama einzusteigen. Sonst schadet uns das Negative aus der Vergangenheit jedes Mal, wenn wir ihm unsere Aufmerksamkeit widmen. Immer, wenn sich etwas negativ anfühlt, können wir das Negative in eine vorgestellte violette Flamme werfen, St. Germain und die geistigen Freundinnen und Freunde um Transformation des Negativen und Manifestation des Positiven bitten (Kapitel „4.11 Violette Flamme"). Wir haben einen freien Willen. Die geistigen Freundinnen und Freunde dürfen uns nur helfen, wenn wir sie bitten. Wenn wir sie bitten, helfen sie uns gerne und sehr kraftvoll. Wir können die geistigen Freundinnen und Freunde in ihrer Arbeit an uns unterstützen, indem wir uns das Positive mit all unseren Sinnen (Sehen, Hören, Riechen, Schmecken, Fühlen) vorstellen und damit kreieren.

Umgang mit Gefühlen und Gedanken des Mangels

Wenn schwierige Gefühle auftauchen, können wir entweder das Gefühl zu einhundert Prozent fühlen, ohne unseren Gedanken Aufmerksamkeit zu geben. Dann können wir im Zentrum von jedem negativen Gefühl tiefen Frieden und tiefe Liebe finden. Wenn wir ein Gefühl ganz fühlen, ist da neutrale Energie. Das Leiden entsteht durch die Gedanken, die die Geschichten erfinden.

Die andere Möglichkeit zum Umgang mit Problemen ist, aus der Geschichte bewusst auszusteigen. So arbeitet „The Work" von Byron Katie. Jedes Leiden ist ein Missverständnis des Verstandes. Eine Hilfe, die Identifizierung mit den Gedanken aufzulösen, kann sein, ganz im Hier und Jetzt zu sein. Den Boden unter den Füßen zu spüren und die Umgebung wahrzunehmen. Dort sind die Dinge ohne Bewertung. Im Hier und Jetzt gibt es kein Problem. Falls wir meinen, ein Problem zu finden, ist es nur unsere Projektion. Eine andere Hilfe, die Identifizierung mit den Gedanken aufzulösen, ist, die Aufmerksamkeit auf den Atem zu lenken.

Gesetz der Anziehung

Nach dem Gesetz der Anziehung materialisieren wir immer, wenn wir negativ denken und fühlen, das Negative in unserem Leben, und wenn wir positiv denken und fühlen das Positive. Wir haben also die Wahl, ob wir möchten, dass das Drama noch unsere Realität ist oder nicht. Wenn wir an Drama und Negativität kein Interesse mehr haben, sieht das in der Praxis so aus, dass wir keinen negativen Nachrichten (z. B. im Fernsehen) unsere Aufmerksamkeit schenken, da wir wissen, dass wir sonst das Negative durch unsere Aufmerksamkeit erschaffen würden. Kein Interesse an Mangel mehr zu haben bedeutet, das morphogenetische Feld der Angst nicht mehr zu berühren. Das bedeutet z. B., dass wir uns nicht mit Krankheiten beschäftigen, die angeblich viele Menschen erreichen sollen.

Letzteres Thema legt auch nahe, sich mit dem Thema „Angst vor dem Tod" zu beschäftigen. Wir sind das gleiche Bewusstsein, das wir vor unserer Geburt waren und das wir nach unserem Tod sein werden. D. h., dass nur unser physischer Körper stirbt. Unsere Seele, unser Bewusstsein ist unsterblich. Nach unserem Tod wechselt unser Bewusstsein in die geistigen Reiche, wo es wunderschöne Lichtwesen und viele spannende Welten gibt.

Wir sind die Meisterinnen und Meister unseres Lebens. Die Frequenz der Erde steigt täglich. Damit ist ein Zustand erreicht, in dem sich unsere Gedanken und Gefühle sofort materialisieren. Wir können entscheiden, das Positive in unserem Leben zu erschaffen, durch unsere bewusste Entscheidung, immer in Fülle zu denken und zu fühlen.

4.2 Methoden des geistigen Heilens

Die Methoden des geistreichen Heilens sind bioenergetisches Heilen durch Energieübertragung, indem wir unsere Hände auflegen; Heilen durch Gedankenkraft, indem wir uns das vollkommen Gesunde vorstellen und es fühlen; mediales Heilen, indem wir die geistigen Freundinnen und Freunde bitten, durch uns zu heilen und zuschauen, wie sie die Behandlung durchführen und Heilen durch Gebet.

Geistiges Heilen wirkt immer. Es gibt viele Versuche, die beweisen, dass Menschen durch geistiges Heilen gesund bzw. sehr viel schneller gesund geworden sind, weniger Medikamente brauchten oder dass weniger Menschen gestorben sind.

Es wurde ein Versuch durchgeführt. Von Menschen, die an Arthritis erkrankt waren, wurde die Hälfte operiert und bei der anderen Hälfte wurde nur die Haut aufgeschnitten und wieder zugenäht ohne Operation. Alle Patienten berichteten in gleichem Maße, dass sie schmerzfrei geworden sind (Quelle: DVD „The Living Matrix").

Ein weiterer Versuch macht die Wirksamkeit unserer Vorstellungskraft deutlich. Eine Gruppe von Männern ist in ein Fitnesszentrum gegangen und hat die Armmuskeln trainiert. Eine andere Gruppe hat sich im Sessel sitzend vorgestellt, dass sie ihre Armmuskeln trainieren. Danach hatten auch die Männer mehr Armmuskeln, die rein mit der Vorstellungskraft gearbeitet haben (Quelle: DVD „The Living Matrix").

Im geistigen Heilen fließt die Energie von den höheren Ebenen (Gott, geistige Freundinnen und Freunde, Selbst, Seele) in die unteren Ebenen (Körper, Gedanken, Gefühle), sodass Heilung schnell und leicht geschehen kann. Gleichzeitig vertieft sich durch das geistreiche Heilen unser Kontakt zu den Freundinnen und Freunden aus der geistigen Welt zunehmend. Das erlebe ich als ein großes Geschenk. Wir kennen die geistigen Gesetze, sodass wir die Heilenergie gezielt und damit sehr wirkungsvoll fließen lassen können.

Geist, Seele, Körper

Wir sind multidimensionale Wesen. Mit der Ebene des Geistes meine ich das Göttliche, die Einheit, das universelle höchste Selbst. Wir alle sind immer auch mit dem Göttlichen, mit dem ewigen Sein der ICH-BIN-Gegenwart verbunden oder wir sind das Göttliche. Auf der Ebene gibt es kein Bewerten und Beurteilen, keine Krankheit, sondern dort sind Gedankenlosigkeit, Glückseligkeit, Vollkommenheit, allumfassendes Bewusstsein, Unendlichkeit, Ewigkeit, bedingungslose Liebe. Die Ebene des Geistes lässt sich mit Worten nicht beschreiben. Wenn wir uns als Menschen mit dieser Gesundheit und Glückseligkeit verbinden (Blaupause) und fühlen, dass dieses Sein erreicht ist, werden wir schneller gesund, falls wir krank sind. Gleichzeitig fließt die heilende Energie aus dem reinen Bewusstsein absichtslos.

Mit der Ebene des Körpers (Aura, Wirbelsäule, Organe, Nebenchakren) meine ich den Körper, die Gefühle und die Gedanken. Auf der Ebene des Körpers gibt es die Menschen mit einem individuellen Ich, Krankheit,

Werten und Urteilen, positiv und negativ. Hier können negative Gedanken und Gefühle von uns negative Wesen der geistigen Welt anziehen und erschaffen, die um uns oder in unseren Organen, Chakrenschutznetzen etc. sein können. Diese negativen Wesen haben eine wichtige Botschaft für uns. Sie wissen, warum wir krank oder nicht glücklich sind. Wenn wir ihrer Botschaft zugehört haben, sind sie gerne bereit, sich in die geistigen Reiche zurückzuziehen. Auch auf dieser Ebene können wir, anstatt zu werten und zu urteilen, alles so lieben, wie es ist. Wir können uns entscheiden, uns mit Gesundheit (Fülle) anstatt mit Krankheit zu identifizieren und uns gesund fühlen. Unser Körper kann krank sein, wir sind aber nicht der Körper. Es ist möglich, die Ebene der Göttlichkeit auf der Ebene des Körpers zu leben, da es von der höheren Ebene aus betrachtet die Trennung zwischen Gott, den geistigen Freundinnen und Freunden und uns nicht gibt. Das Göttliche und die geistigen Freundinnen und Freunde sind in allem hier auf der Erde und in uns präsent.

Die Ebene der Seele (Chakren, Drüsen) vermittelt zwischen der Einheit (Geist) und dem Körper. Auf dieser Ebene ist die geistige Welt unser eigenes höheres Selbst. Das universelle höchste Selbst ist die Ebene des Geistes. Die Seele ist gesund, wenn wir ausschließlich positive Gedanken und Gefühle kreieren, alles lieben was ist und unserer Lebensaufgabe nachgehen. Auf der Ebene der Seele sind die negativen Wesen aus den geistigen Reichen (Ebene des Körpers) keine Wesenheiten, sondern von uns selbst abgespaltene Gefühle und Bewusstseinsanteile. Auf der Ebene der Seele untersuchen wir, ob unsere Seele zu 100 % in uns inkarniert ist oder ob Seelenanteile von uns in den geistigen Reichen unterwegs sind. Falls wir nicht alle unsere Seelenanteile auf der Erde inkarniert haben, können wir hier möglicherweise nicht glücklich und kraftvoll wirken. Dann können wir untersuchen, welche Seelenanteile wir hier auf der Erde nicht leben und sie mithilfe der geistigen Freundinnen und Freunde integrieren. Wenn wir auf der Ebene der Seele mit Anderen verstrickt sind, bilden diese Verstrickungen auf der Ebene des Körpers energetische Schnüre, die es im geistigen Heilen in den meisten Fällen aufzulösen gilt.

Gleichzeitig gibt es keine Trennung zwischen den Ebenen, sondern jede ist in jeder enthalten. Im geistigen Heilen fließt die Energie von der Ebene des Geistes in die Ebene der Seele und des Körpers, bzw. von der Ebene der Seele in die Ebene des Körpers. Dadurch kann Heilung viel schneller geschehen, als wenn wir ausschließlich auf der Ebene des Körpers arbeiten.

Anzahl der Behandlungen

Manchmal reicht eine Behandlung aus, um eine Störung aufzulösen. Ich erreiche bei mir häufig Spontanheilungen, wie die Heilung meines angebrochenen Armes (Kapitel „6.15.2 Brüche") und die sofortige, komplette Heilung einer voll ausgebrochenen Viruserkrankung, nachdem ich an die Ursache der Erkrankung herangekommen bin. In anderen Fällen sind mehrere Behandlungen notwendig. Mit der Möglichkeit, sich selbst zu behandeln, die in diesem Buch beschrieben wird, haben wir den Schlüssel für unsere Heilung. Auch der richtige Zeitpunkt und der richtige Ort können wichtig sein, damit Heilung geschieht. Meine untere Lendenwirbelsäule schmerzte lange Zeit, obwohl ich sie regelmäßig behandelt hatte. Eines Tages waren bei einer Behandlung die Schmerzen dann weg und sind nie wieder aufgetreten.

Laya: „Warum war für meine Lendenwirbelsäule vorher nicht der richtige Zeitpunkt und der richtige Ort für Heilung?"

GWS: „Ihr könnt es euch vorstellen, dass diese Wirbelsäulenabschnitte wie verschlüsselt sind. D. h., sie möchten zu bestimmten Zeitpunkten bestimmte Informationen noch nicht abgeben. Und auch nicht die Information, z. B. gesund zu sein. Und dies ist eine Information, die deine untere Lendenwirbelsäule immer abgegeben hat zu dem Zeitpunkt. Und als sie dann heil geworden ist, hat es sich deine Lendenwirbelsäule dann anders überlegt. Sie war ja sehr beständig in ihrem alten Muster."

Niemanden ungefragt behandeln

Sehr wichtig ist es, mit geistigen Heilweisen niemanden ungefragt zu behandeln, sonst würden wir Schwarze Magie und Machtmissbrauch betreiben! Wir haben einen freien Willen und entscheiden selbst, ob, wann, wie und von wem wir behandelt werden möchten. Was wir ungefragt durchführen dürfen ist z. B. Erdheilung. Dann ist es für alle Menschen dieser Welt und das höhere Selbst der Einzelnen kann entscheiden, ob es die Energien annehmen will oder nicht. Wenn die Gruppen, denen wir Energie schicken, immer so groß sind, dass wir ausschließen können, dass wir dabei an eine einzelne Person denken, dürfen wir ungefragt positive Energie durch uns fließen lassen.

Der ungläubige Thomas

„Wenn du glaubst, dass du etwas kannst oder wenn du glaubst, dass du etwas nicht kannst. Du hast immer recht!" (Henry Ford)

Laya: „Es gibt einen Arzt, der immer Heilerfolg messen, beurteilen, bewerten, beweisen will. Wie kann ich darauf reagieren?"

GWS: „Kann er denn seinen Erfolg auch messen, wenn er den Menschen Medikamente gibt?"

Laya: „Nein."

GWS: „Und warum will er es dann ausgerechnet beim geistigen Heilen?"

Laya: „D. h., Erfolg ist nicht mit menschlichen Sinnen messbar, sondern ist was Inneres."

GWS: „Ganz genau, beim geistigen Heilen geht es in erster Linie nicht darum, den Verstand zu heilen. Natürlich ihn zu beeinflussen auf eine gewisse Art und Weise. Oder ihn zu akzeptieren, dass er einfach da ist.

Aber das Heilen geschieht definitiv nicht über den Verstand, sondern über die Intuition. Und es gibt dort diese Größen von richtig, falsch, gut, schlecht, böse, weiß, schwarz, eben das, was die Dualität ausmacht, nicht wirklich. Das entspricht nicht der Wahrheit. Intuitiv ist ein Gefühl, das er aus der Schulmedizin kennt. Wie wird denn der Schmerz gemessen? Geht dies auf einer Skala von 1 bis 10? Kann er dies wissenschaftlich belegen? Nein, kann er nicht. Es ist etwas rein Intuitives. Und genauso ist es beim geistigen Heilen auch. Es kann dir nur jemand sagen, er fühle sich dann besser oder er fühle sich jetzt angenommen oder wie auch immer. Das ist möglich, ja. Aber beim geistigen Heilen geht es um die reine Intuition.

Wenn eine Person dabei ist, die das vom Verstand immer so stark betont haben möchte, die etwas wissenschaftlich nachgewiesen haben möchte, mache es dieser Person auch bewusst, dass sie tatsächlich Heilung aufhält oder zurückhält. Und ob das das Ziel dieser Person sei? Und auch über den Sinn nachzudenken, warum er Doktor geworden ist."

Behandeln von außen nach innen

Laya: „Sollen wir die energetischen Systeme von außen nach innen behandeln?"

GWS: „Im energetischen System geht es tatsächlich von außen nach innen. D. h. erst die Aura, dann die Chakren, die Drüsen, die Nebenchakren, die Wirbelsäule und die Organe. Erst behandele das, was unsichtbar ist und dann das, was sichtbar ist."

Laya: „Ich frage mit meinem Tensor immer individuell euch, in welcher Reihenfolge ich behandeln soll."

GWS: „Ja, das ist auch sehr gut so. Allgemein werden die energetischen Systeme von außen nach innen behandelt."

4.3 Gebet

Da nicht wir es sind, die heilen, sondern die geistige Welt durch uns, können wir immer ein Gebet sprechen, bevor wir mit der energetischen Arbeit beginnen. Ein Beispiel für ein Gebet ist Folgendes:

„Allmächtige Göttin, allmächtiger Gott, Quelle allen Seins, alle aufgestiegenen Meisterinnen und Meister, alle Erzengel und heiligen Engel, alle Geistführerinnen und Geistführer der hier Anwesenden, ich bitte euch um euren Segen, euren Schutz, eure Führung und eure Heilung. Ich bin voller Vertrauen, Dankbarkeit und Demut. So ist es."

Demut ist für mich das Staunen über das Wunder der göttlichen Schöpfung. Wenn uns im Leben etwas misslingt, können wir die Situation nutzen, in Demut den negativen Teil unseres Egos sich auflösen zu lassen.

Ein anderes Beispiel für ein Gebet ist:

„Göttliches Sein, mein höheres und höchstes Selbst, alle großen reinen Wesen des Lichts, ich bitte um positive Energien und Heilung. Ich vertraue, danke und liebe euch."

Wenn wir das Göttliche und die geistigen Freundinnen und Freunde rufen, sind sie bei uns. In einem Kurs sollten die Kursteilnehmenden mit ihrem Tensor testen, ob Maria und Jesus im Raum sind. Alle bekamen ein „Nein". Dann habe ich Maria und Jesus gerufen und die Energie gehalten. Daraufhin haben alle gemessen, dass Maria und Jesus in unserem Raum anwesend waren.

Laya: „In meinen Seminaren sage ich z. B., „ich bitte jetzt Jesus Christus hier in diesen Raum". Ist er dann anwesend?"

GWS: „Sodann hast du die Form deiner Realität vor längerer Zeit bereits gewählt. So sind in dem Moment genau auch diese Wesen dort. Je klarer du in deinem Bewusstsein wirst, und du bist bereits sehr klar, umso deutlicher werden natürlich auch diese Wesen anwesend sein. Natürlich, sie freuen sich doch, wenn sie gerufen werden."

GWS: „Ruft generell die Wesen der geistigen Welt. Am besten haltet euch allgemein. So sickern die Informationen besser durch. So gelangen wir, die geistige Welt, mehr und mehr hierher bei jedem Einzelnen. Und selbst bei denen, die meist gar keinen Bezug dazu haben."

4.4 Tensor

Es ist hilfreich, mit einem Tensor zu arbeiten, da er sehr schnell und einfach die feinen Energien anzeigt und so auch der Verstand nachvollziehen kann, wie kraftvoll die Heilung geschieht. Zellen kommunizieren mit Hilfe von Licht. Mit dem Tensor können diese Lichtenergien gemessen werden. In jedem Körperteil, jedem Chakra, jeder Drüse, jeder Zelle, jedem Organ sind unterschiedliche, spezielle Lichtfrequenzen gespeichert. Wir messen mit dem Tensor die Lichtfrequenz eines Organs, Körperteils usw., also den energetischen Zustand und nicht den allgemeinen Gesundheitszustand. Bitte besorgt euch einen Tensor. Er ist auch unter dem Namen Einhandrute bekannt. Er besteht aus einem Griff, einem langen graden Draht und einem Gewicht vorne in Form einer Kugel oder eines Ringes.

Um Dinge mit dem Tensor abzufragen, können wir z. B. festlegen, dass rechts herum „Ja" oder „gut" und links herum „Nein" oder „schlecht" bedeutet. Falls der Tensor in eine andere Richtung dreht, können wir unsere Absicht verstärken, dass er nur rechts oder links herum drehen soll. Diese Testmethode kommt in diesem Buch zum Einsatz.

Eine andere Testmöglichkeit ist, dass wir an etwas Positives Denken, damit unser Tensor uns anzeigt, welche Bewegung für uns „Ja" oder „gut" bedeutet. Dann denken wir an etwas Negatives, damit unser Tensor uns unser „Nein" oder „schlecht" anzeigt.

Um mit dem Tensor zu arbeiten, ist es gut, wenn wir uns mental öffnen für das, was wir testen möchten, mit der tiefen Bauchatmung atmen, die geistigen Freundinnen und Freunde bitten, von der Wahrheit geführt zu werden, absichtslos sind und ausreichend Wasser getrunken haben. Hilfreich ist auch, ein offenes Herz zu haben und zu fragen, ob wir die volle Testfähigkeit besitzen. Wenn wir nicht die volle Testfähigkeit besitzen, können wir unsere Gehirnhälften verbinden, indem wir mit dem Finger von einem Ohr zum anderen streichen oder mit den Augen eine liegende Acht beschreiben oder unser Gehirn (an den Seiten, oben, hinten) mit Rechtsdrehungen unserer Hand energetisieren. Dann sind Denken (linke Gehirnhälfte) und Intuition (rechte Gehirnhälfte) miteinander verbunden. Und wir können, wie in Kapitel „4.27 Auflösen von emotionalen Schwächen" beschrieben, unsere Traumatisierungen auflösen lassen, um unsere Testfähigkeit herzustellen. Ferner stärkt es unser Energiefeld, wenn wir die Fußspitzen zueinander drehen und die Zungenspitze an den oberen Gaumen legen.

Wenn wir bei jemandem Dinge aus vergangenen Leben testen wollen, ist es gut, im Kronenchakra zu testen. Das Kronenchakra befindet sich direkt oben über dem Kopf. Es stellt die Verbindung zu den geistigen Freundinnen und Freunden her, sodass sie leichter die Antwort geben können. Wollen wir für uns testen, können wir uns vorstellen, dass wir vor uns sind und in unserem vorgestellten Kronenchakra messen.

Die Arbeit mit dem Tensor ist einfach. Fast alle können sofort mit dem Tensor messen und der Tensor zeigt unserem Verstand an, wie kraftvoll das geistreiche Heilen wirkt, das in diesem Buch beschrieben ist. Die Tensoranzeige hilft, dass unser Verstand die Heilung nicht rückgängig macht und die Anzeige animiert uns, uns vielleicht jeden Tag selbst zu behandeln, da wir sehen können, wie kraftvoll wenige Rechtsdrehungen mit unserer Hand, farbigen Lichtern und der Hilfe der geistigen Freundinnen und Freunde wirken.

Laya: „Es gibt eine Teilnehmerin in meinem Kurs, bei der sich der Tensor fast nicht bewegt. Woran liegt das?"

GWS: „Bei ihr schwingt es einfach nicht. Die Schwingungen kommen auch nicht sehr stark bei uns an. Das ist das ganze Problem. Der Tensor gibt euch die Angaben, wie hoch ihr mit uns schwingt. Und sie schwingt nicht mit uns. Sie schwingt vor allen Dingen gegen sich selbst, gegen das göttliche Prinzip. Sie lässt keine Bewegung zu. Sie urteilt im Außen und alle anderen Menschen sind schuld an ihrem Umstand, den sie gerade erlebt. Sie sieht nicht ihr eigenes ICH. Sie sieht vor allem das göttliche ICH nicht und kann es auch nicht in die Handlung bringen. Dies ist das eigentliche Problem. Aber sie hat natürlich einen Grund, warum sie in deine Ausbildung gekommen ist. Habe Zeit und Geduld. Sage ihr, sie solle ihren siebten Sinn wahrnehmen. Sie solle sich einfühlen in das geistige Heilen, sich einhören, sich einriechen. Eben die kompletten Sinne ansprechen. Biete ihr doch einfach mal als Alternative an, mit einem Pendel zu arbeiten, mit einem Ring, den sie an ihrem Körper trägt, der ihre Schwingungen aufnimmt."

Vorhersagen für die Zukunft zu treffen ist in dieser Zeit nicht mehr möglich. Auf einer Ebene haben die Menschen einen freien Willen und können sich umentscheiden. Zusätzlich steigen aufgrund des Aufstiegs der Erde die Energien auf der Erde jeden Tag, sodass wir keine Erfahrungswerte für diese Neue Zeit haben. Alle Tensorabfragen für die Zukunft sagen etwas darüber aus, wie die Tendenz im Moment ist, und können am nächsten Tag schon wieder anders sein. Hier ein Ausschnitt des Channelings zum Thema „Höhere Dimensionen":

GWS: „Und deshalb möchten wir auch noch einmal betonen, dass, wenn Menschen ein Medium ansprechen, kein Mensch vom anderen verlangen kann, ihm die Zukunft vorherzusagen, denn dies ist etwas, was absolut nicht möglich ist. Denn jetzt verschiebt sich auf der Erde und innerhalb von euch Menschen so sehr so viel, dass ihr ein Medium immer an eurer Seite haben müsstet, das aus dem Hier und Jetzt heraus spricht. Genau das, was wir jetzt auch gerade tun. Wir sprechen aus dem Hier und Jetzt heraus. Aber Zukunftsvisionen abzugeben ist für uns, aus den geistigen Sphären, schon mittlerweile nicht mehr möglich. Dies möchten wir in aller Klarheit betonen."

4.5 Fernheilung

Da in der mentalen Welt keine Entfernungen existieren, kann über Entfernungen hinweg gearbeitet werden.

GWS: „Bei der Fernheilung ist es so, dass ihr euch von Geist zu Geist verbindet. Und ihr braucht dafür nicht unbedingt die Anwesenheit des physischen Körpers. Deswegen ist die Fernheilung auch besonders aktiv und wirkungsvoll. Euer Gegenüber sollte natürlich einstimmen in die Behandlung. Es ist nicht in Ordnung, wenn ihr jemanden fernheilt, der nichts von dieser Fernheilung weiß, da körperliche Konsequenzen folgen. Und wenn jemand plötzlich in eine Depression hinein kommt oder plötzlich völlig euphorisch wird und er dies für sich gar nicht verarbeiten kann oder nicht weiß, woher es kommen kann, kann der Verstand dies sehr schnell falsch werten. Vor allen Dingen kann er es bewerten. Es ist auch sehr wichtig, dass ihr bei einer Fernheilung einen Ausgleich nehmt. Heilung kann wirklich nur dann effektiv sein, wenn du sozusagen die Arbeit von Geist zu Geist durchführst und der andere Part, also der physische Körper, dir einen Ausgleich dafür gibt - wie auch immer dieser Ausgleich aussieht. Dies ist zum Beispiel sehr wichtig, dies ist ein universelles Gesetz von unserer Seite her. Es ist immer grundsätzlich ein Geben und ein Nehmen vorhanden. Sodann könnt ihr bei Fernheilungen feststellen, dass die Menschen ganz plötzlich manchmal ihre Charakterzüge verändern, und dass Spontanheilungen auftreten. Aber eins könnt ihr nicht mit der Fernheilung heilen. Wenn eine Seele unbedingt gehen möchte, wird sie gehen. Ihr würdet dann der Seele zusätzlich helfen, eine klare Entscheidung zu treffen."

Laya: „Wirkt Fernheilung genauso stark wie direkte Heilung vor Ort?"

GWS: „Es ist abhängig davon, wie offen ein Individuum ist. Bei einer Fernheilung beschreiben sehr viele Menschen, dass sie es spüren, wenn an ihnen gearbeitet wird. Dieses sind schon sehr weise und weite Seelen. Wenn ihr Behandlungen durchführt, wo ihr beide physisch und geistig anwesend seid, so gehen bestimmte innere Bilder vor den Augen des Patienten ab und so ist es wiederum für bestimmte tiefe Behandlungen wichtig, dass ihr euch auch in die Augen schauen könnt. Es ist einfach abhängig davon, inwiefern euer Verstand eine Art Beweis braucht. Und ganz oft ist dieser Kontakt von Auge zu Auge ein Spiegel, ist die Realität. Aber für einige ist es wiederum überhaupt nicht wichtig und jeder bekommt zum rechten Zeitpunkt genau das, was er braucht. Darauf könnt ihr ganz vertrauen. Es geht grundsätzlich nicht darum zu sagen, ob etwas nun besser oder schlechter ist, denn es ist für Jeden etwas Anderes angesagt. Es gibt auch Menschen, die überhaupt keinen bewussten Kontakt zur geistigen Welt haben und sich über eine Fernbehandlung an die geistige Welt heranführen lassen. Dies ist ebenfalls eine Möglichkeit. Also schaut, was das Individuum bei den Behandlungen gerne haben möchte. Grundsätzlich freut sich Mutter Gaia über eure Heilung. Sie ist immer offen für jede Art von Heilung, dies sei an dieser Stelle betont."

4.6 Selbstheilung

GWS: „Im Grunde genommen behandelt ihr euch sowieso alle selbst. Denn wenn ihr einmal über den Spiegeleffekt nachdenkt und hinein spürt, so geht es immer um Selbstheilung. Und jemand, der besonders viele Methoden hat über sich ergehen lassen, weiß irgendwann zu schätzen, wie es ist, wenn er sich selbst behandelt. Dass er den anderen gar nicht mehr braucht, weil er weiß, dass alles in ihm und um ihn herum ist. Und er wird alles finden, was er braucht, um in dem Moment gesund zu werden. Schließt euch an die Göttlichkeit an und in dem Moment wird durch euch geheilt. Entweder heilt ihr andere oder euch selbst."

Wir sind im Übergang zum Goldenen Zeitalter. Dazu gehört, dass wir die Verantwortung für unsere Gesundheit selbst übernehmen. Dies können wir tun, indem wir möglichst jeden Tag selbst unsere Energien harmonisieren. Dadurch werden wir immer gesünder und können die hohen Energien immer deutlicher wahrnehmen. Dazu können wir uns vorstellen, dass wir vor uns sind (visualisieren) und unsere Visualisierung energetisch ausgleichen. Wem es schwer fällt, sich zu visualisieren, kann sich vor einen körpergroßen Spiegel stellen und sein Spiegelbild behandeln. Beides wirkt genauso gut, wie wenn wir unseren Körper direkt harmonisieren.

4.7 Reinigen, Energetisieren, Stabilisieren

Wenn unser Tensor anzeigt, dass ein Organ, eine Drüse etc. energetisch geschwächt ist, können wir das Organ oder die Drüse reinigen, indem wir die geistigen Freundinnen und Freunde anrufen, als Kanal fungieren, unsere Hand ein paar Mal gegen den Uhrzeigersinn bewegen und mit unserer Handinnenfläche die verschmutzte Energie herausziehen. Wir können uns auch vorstellen, dass an unserer Handinnenfläche ein Staubsaugerrohr die verschmutzte Energie herauszieht. Zum Reinigen nutzen wir nicht unsere Fingerkuppen, da sie zu scharf sind. Dann schleudern wir die verschmutzte Energie z. B. in eine Kerzenflamme oder aus dem offenen Fenster. Draußen verpufft die negative Energie. Es ist möglicherweise nicht gut, die verschmutzte Energie einfach weg zu schütteln und sich vorzustellen, dass sie sich auflöst.

GWS: „Durch die Kerzenflamme z. B. stellt die Reinigung eine Verbindung von der geistigen Welt zum irdischen Leben her. Und wenn ihr alles nur auf der geistigen Ebene macht, ohne das Irdische wahrzunehmen oder auch mit als Reinigungsmittel zu nehmen, so wirkt dies für einige zu hoch und sie können sich damit nicht identifizieren und sie werfen die geistige Welt gleich über die Schultern. So ist dies extrem wichtig, einfach nur ein Zeichen zu setzen. Es kann auch für jeden deiner Teilnehmer ein individuelles Zeichen sein. Der eine fühlt sich mit Wasser verbunden, der Nächste mit der Luft und so weiter.“

Zum Energetisieren können wir die geistigen Freundinnen und Freunde bitten, das Betreffende zu energetisieren. Wir öffnen unser Kronenchakra, nehmen wahr, wie sie ihre heilende Energie in unser Kronenchakra und aus unseren Handinnenflächen herausströmen lassen, und bewegen unsere Hand mit der entsprechenden Farbe im Uhrzeigersinn, also rechts herum.

Dann lassen wir die Hand zur Ruhe kommen und stabilisieren die Energieübertragung mit goldenem oder silbernem Licht, indem wir mit unserer Hand ein paar Mal darüber streichen, als würden wir dort ein Pflaster erzeugen. Auch Rosa, die Farbe der bedingungslosen Liebe, eignet sich zum Stabilisieren.

Diejenigen, die sich Farben nicht vorstellen können oder keinen Bezug zu Farben haben, können auch nur mit Energie und mit der Absicht arbeiten, zu energetisieren und zu stabilisieren.

Es sollten meistens mindestens zwei Farben zum Heilen verwendet werden. Die erste Farbe wird zum Energetisieren und die Zweite zum Stabilisieren (Gold oder Silber) eingesetzt.

GWS: „Zum Stabilisieren benutzt bitte die Farbe, die für euch die höchste Seinsqualität besitzt. Das ist für euch in erster Linie die Farbe Gold, denn ihr wägt sehr viele Dinge in Gold auf. Es ist euch viel wert. Für z. B. indianische Stämme steht sogar noch über dem goldenen Haupt ein silbernes Haupt. So könntet ihr auch die Farbe Silber benutzen. Dies ist ebenfalls möglich, Gold oder Silber."

4.8 Schutz und Abtrennung

Wenn wir uns selbst oder jemand anderes behandelt haben, ist das energetische System sehr offen. Durch die Behandlung werden viele Prozesse in Gang gesetzt. Erst hüllen wir uns (bei einer Selbstbehandlung) oder die behandelte Person in goldenes (oder silbernes) Licht. Gold hat die Eigenschaft, negative Energie in positive zu wandeln. Das Ganze wird umhüllt von einem Mantel aus blauem Licht. Blau hat die Eigenschaft, negative Energie nicht erst durchzulassen. Sie wird sofort abgestoßen und zurück an den Absender gesandt. Es ist die Farbe von Erzengel Michael, dem großen Beschützer.

Um uns vor den negativen Energien von anderen Menschen zu schützen, können wir eine rote Lichtsäule in unserer Vorstellung um uns materialisieren mit Fenstern. Durch die Fenster dringt keine Energie von außen ein, wir können aber hinausschauen. Die Farbe Rot gibt uns Kraft. Wir können anstelle einer Lichtsäule auch einen roten Mantel mit Kapuze in unserer Vorstellung verwenden, der bis zur Erde reicht. In dem Mantel sind gelbe oder goldene Punkte oder Sterne, durch die wir mit dem Außen in Kontakt sind, aber keine negative Energie hineinkommt. In Notsituationen können wir die Fenster, Punkte oder Sterne auch weglassen. Später sollten wir dann die rote Lichtsäule oder den roten Mantel entfernen, damit wir wieder erreichbar sind.

Alternativ können wir uns zum Schutz vor anderen Menschen auch einen dunkelblauen Mantel mit Kapuze um uns vorstellen. Dabei können wir die Kapuze über den Kopf ziehen und den Reißverschluss von unter unseren Füßen bis zum Kinn schließen. Wir können Erzengel Michael um Schutz bitten und fühlen und wissen, dass wir völlig geschützt sind. Die geistigen Freundinnen und Freunde haben als Schutz vor negativer Energie von anderen Menschen Rot anstatt Blau als Schutzfarbe empfohlen, da wir zur kritischen Masse bei Aufstieg der Erde in die fünfte Dimension gehören (sonst würdet ihr dieses Buch nicht lesen) und Rot uns die Kraft gibt, uns zu wehren, wenn wir angegriffen werden.

Eine blaue Lichtsäule mit kleinen Fenstern schützt uns vor Elektrosmog und Handystrahlen.

Ein magentafarbener Mantel mit Kapuze und gelben Sternen, der bis zur Erde reicht, schützt uns vor dem negativen Einfluss von nichtmanifestierten Wesen. Wir können uns auch mit einer magentafarbenen Lichtsäule mit Fenstern schützen.

Das uralte archetypische Symbol für die bedingungslose Liebe ist, dass wir uns und eventuell auch andere in rosa Licht der bedingungslosen Liebe hüllen und darüber einen vorgestellten goldenen Mantel legen.

Wenn wir einen anderen Menschen behandelt haben, ist es wichtig, uns nach der Behandlung innerlich abzutrennen, damit keine weitere Energie von der heilenden Person zur behandelten Person und zurück fließt. Dazu können wir z. B. Erzengel Michael bitten, mit seinem Lichtschwert die energetische Verbindung zwischen uns und der behandelten Person zu durchtrennen oder sie (in unserer Vorstellung) selber trennen.

Eine Ausbildungsteilnehmerin hat jemanden behandelt und danach hatte sie Schmerzen an der Stelle, die sie bei der anderen Person behandelt hat. Ich habe ihr vorgeschlagen zu testen, ob sie ein Helfersyndrom hat. Hier ihre Mail:

„Als ich vorhin Deinen Vorschlag umsetzte, gleich heute Morgen, zu fragen, ob ich ein Helfersyndrom habe, kam natürlich ein JA - Du wusstest es ja. Als ich dann sofort um die Auflösung und Transformation durch Saint Germain und seine violette Flamme bat...

...binnen Sekunden waren die Schmerzen und diese Belastung weg aus meinem linken Arm. Ich fühle mich nun sehr erleichtert und um einen riesen Brocken Belastung befreit. :-))

Ich staune wie ein Kind!!"

4.9 Erdung

Beim geistreichen Heilen ist es wichtig, dass wir gut geerdet sind. Eine Möglichkeit, uns zu Erden, hat die GWS für uns durchgegeben:

GWS: „Ihr kennt die Übungen der Verwurzelung tief in die Erde hinein. Stellt euch vor, dass starke Wurzeln aus euren Fußsohlen herauswachsen und ihr euch so mit Mutter Gaia verbindet. Ihr könnt Tätigkeiten unternehmen, wie z. B. Gartenarbeit, wo ihr mit den Händen in der Erde wühlt. Es ist gut, dass ihr bodenständige Sachen macht, sprich das, was euren Alltag ausmacht. Versucht dabei, die Erdung insofern wahrzunehmen, dass ihr mit beiden Beinen fest auf dem Boden steht. Jemand, der nicht gut geerdet ist, ist im leichten Schwebezustand; weiß manchmal nicht, wie die Dinge anzupacken sind. Es sind viele Dinge, die z. B. zu erledigen sind und diese Person findet dann den Anfang oder das Ende nicht. Sie sollte die Energie dafür aufbringen, eine Sache nach der Nächsten durchzuführen. Es ist auch wichtig, die Schritte hier auf der Erde bewusst zu gehen. Darauf kommt es am meisten an. So wird euch die Verbindung zu Mutter Gaia wieder bewusster. So seid ihr in eurem Laufen manchmal sehr schnell, sehr kurz angebunden. Manche Schritte sind zum Teil sehr hart, sehr gewalttätig für Mutter Gaia. Von lauten schweren Fahrzeugen wollen wir jetzt gar nicht sprechen. Für eure Füße ist es wichtig, dass ihr sanft auf der Erde wandelt. Stellt euch vor, wenn ihr mit euren Fingerspitzen über eure Haut geht, und tut dies einmal mit festen Fingertapsern und mit leichten Fingertapsern. So könnt ihr es auch für Mutter Gaia wahrnehmen. Denn ihr lauft oder geht auf der Haut von Mutter Gaia. Und wenn ihr euch dies wieder bewusst macht, so erdet ihr euch in dem Moment, weil eure Gedankenwelt die geistige Sphäre erschließt. Und ihr habt dann mehr Zugang zu diesem alten Wissen aus unseren geistigen Sphären. Und vor allem habt ihr dann mehr Zugang zu euren alten Leben. Es kommen Themen hoch, die noch einmal angeschaut werden wollen. So stehen wir euch gerne zur Seite. Dies ist der Punkt der Bewusstwerdung. Ein sehr, sehr wichtiger Punkt. Sodann ist es auch sehr wichtig, dass ihr viel Flüssigkeit zu euch nehmt, viel Wasser trinkt. Und viel in Bewegung bleibt auf eure eigene Art und Weise. Der eine Mensch treibt gerne Sport. Der Nächste geht lieber spazieren. Und der Nächste setzt sich aufs Fahrrad. Diese Bewegung fördert auch die Erdung an sich. Und was noch sehr gut erdet ist, ein Bad zu nehmen oder zu duschen. Ihr könnt euch all das herunter waschen, was nicht zu euch gehört. So hilft Wasser auf jeden Fall. Und was auch noch sehr gut zur Erdung hilft ist, wenn ihr euch von Reizüberflutungen zurücknehmt. Wenn ihr in den Städten unterwegs seid, versucht, weiter eure Linie zu fahren und euch nicht ständig von außen verschiedenen Reizen hinzugeben. Versucht, bei euch zu bleiben. Dies hilft euch weiterhin bei der Erdung. Führt ein freudiges und liebevolles Leben, denn dies trägt natürlich mit zur Erdung bei."

4.10 Farben in der Heilung

Die Farben in der Heilung haben bestimmte Wirkungen. Es ist wichtig, keine dunklen Farbtöne zu verwenden, da sie destruktiv wirken können. Helle Farben fließen manchmal schneller und entsprechen eher den Farben des Lichtkörpers. Zu der eigentlichen Heilfarbe ist es wichtig, meistens eine zweite Farbe zum Stabilisieren einzusetzen. Dafür eignen sich am besten Gold oder Silber. Wenn ihr euch unklar seid, welche Farbe geeignet ist, könnt ihr immer auf Weiß zurückgreifen. Ich empfehle Schwarz, Braun und Grau beim Heilen nicht zu verwenden. Versucht, euch in die Farben hinein zu fühlen, die Farben einzuatmen, die Farben zu sein.

GWS: „So ist es wichtig, dass ihr in diesem sogenannten Regenbogenzeitalter die Farben definiert habt, die ihr auch im Regenbogen seht."

Rot

Rot hat eine anregende und wärmende Wirkung. Es stärkt den Willen, die Lebenskraft, die Sexualität, den Stoffwechsel, erweitert die Blutgefäße, erhöht den Blutdruck und die Körpertemperatur und vitalisiert das Blut.

Rot darf nicht verwendet werden bei Älteren, zu hohem Blutdruck, Entzündungen, Fieber, Geschlechtskrankheiten, Kindern, Menstruation und Verengungen.

GWS: „Und es schützt euren physischen Körper. Sodann, wenn ihr gerade infektanfällig seid ist es auch wichtig, mit der Farbe Rot zu arbeiten. Wir gaben euch auch die bewusste Übung, wenn ihr in großen Menschenansammlungen seid, eine rote Säule um euch herum aufzubauen mit den vielen kleinen Fenstern. So ist diese Übung z. B. im Übergang zur Neuen Zeit, zum Goldenen Zeitalter, eine sehr wichtige Übung. Viele spirituelle Lehren auf der Erde sagen euch, dass Rot eine absolut aggressive Farbe ist, die es gilt, wenig einzusetzen. Aber schaut, wenn ihr aus der groben Masse hervorstechen wollt und tatsächlich ein anderes und ein bewusstes Leben führen wollt, so stecht ihr aus der Masse hervor. Und so ist es manchmal sogar wichtig, diese Farbe für euch anzuwenden. Wägt dieses Für und Wider für euch immer aktuell ab."

Orange

Orange hat eine ausscheidende, lösende, treibende und aktivierende Wirkung. Es fördert Freude, Geselligkeit, Lebensenergie, Optimismus und Weisheit. Orange wirkt positiv bei psychosomatischen Krankheitsbilder und Verstopfung und erhöht die sexuelle Kraft.

Orange darf nicht verwendet werden zum Energetisieren der Organe, bei Älteren, Kindern, Schwangeren, Sterbenden und bei Patienten mit Bauchschmerzen und Durchfall. Zuviel Orange überreizt das Nervensystem.

GWS: „Orange ist die sogenannte Meisterfarbe. Es ist eine starke und eine sehr intensive Farbe, die du zu Recht nur in wenigen Bereichen einsetzt. Weil sie sonst fähig ist, euer gesamtes Chakrensystem null und nichtig werden zu lassen."

Laya: „Eine Schule schickt Orange in die Lungen. Was haltet ihr davon?"

GWS: „Die Farbe Orange darf nicht z. B. in die Lungen geschickt werden. Die Lungen haben etwas mit dem Thema „hier auf der Erde sein wollen" zu tun und die Farbe Orange hat Meisterqualitäten. Sehr viele Seelen sind in dem Zustand, dass sie nicht wissen, ob sie gerne hier oder doch lieber in den geistigen Sphären sein möchten. So könnte diese Farbe tatsächlich zur radioaktiven Strahlung umgewandelt werden. So könnte es passieren, dass z. B. Krebszellen noch mehr wachsen. So könnte es sein, dass sich Angst um ein Vielfaches potenziert. Deswegen ist diese Farbe mit besonderer Achtung zu genießen."

Gelb

Gelb wirkt zementierend und zusammenziehend. Es fördert die Kommunikation, die Verarbeitung von Eindrücken, einen klaren Verstand und Wachstum. Gelb kann Depression und Konflikte auflösen und unterstützt alle Verdauungsorgane.

Gelb sollte nicht isoliert bei Wunden und Verbrennungen eingesetzt werden.

GWS: „Gelb ist die Farbe der Sonne. Es ist wichtig, dass wenn jemand z. B. mit diesen Organen* Probleme hat, dass er sich bitte nach draußen in die Sonne setzen möchte, damit die Sonne ihn auch auftanken kann mit dieser Farbe. Natürlich nur eine geraume Zeit, bis das eigene Gefühl auftaucht, sich aus der Sonne zu entfernen. So helft ihr diesen Organen dabei, sich zu aktivieren."

* Magen, Milz, Leber, Gallenblase, Dünndarm, Dickdarm

Grün

Grün wirkt heilend, harmonisierend, auflösend, beruhigend, regenerierend und wachstumsfördernd. Es hat eine positive Wirkung auf Allergien, Augenleiden, chronische Krankheiten, Eigenliebe, Herz- und Kreislauferkrankungen, Nervenprobleme, psychosomatische Beschwerden und löst alte Muster auf. Zusammen mit Violett kann es zum Energetisieren der Knochen, Augen, Nase, Ohren, Zähne und des Mundes verwendet werden. Das Herz kann mit Grün für bedingte Liebe und Rosa für bedingungslose Liebe energetisiert werden.

Wegen der wachstumsfördernden Wirkung darf Grün nicht bei Krebs und anderen bösartigen Krankheiten eingesetzt werden.

GWS: „So seht euch einmal bewusst eure Natur an. Sie hat hauptsächlich die Farbe Grün in den meisten Monaten des Jahres. Die Bäume um euch sind grün, d. h. sie schicken euch automatisch Heilung. Manchmal verknotet ihr euren Verstand. Versucht, mehr in die Natur einzutauchen und die Farben werden euch bewusster. Ihr versucht es dann, nicht wie Schulwissen abzuspeichern und auswendig zu lernen, sondern versucht, mehr mit euren Augen zu sehen in dem Moment, in dem ihr heilen möchtet. So kann auch Gelb die Farbe der Heilung sein, aber grundsätzlich wurde natürlich die Farbe Grün vorgesehen."

Blau

Blau wirkt beruhigend, gerinnungsfördernd, kühlend und zusammenziehend. Es blockt negative Energie ab und fördert Frieden und höhere Ziele. Blau ist keimtötend gegen Mikroorganismen und hat positive Wirkung auf die Atmung, bei Blutungen, Brandwunden, Bronchitis, Entzündungen, epileptischen Anfällen, Fieber, Grippe, Halsbeschwerden, Hämorrhoiden, Hautproblemen, Herzinfarkt, hohem Blutdruck, Kinderkrankheiten, Knochenbrüchen, Kopfschmerzen, Krämpfen, Krebs, Multiple Sklerose, Nervenschmerzen, Rheuma, Ruhelosigkeit, Schlafstörungen, Schlaganfall, Schmerzen, Venenstörungen, Verspannungen, überreiztem Gewebe und bei Muskelkater.

GWS: „Es ist wichtig, den Himmel auf die Erde zu bringen, zumindest beide einander mehr anzunähern. Dies ist der gesamte Prozess, der gerade stattfindet. Und so ist dies auch eine Farbe der Bewusstwerdung. Nicht umsonst wird zurzeit so viel Blau eingesetzt. Die Autoindustrie z. B. setzt sehr gerne Blau ein. In verschiedenen großen Bereichen wird Blau eingesetzt. So ist dies etwas, das wir aus den geistigen Sphären sehr freudvoll entgegen nehmen und sehen. Denkt an das Wasser. Versucht bitte noch mehr, wenn ihr mit der Farbe Blau arbeitet, das Wasser mit hinzu zu nehmen, Reinigung durch das Wasser. Denkt daran, ihr besteht zum größten Teil aus Flüssigkeit, aus Wasser. So ist dieses noch etwas sehr Wichtiges."

Indigo

Indigo wirkt reinigend, integrierend, beruhigend und bewusstseinserweiternd. Es fördert Klarheit, Hingabe, Intuition und hat eine positive Wirkung auf das Gehirn und bei Infektionen.

Violett

Violett wirkt antiseptisch, transformierend und reinigend. Es hat eine hohe geistige Schwingungsfrequenz und fördert die spirituelle Hingabe. Violett stärkt Haut, Knochen, Nervensystem, Venen und Zähne und hat positive Wirkung bei Diabetes, Grippe, Hautproblemen, Infektionen, Krebs, Leukämie, Schmerzen, schweren Krankheiten, psychischen Störungen und Wachstumsbeschwerden. Violett verstärkt die Wirkung von Grün und Blau. Zusammen mit Rot, Orange und Gelb sollte es nicht eingesetzt werden, da es von feinerer Qualität ist.

GWS: „Violett ist die Farbe, um Berge zu versetzen. Wir geben sie euch auch als Transformationsfarbe durch. Wenn ihr wirklich an etwas glaubt; wenn ihr hinter eurem eigenen Willen Kraft spürt, so hängt dies meist mit der Farbe Violett zusammen. So ist das die Schwingung des Zustandes, den ihr in dem Moment habt. Lila ist eine absolut heilige Farbe. So gab es Lila auch in alten Tempeln und auch des Nachts, wenn wir euren Geist entführen, gibt es sehr viele lilafarbene Tempelanlagen. Es sind geweihte Tempel, hochspirituelle Tempel und sehr aussagekräftige Tempel. Lila beinhaltet auch die sogenannte Sprache, z. B. wie Organe miteinander sprechen."

Rosa

Rosa ist die Farbe der bedingungslosen Liebe, des Mitgefühls und der innere Reinheit. Es beruhigt auf allen Ebenen. Rosa hat eine positive Wirkung auf die Brust, Eierstöcke, Gebärmutter, Haut, das Herz, das Immunsystem und bei Krebs.

GWS: „Wir gaben euch schon viele Beispiele mit dem rosa Pflaster. Die Welt durch eine rosarote Brille zu sehen. Ganz oft fehlt euch Menschen genau diese Ansicht. Denn ihr seht die Welt nur durch eine rosarote Brille, wenn ihr in einem Zustand seid, dass ihr euch verliebt fühlt. Sodann nehmt ihr für einen Moment die Realität als völlig anders wahr. Wir möchten euch dazu noch einmal sagen, dass es sehr wichtig ist, dass ab dem Jahre 2012, wenn ihr möchtet, ihr fähig sein könnt, euer Leben mehr und mehr genau aus diesem Blickwinkel zu sehen. Und einige von euch können es jetzt schon bereits spüren, auch die Klarheit und die Stärke, die in der Sichtweise der rosaroten Brille steckt. Aber ab dem Jahre 2012 wird es für die kritische Masse noch viel stärker werden. So kennt ihr auch die gegenteilige Farbe zu Rosa. Sie ist die Farbe Grün, die die bedingte Liebe darstellt. Und manchmal liebste Laya, wenn du spürst, dass jemand sich der bedingungslosen Liebe absolut nicht öffnen kann und auch keine Heilung eintritt, so arbeitet Grün im Herzbereich als eine Vorstufe."

Weiß

Weiß wirkt erleuchtend, harmonisierend, läuternd, öffnend und reinigend. Es lädt das Energiefeld auf und hat eine positive Wirkung bei Angst, Blockaden, Depressionen, Entmutigung, Hyperaktivität, Schmerzen und Verzweiflung.

GWS: „Weiß generell beinhaltet alle Farben. Wenn jemandem beim Heilen gerade keine andere Farbe bewusst wird oder er keine andere Farbe wahrnimmt, so seid ihr mit der Farbe Weiß nie verkehrt. Denn so können wir aus den geistigen Sphären bewusst entscheiden, welche Farben wir aus diesem weißen Kreis noch bewusster einsetzen können. Es gibt sogenannte Farbenlenker bei uns, die diese Aufgabe sehr gerne übernehmen. Ansonsten ist die Farbe Weiß eine sehr wichtige Farbe, wenn es um das Kronenchakra geht; wenn es um die Verbindung mit den geistigen Sphären, also mit unserer Welt geht. Aber du bildest ja Menschen aus, die das geistige Heilen erlernen wollen. So ist es wichtig, mit diesen anderen Farben, die einzeln ihre Themen hier auf der Erde haben, konkreter wirken zu können."

Gold und Silber

Gold wirkt öffnend, stabilisierend, vollendend und wandelt Negatives in Positives. In Kombination mit anderen Farben stärkt es deren Wirkungen, ohne zu überreizen.

Silber steht für die intuitive Klärung und Öffnung. Es wirkt desinfizierend und kühlend. Bei Fiber und Entzündungen können wir mit Blau energetisieren und mit Silber stabilisieren.

Gold und Silber werden zusätzlich zur Heilfarbe zum Stabilisieren eingesetzt.

GWS: „So sagten wir euch auch bereits, dass die Farbe Silber die gleiche Energie hat wie Gold. So mag der eine Mensch lieber Gold oder der andere lieber Silber. Manche behaupten auch, über dem goldenen Firmament stehe das silberne Firmament. So sind diese Sichtweisen absolut zugänglich. Wir möchten euch aus der geistigen Welt einräumen, dass es zum Stabilisieren gilt, beide Farben einsetzen zu können. So wie ihr es für euch als wirklich schön empfindet. Versteht ihr, sobald ihr eine Abneigung gegen eine Farbe habt, so hat dieses natürlich auch mit eurem Thema zu tun. Gold und Silber sind auch sehr machtvolle Aufgaben. Manche Menschen mögen auch beide Farben nicht. So wäre es an der Tagesordnung, sich wirklich mit dem Thema der inneren Macht und der inneren Fülle auseinanderzusetzen. Ansonsten setzt beide Farben so ein, wie es für euch von eurer Intuition und von eurem Empfinden her als schön gilt."

Laya: „Wofür steht Silber?"

GWS: „Silber hat immer mit der Reinigung zu tun. Silber ist eine Farbe der Vermittlung. Silber steht auch mit Weiß in Verbindung. Silber steht sozusagen, wenn ihr so wollt, in der Hierarchie direkt über Weiß und dann kommt direkt Gold. Es sind sehr zarte Übergänge. So steht Silber zum Teil auch für eine Brücke, eine Brücke für das Hier und Jetzt."

4.11 Violette Flamme

St. Germain: „Ich bin Saint Germain, ein aufgestiegener Meister, mit einer Menge uraltem Wissen, was ich euch Menschen gerne wieder auf die Erde bringen werde. Dieses Wissen wird kommen, denn ihr Menschen habt bereits darum gebeten. Ich freue mich darauf. Meine Freude ist soooo groß, dass es Worte nicht ausdrücken können. Gebt mir all eure Emotionen, die ihr als negativ bewertet und ihr werdet feststellen, dass sich nach kürzester Zeit eure Sichtweise geändert hat. Ihr werdet bei null anfangen können, denn am Anfang war das Licht. Euch ist diese Zeile bekannt. Aus diesem Moment ist schon damals Kraft und Kreativität entstanden und vor allen menschlichen Dingen die bedingungslose Liebe. Hier könnt ihr wachsen, alles wird wahr. Selbst eure kühnsten Vorstellungen werden materialisiert, wenn ihr diesen Punkt in euch gefunden habt. Voller Freude erwarte ich euch in meinen Reichen. Schaut euch um, meine Zeichen sind die violette Farbe, Flammenzeichen, Schmetterlinge und Lavendel."

In diesem Buch sind themenbezogen viele positive Affirmationen aufgeführt. Wir können mit unserem Tensor messen, ob das Positive in uns materialisiert ist. Eine Rechtsdrehung des Tensors bedeutet „Ja" und eine Linksdrehung „Nein". Falls das Positive nicht Raum in unserem Leben einnimmt, können wir uns vorstellen, dass wir vor uns und etwa neun Zentimeter groß sind. Neun ist eine göttliche Zahl. Wir reinigen mit unserer Hand gegen den Uhrzeigersinn das Negative aus unserem vorgestellten Feld heraus, werfen es z. B. in eine Kerzenflamme, energetisieren mit unserer Hand im Uhrzeigersinn mit der violetten Flamme unser vorgestelltes Feld und bitten St. Germain, das Positive in uns zu Materialisieren. Wir lassen unseren Arm schwingen und bitten alle anderen aus den geistigen Reichen zu tun, was zu tun ist. Gleichzeitig können wir (innerlich) „transformiert" sagen. Gedanken und Gefühle sind Schwingung. Durch das Wort „transformiert" überträgt die geistige Welt die positive Schwingung auf unsere Gedanken und Gefühle. Wenn unser Arm zur Ruhe gekommen ist, ist die geistige Welt fertig. Wir bedanken uns und messen nach.

Ich habe diese Methode so entwickelt, da die Links- und Rechtsdrehungen der Hand so kraftvoll sind. Bei den Rechtsdrehungen rufe ich ein Wesen aus den geistigen Sphären personifiziert an und formuliere genau, was ich möchte. Dann schwingt mein Arm. Auch das ist kraftvoll. Und ich bitte alle anderen aus den geistigen Sphären zu tun, was zu tun ist. Das ist mediales Heilen. So rufe ich zusätzlich die geistige Welt nicht personifiziert an, da ich nicht wissen kann, wer aus den geistigen Sphären heute für was zuständig ist. Die Aufgabenverteilung in den himmlischen Reichen ändert sich häufig. Ich gehe von der Begrenztheit in die Unbegrenztheit. Ich schaue mit meinem inneren Auge, wer aus den geistigen Sphären auf welche Weise die Schwäche in Stärke wandelt und schule dadurch meine medialen Fähigkeiten immer mehr. Ferner lerne ich dadurch neue Wesenheiten und neue Heilmethoden kennen. Wenn der Arm zur Ruhe gekommen ist, sind die geistigen Freundinnen und Freunde fertig. Auf diese Weise können wir die geistige Welt auch fühlen und wissen, wann sie ihre Arbeit beendet hat.

Wir haben einen freien Willen. Die geistigen Freundinnen und Freunde dürfen uns nur helfen, wenn wir sie darum bitten. Wenn wir sie bitten, helfen sie uns sehr gerne und kraftvoll.

4.12 Nahrungsmittel etc.

Wir können austesten, ob Nahrungsmittel, Getränke, Brillengläser, die Bilder an unseren Wänden, unser Name und alle anderen Dinge gut für uns sind, indem wir sie mit dem Tensor untersuchen. Dazu können wir z.

B. ein Glas mit Wasser nehmen. Wir legen fest, dass eine Rechtsdrehung des Tensors „gut" bedeutet und eine Linksdrehung „schlecht".

Wenn z. B. das Wasser nicht gut ist, können wir einige Male unsere Hand gegen den Uhrzeigersinn bewegen und die geistigen Freundinnen und Freunde bitten, das Wasser zu reinigen. Wir entsorgen die verschmutzte Energie z. B. in einer Kerzenflamme. Danach bewegen wir einige Male unsere Hand im Uhrzeigersinn, um das Wasser mit unserer Handinnenfläche und mithilfe der geistigen Welt zu energetisieren. Dann streichen wir ein paar Mal über das Wasser, um die Energieübertragung, wie mit einem Pflaster, zu stabilisieren. Zum Schluss halten wir unsere Hand über das Wasser und bitten die geistigen Freundinnen und Freunde und das Göttliche, das Wasser zu segnen. Wenn wir das Wasser danach wieder testen, zeigt unser Tensor an, dass es nun gut ist. Wir können auch Nahrungsmittel und Getränke energetisieren und segnen lassen, die wir schon zu uns genommen haben. Um Dinge zu testen, müssen sie nicht vor Ort zur Verfügung stehen.

Wenn wir Nahrungsmittel und Getränke zu uns nehmen, die eigentlich ungesund sind, sie auf die beschriebene Weise harmonisieren und wissen, dass sie nun gut für uns sind, sind sie es wirklich. So können Eltern z. B. die Süßigkeiten harmonisieren, die ihre sehr jungen Kinder essen. Ältere Kinder müssen gefragt werden, ob sie die Harmonisierung möchten oder sie können es selbst lernen.

4.13 Organe, Körperbereiche, Körpersysteme

Bei einer Klientin habe ich eine energetische Schwäche in den Lungenflügeln gemessen. Die Lungen haben damit zu tun, ob unsere Seele ganz hier auf der Erde sein möchte; ob wir die Luft auf der Erde gerne atmen. Dann habe ich gemessen, dass ihre Seele nicht 100 % auf der Erde inkarniert ist und habe mithilfe der geistigen Freundinnen und Freunde wie im Kapitel „4.28 Seelenanteile integrieren" beschrieben, die fehlenden Seelenanteile auf die Erde holen lassen. Danach waren die Lungenflügel ohne weiterer energetischen Ausgleich von Energie gefüllt.

Bei einem Klienten habe ich eine starke energetische Schwäche in seiner Leber gemessen. Es war eine Wesenheit in seiner Leber, die er als Teufel beschrieben hat. Nachdem die Wesenheit uns ihre Botschaft mitgeteilt hat, wir das Positive in dem Klienten haben materialisieren lassen und die Wesenheit sich dann mit den geistigen Freundinnen und Freunden in die geistigen Reiche zurückgezogen hat (Kapitel „4.13.3 Wesenheiten und Strukturen in den Organen"), war die Leber gefüllt von sehr viel Energie.

4.13.1   Harmonisierung der Organe etc.
Wir können unsere Organe, Körperbereiche und -systeme bei uns selbst und anderen behandeln. In diesem Buch beschreibe ich die Selbstbehandlung. Die Behandlung anderer verläuft analog, nur dass der Mensch direkt und nicht die Visualisierung des Menschen behandelt wird.

Wir stellen uns vor (visualisieren), dass wir vor uns sind und messen mit unserem Tensor an der Visualisierung die einzelnen Organe, Körperbereiche und -systeme.

Wem es schwerfällt, sich selbst zu visualisieren, um sich dort zu behandeln, kann die Untersuchungen und Energetisierungen auch am Spiegelbild eines körpergroßen Spiegels vornehmen.

Wenn der Tensor, von uns aus gesehen, in unserer Visualisierung rechts herum dreht, sind die Organe etc. gesund. Dreht er links herum, sind sie gestört. Wenn sie gestört sind, bitten wir die geistigen Freundinnen und Freunde, dass sie durch uns heilen, reinigen die Organe etc. bei Bedarf mit unserer Hand gegen den Uhrzeigersinn, entsorgen die verschmutzte Energie z. B. in einer Kerzenflamme, energetisieren mit der jeweils angegebenen Farbe mit der Hand im Uhrzeigersinn und streichen danach mit unserer Hand ein paar Mal über das Organ etc. mit Gold oder Silber, als würden wir ein Pflaster erzeugen, um die Energieübertragung zu stabilisieren. Dann messen wir nach, ob unser Tensor nun kraftvoll rechts und rund dreht, weil das Organ etc. gesund ist.

Falls der Tensor keine eindeutige Rechts- oder Linksdrehung anzeigt, können wir unsere Absicht verstärken, dass er nur rechts oder links herum drehen soll.

Zur Vereinfachung habe ich im Folgenden das Reinigen weggelassen und nur das Stabilisieren mit Gold angegeben und Silber nicht aufgeführt.

Alternativ können wir die Harmonisierung auch direkt an unseren Organen und Körperbereichen an unserem Körper durchführen. Dazu stellen wir uns vor, dass wir vor uns stehen und unsere Visualisierung unseren Körper harmonisiert. D. h. eine Rechtsdrehung unserer Hand zum Energetisieren unserer Visualisierung kehrt sich in die andere Richtung um, wenn wir die Energetisierung direkt an unserem Körper durchführen. Für die Linksdrehungen unserer Hand gilt das Analoge.

Es ist auch möglich, mit dem Tensor auszutesten, welche Farbe zum Energetisieren jetzt günstig ist. Ich empfehle allgemein kein Schwarz, Braun oder Grau zu verwenden, sondern die Regenbogenfarben. Rot und Orange sollten zum Energetisieren der Organe eher nicht verwendet werden.

Während des Energetisierens können wir versuchen, mit unserem inneren Auge in das Organ etc. zu schauen, um wahrzunehmen, welcher Art die Störung ist, und das Organ fragen, warum es blockiert ist. Es wird uns antworten (Kapitel „4.13.4 Organsprachetherapie"). Wir können auch mit unserem inneren Auge zuschauen, wer aus den geistigen Sphären wie heilt (mediales Heilen).

Wir messen mit unserem Tensor, ob wir die jeweils angegebene positive Affirmation verinnerlicht haben. Dreht der Tensor kraftvoll rechts herum und rund, ist das der Fall. Andernfalls übernehmen wir für uns die positive Affirmation, wie in dem Kapitel „4.11 Violette Flamme" beschrieben.

Wenn wir alle Organe, Körperbereiche und -systeme harmonisiert haben, bewegen wir den Tensor in der Visualisierung von uns, vor unserem Körper von oben nach unten und überprüfen, ob der Tensor dort in der Aura überall rechts und rund schwingt, weil alle Organe, Körperbereiche und -systeme störungsfrei sind. Falls das nicht der Fall ist, untersuchen wir dort, wo der Tensor keine Rechtsdrehung angezeigt hat, die einzelnen Organe, Bereiche und Systeme direkt. Die Nieren werden am Rücken der Visualisierung gemessen.

In der traditionellen chinesischen Medizin sind die wichtigsten Organe Lunge, Herz, Milz, Leber und Nieren. Ich finde das Gehirn noch sehr wichtig. Wenn es möglich ist, sollten wir diese Organe, inklusive des Gehirns, bei uns selbst jeden Tag und bei anderen in jeder Behandlung harmonisieren.

Buchempfehlung: „Kleines Lehrbuch für Heiler" von Ted Andrews.

Arme

Wir energetisieren die Arme mit grünem und dann mit violettem Licht und stabilisieren mit Gold.

Affirmation: „Ich empfange das Leben mit offenen Armen und packe das Leben an."

Dazu können wir ein Bild aus unserem Leben vor unserem inneren Auge entstehen lassen.

Atmungsapparat

Dieses System reguliert den Gasaustausch im Körper, wie das Aufnehmen von Sauerstoff und das Abgeben von Kohlendioxid. Probleme können auftreten, wenn wir uns keine Daseinsberechtigung zuschreiben, Schuldgefühle haben, unserer Lebensaufgabe nicht nachgehen, unsere

Lebendigkeit und unsere Emotionen unterdrücken, das Verhältnis zwischen Geben und Nehmen nicht ausgeglichen ist.

Wir energetisieren unseren Atmungsapparat (Bronchien, Lunge, Kehlkopf, Luftröhre) mit Blau und stabilisieren mit Gold.

Affirmation: „Ich lebe mein Leben so, wie ich möchte und liebe es. Ich liebe es, die Luft auf der Erde zu atmen. Geben und Nehmen sind ausgeglichen."

Mit jedem Einatmen können wir Lebensfreude in uns aufnehmen und mit jedem Ausatmen alles loslassen, was uns schwächt.

Augen

Wir energetisieren unsere Augen vorsichtig (nicht zu lange) mit grünem und dann mit violettem Licht und stabilisieren mit Gold.

Affirmation: „Was ich sehe, sehe ich gerne (Augen). Ich liebe es, die Dinge in meiner unmittelbaren Nähe zu sehen (Weitsicht), ohne mich zu viel mit meiner eigenen Person zu beschäftigen (Kurzsicht). Die Gedanken an die Zukunft machen mich glücklich (Kurzsicht). Mein Leben ist ein Lichtblick. Selbst wenn ich älter bin, bin ich flexibel in meinen Ansichten (Altersweitsichtigkeit)."

Wir können vor unserem inneren Auge ein schönes Bild aus den geistigen Sphären entstehen lassen.

Beine

Wir energetisieren unsere Beine mit Rechtsdrehungen mit Grün, dann mit Violett und stabilisieren mit Gold.

Affirmation: „Ich schreite im Leben voran. Mein Leben ist ausgewogen und ich liebe die Veränderung."

Wir können vor unserem inneren Auge ein Bild entstehen lassen das zeigt, welche neuen Wege wir gehen.

Bindegewebe

Wir energetisieren das Bindegewebe mit Orange, dann mit Grün und stabilisieren mit Gold.

Affirmation: „Ich gehe mit Spannkraft durchs Leben."

Wir können die geistigen Freundinnen und Freunde bitten, unser Bindegewebe zu stärken. Dann schauen wir zu, wer aus den geistigen Reichen zu uns kommt und wie sie unser Bindegewebe stärken (mediales Heilen).

Blase

In der Blase sammelt sich der Urin, bevor er ausgeschieden wird. Meistens führen Zorn und Ängste zu Blasenproblemen. Bei den Ängsten handelt es sich hauptsächlich um Kindheitsängste und Ängste, die Vergangenheit loszulassen.

Wir energetisieren die Blase mit Blau und stabilisieren mit Gold.

Affirmation: „Wenn ich an meine Kindheit denke, findet immer Positives in mir Resonanz. Ich bin mutig und stark."

Wir können fühlen, wie es sich anfühlt, dass wir frei von Angst sind.

Blut

Blut ist unser Lebenssaft, Träger unserer individuellen Muster und unserer Lebensfreude.

Wir energetisieren das Blut mit Rot (falls wir nicht an Bluthochdruck leiden) und stabilisieren mit Gold. Falls wir an Bluthochdruck leiden, reinigen wir es mit Blau.

Affirmation: „Ich gebe mich dem kraftvollen Strom meiner Lebensenergie hin. Mein Leben ist Ausdruck von Vitalität und Lebensfreude. Meine Gefühle sind in Harmonie (Bluthochdruck), und ich liebe die Veränderung (zu niedriger Blutdruck). Meine positiven Gedanken nähren meine

Vitalität (Blutinfektionen). Ich lasse los und genieße das Leben (Mangel an roten Blutkörpern)."

Wir können mit unserem inneren Auge sehen, wie rotes Blut kraftvoll durch unsere Gefäße im Körper von oben nach unten und zurück fließt und uns mit Lebensfreude erfüllt. Dabei sind alle Gefäße optimal durchlässig für das Blut.

Brust, weibliche

Die weibliche Brust nährt, versorgt, ist Ausdruck für Mütterlichkeit und Sexualität.

Wir energetisieren die Brust mit Rosa und stabilisieren mit Gold.

Affirmation: „Ich nähre Gedanken und Gefühle der Fülle. Ich liebe es erwachsen und verantwortlich für mein Leben zu sein und gestehe anderen ihre Verantwortung für ihr Leben zu."

Wir können fühlen, wie die geistige Welt und das Göttliche uns nährt.

Darm

Im Dünndarm werden Nährstoffe verdaut und aufgenommen. Der Dickdarm absorbiert Wasser und scheidet Verdauungsendprodukte aus.

GWS: „So betonten wir dies auch auf den Lichtkörperprozess bezogen, dass es auch Darmprobleme geben kann. Und so haben Darmprozesse auch damit zu tun, dass es Themen sind, genauso wie der Darm sehr lang ist in seinen verschiedensten Abschnitten, so können auch die Themen, die ihr nicht loslassen könnt, sehr lange Themen sein. Wenn kleine Kinder Darmprobleme haben, so hängt es definitiv mit alten Leben zusammen oder die Kinder werden grundsätzlich falsch ernährt, was natürlich zu differenzieren ist. Bei erwachsenen Menschen und gerade beim Lichtkörperprozess hängt es damit zusammen, dass noch einige Dinge loszulassen sind. So schicken wir zurzeit auch gerne Infekte durch, denn sie helfen euch loslassen, im wahrsten Sinne des Wortes loslassen."

Wir untersuchen den Dünndarm und Dickdarm getrennt, energetisieren mit Gelb und stabilisieren mit Gold. Bei Verstopfung eignet sich Orange zum Energetisieren und bei Durchfall Blau.

Affirmation: „Mit Leichtigkeit lasse ich meine Vergangenheit und alles Negative hinter mir (Dickdarm). Freudig nehme ich neue Erfahrungen in meinem Leben an (Dünndarm)."

Bei Verstopfung können wir mit unserem inneren Auge sehen, wie die geistigen Freundinnen und Freunde mit Bürsten unseren Darm schruppen, bis er ganz leer ist.

Bei Durchfall können wir testen, ob negative Viren oder Bakterien in uns sind. Falls ja, können wir sie ausleiten lassen, wie in Kapitel „4.25 Ausleiten von materiellen Substanzen" beschrieben.

Füße

Wir energetisieren die Füße mit Grün, dann mit Violett und stabilisieren nicht, damit die Energie mit Mutter Gaia weiter ausgetauscht werden kann.

Affirmation: „Ich stehe aufrecht mit beiden Beinen auf dem Boden. Ich gehe vorwärts im Leben, wenn es Zeit dafür ist. Gleichzeitig bewege ich mich in den Bereichen, die zu mir passen."

Wir können mit jedem Schritt sanft Mutter Gaia, die Erde, küssen und uns damit erden.

Gallenblase

In der Gallenblase wird die von der Leber abgesonderte Gallenflüssigkeit gespeichert, bis der Körper sie zur Fettverdauung benötigt. Schwächen entstehen, wenn wir versuchen, etwas zu schnell zu verdauen oder etwas nicht richtig verdauen, weil wir die zugehörige Lektion nicht gelernt haben. Gallensteine deuten darauf hin, dass wir an harten Gedanken festhalten und die negative Vergangenheit nicht loslassen.

Wir energetisieren die Gallenblase mit Gelb und stabilisieren mit Gold.

Affirmation: „Ich verdaue alle Erfahrungen mit Leichtigkeit und Frieden und bin kreativ."

Wir schwächen die Gallenblase, wenn wir wütend sind. Dann können wir durch Lesen des Kapitels „4.1 Ein glückliches Leben" bewusster werden. Und wir können testen, ob eine nichtmanifestierte Wesenheit uns angreift („4.44 Walk-In-Seelen") als Ursache für unsere Wut und die Wesenheit in die geistigen Reiche begleiten lassen.

Gehirn

Das Gehirn ist die Zentrale unseres Nervensystems. Es ist der Sitz unseres Gedächtnisses, unserer Gedanken, unseres logischen Denkens und unserer Intuition.

GWS: „Das Gehirn an sich ist für euch ein sehr komplizierter Apparat. Es ist die Schaltzentrale, die alles bei euch bewegt. Ihr wisst von dieser Tatsache, dennoch setzt ihr es in der heutigen Medizin kaum ein. Es werden zum größten Teil Symptome behandelt. Aber in den synaptischen Verbindungen – dort, wo Gehirnareale miteinander sprechen- sind sehr wichtige Informationen enthalten und euer Körper, inklusive der Organe, ist nur die ausführende Gewalt. Das Gehirn wird als Schaltzentrale von unserer Seite her beschrieben. So ist es wichtig, die Schaltzentrale gut zu informieren mit positiven Affirmationen, mit positiven Gedanken zu füttern. Denn darauf kommt es an. Dementsprechend geht es eurem Körper gut oder nicht so gut, er ist eventuell krank, es geht ihm schlecht. Sodann steht euer Gehirn vor allen Dingen mit den erweiterten Sinnen in Verbindung, also mit euren Augen, Ohren, eurer Nase, eurem Mund und dem Fühlen. Deswegen ist es sehr wichtig. So möchten wir dies auch noch einmal hervorheben, dass es wichtig ist, eure Sinne wieder mehr und mehr wahrzunehmen. Achtet darauf, was ihr esst. Wie sich Essen anfühlt im Mund, nach was es denn wirklich schmeckt. Wie zum Beispiel

Essen riecht, wie es aussieht. Schaut euch eure Geräuschkulisse genauer an. Wie reagieren eure Ohren darauf. Und schaut genauer, wie zum Beispiel kleine Kinder auf Geräuschkulissen reagieren, was sie davon aufnehmen. Wann sie ihre Ohren zuhalten. Ihr kommt mit einem Maß an Empfindlichkeit hier auf die Erde, die aber der absoluten Göttlichkeit entspricht. Von daher möchten wir euch sagen, dass es wichtig ist, das Gehirn mit positiven Gedanken und Affirmationen zu füttern."

Wir energetisieren jede Gehirnhälfte einzeln mit Indigoblau und stabilisieren mit Gold.

Affirmation: „Ich denke immer Gedanken der Fülle. Analytisches Denken und Intuition sind im Gleichgewicht."

Wir können uns mit unserem inneren Auge unser Gehirn ansehen und zuschauen, wie die geistigen Freundinnen und Freunde mit der violetten Flamme unsere Gehirnzellen weiter aktivieren.

Ferner können wir testen, ob unsere Gehirnhälften miteinander verbunden sind. Falls das nicht der Fall ist, können wir mit dem Finger von einem Ohr zum anderen streichen, die geistigen Freundinnen und Freunde um Verbindung bitten und nachmessen.

Gelenke

Wir energetisieren die Gelenke mit Grün, dann mit Violett und stabilisieren mit Gold.

Affirmation: „Ich bin wendig im Leben."

Hilfreich ist es auch, die Gelenke zu bewegen, z. B. im Rahmen von Qigongformen.

Geschlechtsorgane

Die Geschlechtsorgane sind bei den Männern Penis, Hoden, Hodensack etc. und bei den Frauen Gebärmutter, Eierstöcke, Klitoris, Vagina und so weiter. Neben der Fortpflanzung sind sie für die Erneuerung beschädigter und abgestorbener Zellen zuständig. Sie stehen für unsere schöpferische Lebenskraft. Beschwerden in diesem Bereich können entstehen, weil wir unserer Sexualität und/oder unserer Geliebten bzw. unserem Geliebten nicht positiv gegenüberstehen oder weil wir mehr Zeit mit Kindern oder unserem inneren Kind verbringen sollen.

Die Männer können mit Grün und die Frauen mit Rosa energetisieren und alle mit Gold stabilisieren.

Affirmation: „Ich nehme mir ausreichend Zeit für Kreativität und Lebensfreude. Meine Sexualität ist so, wie ich sie mir wünsche. Ich liebe es eine Frau bzw. ein Mann zu sein. Ich verbringe meine Zeit mit Kindern und bin in Kontakt mit meinem inneren Kind.“

Bei Erkrankungen der Fortpflanzungsorgane können wir testen, ob Zwillingsseelen etc. bei uns sind und sie ggf. von den geistigen Freundinnen und Freunden in die geistigen Reiche begleiten lassen (Kapitel „4.42 Zwillings-, Drillingsseelen etc.“).

Hals

Zum Hals gehören Speise- und Luftröhre, Rachen, Kehlkopf und Mandeln. Wir schlucken, sprechen und atmen durch den Hals. Symbolisch geht es beim Hals um alles, was wir schlucken und was wir von uns geben und damit um unsere Kreativität. Unterdrückter Ärger, Sturheit, in die eigenen Worte Kritik einfließen zu lassen und das Gefühl, im Leben zu kurz zu kommen, können zu Blockaden im Hals führen.

Wir energetisieren den Hals mit Blau und stabilisieren mit Gold.

Affirmation: „Ich sage alles, was ich sagen möchte. Ich sage nur, was ich sagen möchte. Dabei bin ich kreativ im Umgang mit anderen. Ich führe eine offene, friedvolle Kommunikation.“

Wir können ein Kanal für die geistigen Freundinnen und Freunde sein und sie durch uns sprechen lassen.

Hände und Finger

Wir energetisieren die Hände und Finger mit Grün und Violett und stabilisieren nicht, damit die heilende Energie weiter aus unseren Händen fließt.

Affirmation: „Ich packe mein Leben an. Ich nehme nicht das Leben anderer in meine Hände. Ich entscheide, was ich bekomme, nicht bekomme und geben möchte."

Wir können unsere Aufmerksamkeit in den Mittelpunkt unserer Handflächen lenken und die starken Heilkräfte dort fühlen.

Haut

Wir energetisieren die Haut mit Blau für Festigkeit, Schutz und gegen gerötete Haut; Indigo bei Schuppenflechte; Grün bei Verletzungen und stabilisieren mit Gold.

Affirmation: „Ich fühle mich sicher im Kontakt mit anderen. Ich fühle mich in meiner Haut wohl. Ich liebe mich selbst und bin unabhängig von dem, was andere über mich sagen. Ich habe alle Freiheiten dieser Welt."

Wenn wir eine dünne Haut haben (sprichwörtlich gemeint), können wir unser Leben so einrichten, dass es von alleine angenehm für uns ist.

Herz

Das Herz pumpt das Blut durch unseren Körper. Herzbeschwerden deuten darauf hin, wie wir mit Liebe und Lebensfreude, uns selbst und anderen gegenüber, umgehen.

GWS: „Sodann ist das Herz der sogenannte Motor eures Körpers, der erste große Motor. Es ist der wichtige Motor eures Körpers. Und euer Herz ist ein Muskel, kann sich dementsprechend auch ganz stark erweitern, je mehr bedingungslose Liebe hereinkommt. So gibt es zurzeit sehr viele Generationsprobleme, wo viele Wesenheiten von euch mit einem sehr kleinen Herzmuskel auf die Erde gekommen sind und jetzt zurzeit wird euer Herz, im wahrsten Sinne des Wortes, geknackt und vergrößert. Und euer Herz muss erst einmal wieder damit klarkommen. So sind aber diese beiden Farben, die du sagtest, Rosa und Grün, genau die Farben, die wichtig sind, um ein Herz zu behandeln. Und wir möchten euch für die Neue Zeit auch sagen, für das Goldene Zeitalter, dass es um so wichtiger ist, all das, was ihr hier tut, was ihr auf die Erde bringt, von ganzem Herzen zu tun, denn dies macht eure wahrhafte Größe hier auf der Erde aus."

Wir energetisieren vorsichtig das Herz mit Grün und dann mit Rosa und stabilisieren nicht, um keinen Energiestau zu erzeugen. Grün steht für bedingte Liebe und Rosa für bedingungslose Liebe. Bei Bluthochdruck darf das Herz nur vom Rücken her energetisiert und nicht stabilisiert werden.

Affirmation: „Mein Herz ist immer weit und offen, egal was in meinem Leben passiert. Ich entscheide bewusst, mit wem ich in Kontakt trete und mit wem nicht, von welchem Thema ich mich berühren lassen und von welchem Thema nicht. Ich bin immer in Kontakt mit meinen liebevollen Gefühlen, meiner Freude und liebe mich selbst."

Wenn wir in unser Herz hinein spüren, können wir dort Fülle an Liebe finden, die nach außen verströmen kann.

Herz-Kreislauf-System

Das Herz pumpt das Blut durch den Körper. Das Blut transportiert die Nährstoffe durch den Körper. Es fließt durch die Gefäße (Arterien, Venen, Kapillargefäße). Um unseren Kreislauf zu aktivieren, können wir eine stehende Acht, bei Kopf im Uhrzeigersinn begonnen bis zu den Füßen herunter, mit grünem Licht beschreiben und mit Gold stabilisieren.

Affirmation: „Mein Leben ist vital in allen Bereichen. Ich habe meine Vergangenheit losgelassen. Meine Gedanken und Gefühle sind von Freude durchtränkt."

Beim Ausatmen pumpt unser Herz Blut und Lebensfreude durch unseren Körper. Beim Einatmen ist das Blut in unserem Herzen angekommen und wird dort recycelt.

Hüfte, Leisten und Gesäß

Wir energetisieren Hüfte, Leisten und Gesäß mit Grün, dann mit Violett und stabilisieren mit Gold.

Affirmation: „Kraftvoll gehe ich im Leben vorwärts, immer in die richtige Richtung."

Wir können spüren, wie unser tiefes Urvertrauen uns in die richtige Richtung führt.

Kiefergelenke

Wir energetisieren die Kiefergelenke mit Grün, dann mit Violett und stabilisieren mit Gold.

Affirmation: „Ich treffe klare Entscheidungen, setze sie in die Handlung um und gebe mich entspannt dem Fluss des Lebens hin."

Wir können aus unseren Händen Energie in unsere Kiefergelenke fließen lassen und den Unterkiefer entspannt nach unten hängen lassen.

Knie und Ellbogen

Wir energetisieren Knie und Ellbogen mit Grün, dann mit Violett und stabilisieren mit Gold.

Knie stehen mit Demut in Zusammenhang und Ellbogen damit, dass wir uns nicht mehr aus dem Ego heraus durchsetzen müssen. Demut ist das Staunen über das Wunder der Schöpfung. Wenn wir einen Misserfolg im

Leben erleben, können wir ihn nutzen, um den schwächenden Teil unseres Egos aufzulösen.

Affirmation: „Flexibel probiere ich neue Dinge oder Ansätze aus und wage mich in neue Richtungen vor."

Wir können unsere Knie und Ellbogen kreisen, um sie beweglich sein zu lassen.

Knochen

Wir energetisieren die Knochen mit Grün, dann mit Violett und stabilisieren mit Gold.

Affirmation: „Ich stehe zu meinen Überzeugungen und bekomme immer die Unterstützung, die ich mir wünsche, in jeder Hinsicht."

Wir können vor unserem inneren Auge ein Bild entstehen lassen, wie wir erfüllt von Lebensfreude unser Leben aktiv gestalten.

Leber

Die Leber bildet das Gallensekret, durch das das Blut gereinigt wird. Dadurch ist die Leber wichtig für das Immunsystem und den Stoffwechsel. Wut und Kritiksucht schwächen die Leber.

GWS: „Die Leber ist das sogenannte große Entgiftungsorgan in eurem Körper. Und sie ist sogar sehr, sehr groß. So könnt ihr auch sehen, welche Rolle die negativen Gefühle in eurem physischen Körper haben. Im Verhältnis zum Herz ist die Leber um ein Vielfaches größer. Und so spuckt ihr manchmal Gift und Galle, wenn ihr euch über etwas geärgert habt. Dies hängt tatsächlich auch mit der Größe der Leber zusammen. Sie muss aber auf der anderen Seite so groß sein, weil sie euren Körper ja ständig reinigt."

Wir energetisieren die Leber mit Gelb und stabilisieren mit Gold.

Affirmation: „Ich kritisiere weder mich selbst noch andere. Wenn ich negative Dinge in meinem Leben verändern kann, verändere ich sie, ohne negative Gefühle zu berühren." oder „Ich akzeptiere und respektiere mich selbst und andere."

Wir können unsere Wut auflösen lassen, wie in Kapitel „4.11 Violette Flamme" beschrieben ist. Dazu stellen wir uns vor, dass wir vor uns und ca. neun cm groß sind. Wir reinigen unsere Wut aus dem vorgestellten Feld von uns mit der Hand gegen den Uhrzeigersinn, entsorgen sie in einer Kerzenflamme, energetisieren unser Feld mit der Hand im Uhrzeigersinn mit der violetten Flamme der Transformation und bitten St. Germain, in uns Frieden zu materialisieren. Dann schwingt unser Arm, weil wir fühlen, dass die geistigen Freundinnen und Freunde an uns arbeiten und wir bitten sie, alles zu tun, was zu tun ist. Wenn unser Arm zur Ruhe gekommen ist, hat die geistige Welt ihre Arbeit beendet. Wenn unser Tensor rechts herum dreht für „Ja", ist das Positive in uns materialisiert. Falls nicht, können wir testen, ob negative Ereignisse aus der Vergangenheit unsere Wut erzeugen (z. B. Kapitel „4.27 Auflösen von emotionalen Schwächen"). Unsere Wut kann ihre Ursache auch z. B. in vergangenen Leben haben (Kapitel 4.31 bis 4.40) oder weil sich nichtmanifestierte negative Wesen in unser Feld einmischen (Kapitel 4.41 bis 4.45).

Lunge

Durch die Lunge atmen wir Kohlendioxid aus und Sauerstoff ein. Durch den Atem nehmen wir Kraft und das Leben in uns auf. Atemprobleme können darauf hindeuten, dass wir Lebensenergie nicht ganz aufnehmen und zum Ausdruck bringen.

GWS: „Weil es ja mit Traurigkeit zu tun hat, wenn ein Teil ihrer Seele sich zum Beispiel nicht auf die Erde gezogen fühlt, sondern ganz im Gegenteil mehr zum Geistigen hin, zum Höheren Selbst hingezogen fühlt. So ist dann eine komplette Traurigkeit vorhanden. Meist werden die Lungen auch noch infektanfällig. Dies ist noch ein vermehrtes Zeichen dafür, dass ihr nicht hier sein möchtet. Die Lungen sind natürlich eure Atmungsorgane und sind dafür verantwortlich, neuen Sauerstoff hineinzuziehen und verbrauchte Luft wieder heraus zu transportieren. Übrigens, ein wunderbarer Prozess, der wie ein Wunderwerk auf dieser Erde hier funktioniert. Alles beginnt mit der Atmung und alles endet mit der Atmung. Sodann ist es auch wichtig, vermehrte Energie in die Lungen hinein zu bringen, wenn ein Mensch sehr leise spricht. Dies ist ein Zeichen, dass nicht genügend Sauerstoff eindringen kann. So kommt dieser Austausch von Sauerstoff und CO_2 völlig durcheinander. In dem Fall wäre es auch wichtig, dort Heilung hineinzubringen."

Wir energetisieren unsere Lungenflügel und Bronchien einzeln mit Blau und stabilisieren mit Gold.

Affirmation: „Frei und leicht atme ich die Luft auf der Erde ein und liebe das Leben auf der Erde."

Wir testen mit dem Tensor, ob unsere Seele zu 100 % auf der Erde inkarniert ist. Falls das nicht der Fall ist, holen wir sie ganz auf die Erde, wie in Kapitel „4.28 Seelenanteile integrieren" beschrieben ist.

Magen

Mit dem Magen nehmen wir Nahrung auf, verdünnen und verdauen sie. Magenprobleme deuten auf Schwierigkeiten hin, die Erlebnisse im Außen zu verdauen.

GWS: „Der Magen verdaut eure Emotionen genauso wie auch euren Verstand. Wenn ihr beides miteinander im Gleichgewicht führt, so habt ihr auch keine Magenprobleme. Natürlich ist der Magen in erster Linie wichtig, um eure Nahrung zu verdauen. Aber auf den gesamten Verdauungstrakt gesehen, ist er ein sogenanntes Durchgangsorgan. Dies ist natürlich auch gut so. Denn im Darm zum Beispiel verbleibt die Nahrung wesentlich länger als im Magenbereich. Euer Magen lässt es euch spüren, wenn ihr aufgeregt seid."

Wenn wir gestresst sind, ist es wichtig, den Magen zunächst zu reinigen. Dann energetisieren wir unseren Magen mit Gelb und stabilisieren mit Gold.

Affirmation: „Mit Leichtigkeit verdaue ich Nahrung und Erfahrungen im Hier und Jetzt und ruhe in meiner Mitte."

Bei Magenbeschwerden können wir die Sonne auf unseren Magen scheinen lassen, um ihn zu entspannen. Falls die Sonne nicht scheint, können wir sie uns vorstellen.

Milz

Die Milz reinigt das Blut, ist ein Teil des Immunsystems, holt die Enzyme zurück und stärkt die Mitte. Sie wird krank, wenn wir von einer Idee besessen sind, in einer Sache zu stark verhaftet sind oder uns Sorgen machen.

GWS: „Die Milz ist ein sehr kompaktes Organ und die Thematiken der Milz sind hauptsächlich, die Dinge so sein lassen zu können, wie sie sind. Nicht ständig zu verschieben, äußere Situationen zu verschieben, Lebensumstände zu verschieben. Sondern bei sich zu bleiben, sich in seiner Mitte zu integrieren; damit anzufangen und nicht bei den äußeren Umständen. Wenn wir es einmal erklären dürfen: Nicht erst den Raum zu entrümpeln und die Möbel umzustellen usw., sondern einfach ganz konkrete Reinigung bei sich selbst durchzuführen. D. h. in dem Moment dann z. B. spazieren zu gehen, wenn es tatsächlich große Milzprobleme gibt. Oder wie wir es aus den atlantischen Zeiten kennen, sich in Wasser zu reinigen, viel Wasser zu trinken, was die Milz natürlich auch besonders gerne mag. Manchmal kommt es auch zu Milzverschiebungen. Alle Organe können sich innerhalb des Systems verschieben. Die Milz verschiebt sich besonders gerne. Da wäre es z. B. auch in der geistigen Chirurgie wichtig, die Milz ein Stück weit wieder in ihre gewohnte Position hinein zu verschieben. Sie sucht sich von Geburt an den rechten Platz und ist zur rechten Zeit am rechten Ort. Wenn ihr äußere Situationen nicht so sein lassen könnt, wie sie sind, verschiebt sich auch automatisch die Milz. Es ist wichtig, die Milz dann wieder an Ort und Stelle zu schieben. Also kannst du es so äußern, dass die Milz bitte zum rechten Zeitpunkt an den rechten Ort geht. D. h. manchmal auch, dass während einer Heilbehandlung das nicht immer sofort geschieht. Heilung kann auch zu einem ganz anderen Zeitpunkt eintreten. Aber es ist wichtig, dass du es bei den Behandlungen aktivierst. Dann gehen auf einmal andere Denkprozesse los. Das Fühlen auf der emotionalen Ebene geht wiederum anders weiter. So lässt sich die Milz wunderbar bearbeiten."

Wir energetisieren unsere Milz mit Gelb und stabilisieren mit Gold.

Affirmation: „Ich betrachte alles mit Freude und Frieden."

Bei Milzproblemen empfehle ich, das Kapitel „4.1 Ein glückliches Leben" zu lesen und die Sorgen mit Hilfe der violetten Flamme wie in Kapitel „4.11 Violette Flamme" beschrieben, in Freude wandeln zu lassen. Ferner können wir unsere Sorgen durch unsere Fußsohlen an Mutter Gaia, die Erde, abfließen lassen. Auch sie transformiert alles, was auf Mangel basiert, in Fülle.

Mund, Zähne, Kiefergelenk

Wir energetisieren Mund, Zähne und Kiefergelenk mit Grün, dann mit Violett und stabilisieren mit Gold.

Affirmation: „Ich ernähre mich gesund. Ich treffe klare Entscheidungen und setze sie in die Handlung um. Ich bin unabhängig von dem, was andere über mich sagen. Andere ziehen Gewinn aus meinen Worten. Ich gebe mich dem Fluss des Lebens hin."

Seitdem ich klare Entscheidungen in meinem Leben treffe und sie in die Handlung umsetze, sind meine bis dahin starken Kiefergelenks- und Zahnbeschwerden verschwunden.

Muskulatur

Die Muskulatur ermöglicht es uns, uns im Raum zu bewegen und unterstützt den Transport von Nährstoffen durch den Körper.

Wir energetisieren unsere Muskulatur mit Grün, dann mit Violett und stabilisieren mit Gold.

Affirmation: „Ich achte meine Leistungsgrenze und nehme mir Zeit für mich selbst."

Wir können spüren, wie unsere Muskeln unseren Körper bewegen und fühlen, ob es irgendwo Schmerzen gibt. Falls das der Fall ist, können wir mit der Muskulatur sprechen (Kapitel „4.13.4 Organsprachetherapie").

Nacken und Schultern

Wir energetisieren Nacken und Schultern mit Grün, dann mit Violett und stabilisieren mit Gold.

Affirmation: „Ich bin flexibel in meinem Denken und tolerant. Mein Leben ist leicht. Ich bleibe bei meinen Angelegenheiten."

Wir können im Alltag aufmerksam sein, ob wir das Leben als schwer und anstrengend erleben. Falls das der Fall ist, können wir St. Germain und die geistigen Sphären bitten, unsere Wahrnehmung des Mangels in Leichtigkeit und Lebensfreude zu transformieren (Kapitel „4.11 Violette Flamme").

Ferner können wir alle Anspannung durch unsere Fußsohlen in die Erde abfließen lassen und Mutter Gaia bitten, sie aufzulösen.

Nase

Wir energetisieren die Nase mit Grün, dann mit Violett und stabilisieren mit Gold.

Affirmation: „Ich stecke meine Nase nicht in die Angelegenheiten anderer, sondern bleibe bei meinen Angelegenheiten. Ich achte darauf, dass ich von nichts die Nase voll habe. Alles, was ich rieche, rieche ich gerne."

Wir können hellriechend einen wunderbaren Duft aus den geistigen Sphären wahrnehmen.

Nebenhöhlen

Bei Nasennebenhöhlenentzündungen reinigen wir die Nebenhöhlen mit der Hand gegen den Uhrzeigersinn und stellen uns vor, dass alles wie mit einem Staubsauger herausgezogen wird, was dort nicht hineingehört, energetisieren mit Blau und stabilisieren mit Silber.

Affirmation: „Ich lasse es nicht zu, dass andere meine Harmonie stören, und ich störe nicht die Harmonie der anderen. Ich höre mir und den anderen zu."

Wir können testen, ob negative Viren oder Bakterien in uns sind. Falls das der Fall ist, können wir sie ausleiten lassen (Kapitel „4.25 Ausleiten von materiellen Substanzen").

Nervensystem

Das Nervensystem koordiniert die Aktivitäten aller Organe und speichert die Informationen hierzu. Es reagiert auf Veränderungen und leitet Signale entlang der Nervenfasern weiter. Die wichtigsten Körperteile sind das vegetative Nervensystem, das Gehirn und das Rückenmark.

Wir energetisieren das Nervensystem mit Violett, stabilisieren mit Silber und messen nach. Wir energetisieren das Gehirn mit Indigoblau, stabilisieren mit Silber oder Gold und messen nach. Wir energetisieren das Rückenmark mit Grün, dann mit Violett und stabilisieren mit Gold.

Affirmation: „Ich ruhe immer gelassen in meiner Mitte. Meine Aktivitäten sind ausgewogen. Das Formulieren meiner Bedürfnisse und der Bedürfnisse der anderen mir gegenüber ist ausgewogen."

Wir können uns visualisieren in einer bisher stressigen Alltagssituation und uns vorstellen, dass wir in der Situation gelassen in unserer Mitte ruhen.

Nieren

Die Nieren filtern das Blutplasma, trennen vom Körper benötigte und nicht mehr benötigte Substanzen und scheiden den Urin aus.

Können wir unterscheiden, wer oder was für uns zuträglich ist und wer oder was nicht? Sind wir blind für das Gute im Leben und dafür, aus jeder Situation etwas Positives ziehen zu können?

GWS: „Die Nieren sind da, um miteinander in Kommunikation zu treten. Deswegen habt ihr auch zwei davon. Und es ist auch wichtig, sehr gut mit euren Nieren umzugehen, denn sie sind zum größten Teil schlecht geschützt - in einem gewissen Rahmen schlecht geschützt, weil euer Brustkorb nicht ganz darüber liegt. Deswegen stehen die Nieren auch für Beziehungen zu anderen Menschen. Seht wieder das Wertvolle, wenn ihr euch von Mensch zu Mensch unterhaltet. Könnt ihr euch eigentlich in eurer Organsprache vorstellen, dass auch die Nieren miteinander kommunizieren? Um miteinander kommunizieren zu können, brauchen sie sehr, sehr viel Flüssigkeit, sehr viel Wasser vor allen Dingen. Deswegen ist es auch immer wieder wichtig, dass wir euch sagen, dass ihr bitte Wasser zu euch nehmt, mehr Wasser trinkt als alles andere. Im höheren Sinne stehen die Nieren natürlich auch direkt mit uns in Verbindung. Sie sind ein sogenanntes Sprachrohr zur geistigen Welt."

Wir energetisieren die Nieren mit Blau und stabilisieren mit Gold.

Affirmation: „Meine Beziehungen sind harmonisch und erfüllend."

Das Ende der Verstrickungen zwischen Menschen ist, dass jede und jeder von sich erzählt. Niemand versucht den anderen ungefragt zu verändern oder ihm ungefragte „gute" Ratschläge zu geben.

Ohren

Wir energetisieren die Ohren mit Grün, dann mit Violett und stabilisieren mit Gold.

Affirmation: „Ich liebe es, das zu hören, was ich höre und höre meiner inneren Stimme zu."

Wir können wundervolle Klänge aus den geistigen Sphären hellhören.

Bei Tinnitus können wir uns vorstellen, dass wir eine Trompete mit dem Mundstück ins Ohr halten, zitronengelbes Licht in die Trompete gießen, mit dem Licht das Ohr reinigen lassen, die Trompete mit dem zitronengelben Licht aus dem Ohr ziehen und aus dem offenen Fester werfen, wo alles verpufft (Kapitel „6.3.2 Tinnitus").

Skelett

In unserem Skelett wird chemische in mechanische Energie umgesetzt. Es gibt uns Struktur und ermöglicht Bewegung. Das Skelett schützt unsere Organe, trägt zur Blutbildung bei und speichert Mineralien.

Wir energetisieren das Skelett mit Grün, dann mit Violett und stabilisieren mit Gold.

Affirmation: „Wen oder was schütze ich in meinem Leben und wen oder was nicht? Ich fühle mich unterstützt im Leben. Mein Leben hat eine optimale Struktur."

Haben wir Rückgrat im Leben, indem wir authentisch wir selbst sind, unabhängig davon, was andere über uns denken oder sagen?

Verdauungsapparat

Durch die Verdauung wird Nahrung und Flüssigkeit in Nährstoffe und Energie umgewandelt. Zu ihr gehören Speiseröhre, Magen, Bauchspeicheldrüse, Darm, Leber und Gallenblase.

Wir energetisieren den Verdauungsapparat, außer der Speiseröhre, mit Gelb und stabilisieren mit Gold. Die Speiseröhre energetisieren wir mit Blau und stabilisieren mit Gold.

Affirmation: „Meine Ernährung ist optimal. Ich lasse nur Positives in mich hinein. Ich öffne mich neuen Ideen. Ich achte auf meine Ressourcen."

Falls unser Tensor bei der Affirmation „ich verdaue mein Leben mit Leichtigkeit" links herum dreht für „Nein", können wir solange „transformiert" sagen, bis er rechts herum dreht für „Ja".

4.13.2 Organstörungen und genetische Informationen

Ein Klient hatte häufig Verstopfung und das schon, seitdem er auf der Erde lebt.

GWS: „Bei ihm, liebste Freundin, ist es so etwas wie eine genetische Information, die er in seiner DNS-Struktur hat. Und die besagt, dass seine Verdauung nicht die leichteste ist. Schon immer war dies auch ein Thema für ihn. Eine genetische Information heißt in dem Sinne nicht, dass es unmöglich ist, dies aufzulösen. Sondern dies sind ja Informationen, die weitergereicht werden, gerade wenn es um die Zwölfstrang-DNS und die Codierung des DNS-Stranges geht. Diese genetische Information kann tatsächlich verändert werden. Du müsstest es dann für seine ganze Linie durchgehen. So, als wenn sie an einem langen Strang alle zusammenhängen. Du kannst diese genetische Information für ihn und seine entsprechenden Verwandten auflösen."

4.13.3 Wesenheiten und Strukturen in den Organen

Wir sind multidimensionale Wesen. Wir existieren auf der Ebene des Geistes. Das ist die Einheit, ist das Göttliche. Dort gibt es keine Schwächen. Auf der Ebene der Seele können Schwächen in unseren Organen durch von uns abgespaltene Gefühle und Bewusstseinsanteile hervorgerufen werden. Auf der Ebene des Körpers sind es Wesenheiten, die in unseren Organen sind und dort zu Schwächen führen können. Gleichzeitig gibt es keine Trennung zwischen den Ebenen.

Wenn Störungen in den Organen auftreten, ist es für die Heilung wichtig, mit dem Tensor abzufragen, ob es Wesenheiten (z. B. der Kranke, der Bettler, das Opfer, der Süchtige) in unseren Organen gibt. Es können auch Strukturen in unseren Organen sein, wie Gitter, Seile, Messer. Wesenheiten und Strukturen werden vom Menschen gebildet, wenn er z. B. Not, Leid, Armut, Krankheit, Gewalt, Missbrauch, Angst erleben muss und damit in seiner Göttlichkeit als Mensch verletzt ist. Falls der Tensor mit einer Rechtsdrehung bestätigt, dass es Wesenheiten oder Strukturen in den Organen gibt, können wir fragen, in welchen Organen sie sind. Dann schauen wir uns das Wesen (es können auch mehrere sein) oder die Struktur(en) in dem Organ mit unserem inneren Auge an und fragen, welche Botschaft es/sie für uns hat/haben. Diese Wesenheiten und Strukturen in unseren Organen sind wichtig für uns. Sie informieren uns, warum unsere Organe gestört sind. Wenn ein Wesen oder mehrere Wesen, eine Struktur oder mehrere Strukturen uns seine/ihre Botschaft mitgeteilt hat/haben, bedanken wir uns. Wir stellen uns vor, dass wir etwa neun cm groß und vor uns sind. An unserer Visualisierung von uns führen wir Linksdrehungen mit unserer Hand aus und bitten die geistigen Freundinnen und Freunde, das alte Muster aus uns zu entfernen und werfen es in eine Kerzenflamme. Dann führen wir Rechtsdrehungen mit unserer Hand mit der violetten Flamme aus und bitten St. Germain, das Positive in uns zu materialisieren. Danach bewegt sich unser Arm und wir bitten die geistigen Freundinnen und Freunde die Wesenheit(en) in die geistigen Reiche zu den Lichtwesen zu begleiten, die schon auf die Wesenheit(en) warten bzw. die Struktur(en) zu entfernen. Wenn der Arm zur Ruhe gekommen ist, bedanken wir uns und messen nach.

Dann können wir bei Bedarf das Organ etc. zusätzlich energetisieren.

Eine Ausbildungsteilnehmerin hatte Magenschmerzen. Eine andere Ausbildungsteilnehmerin hat in ihrem Magen ein Cornflakes gesehen. Sie fragte mich, warum dort ein Cornflakes im Magen ist. Ein Cornflakes kann zerbrechen. Ich habe die Betroffene gefragt, was in ihrem Leben zerbrochen ist. Sie sagte, dass ihre Ehe zerbrochen ist. Das war die Ursache für ihre Magenbeschwerden. Wir haben die geistigen Freundinnen und Freunde gebeten, energetisch die Beziehung zu ihrem Ex-Ehemann mit Erzengel Michaels Hilfe ganz zu beenden, negative karmische Abhängigkeiten und Verträge und ein Gelübde aufzulösen, alle anderen aus den geistigen Sphären das Cornflakes zu entfernen und in ihr zu materialisieren, dass sie tief entspannt ist, wenn sie an ihren Ex-Ehemann denkt. Seitdem hat sie keine Magenschmerzen mehr.

4.13.4   Organsprachetherapie

Wenn es Störungen in den Organen gibt, können wir mit den Organen sprechen und sie fragen, wie es ihnen geht, ob sie sich etwas anders wünschen oder Unterstützung brauchen. Immer sollte auch das Herz gefragt werden, warum ein Organ krank ist und dem Organ vorgeschlagen werden, dass das Herz heilende Energie und Liebe zum Organ fließen lässt. Auch das Gehirn möchte mit einbezogen werden, damit der Verstand nicht die Heilung blockiert. Wir können mit unserem inneren Auge versuchen, in die Organe hineinzuschauen und mit den Bildern arbeiten, die uns kommen.

Wir sind multidimensionale Wesen. Auf der Ebene des Körpers können wir durch Gedanken und Gefühle des Mangels und abgespaltene Bewusstseinsanteile negative Wesenheiten anziehen, die dann in unseren Organen leben. In dem Fall können wir vorgehen, wie in Kapitel „4.13.3 Wesenheiten und Strukturen in den Organen" beschrieben ist. Auf der Ebene der Seele können wir diese abgespaltenen Bewusstseinsanteile durch die Organsprache transformieren lassen.

Bei einer Klientin lag eine starke energetische Schwäche in der Milz vor. Sie hat eine gestörte Zelle in der Milz beschrieben (Kapitel „4.21 Zellheilung"), die Zelle in ihrer Vorstellung in die violette Flamme geworfen und von den geistigen Freundinnen und Freunden transformieren lassen. Als sie dann eine gesunde Zelle entstehen lassen wollte, ist die gesunde Zelle immer wieder verschwunden. Daraufhin haben wir mit der Milz gesprochen. Die Klientin machte sich Sorgen, da sie fand, dass ihr Mann ein falsches, unglückliches Leben führt. Nachdem wir geklärt haben, dass es die Angelegenheit ihres Mannes ist, welche Lernerfahrung seine Seele machen möchte und es die Überheblichkeit der Klientin ist zu meinen, sie wüsste, was für ihrem Mann das Beste ist; und nachdem die Klientin gelernt hat, energetisch bei sich zu bleiben, konnte eine gesunde Milzzelle in ihrer Vorstellung dauerhaft entstehen und sich auf alle Milzzellen übertragen. Bevor dieser Prozess stattgefunden hat, waren ihre Nieren energetisch sehr schwach. Das Thema der Nieren ist unsere Beziehung zu anderen Menschen. Nach der Organsprachetherapie mit der Milz waren auch ihre Nieren energetisch stark.

Bei einem Ausbildungsteilnehmer wollte ich über das Hineinspüren in seinen Arm zu seinen Harnwegen kommen, um mit ihnen zu sprechen. So weit bin ich nicht gekommen. Sein Arm fühlte sich sofort wie gelähmt an und er konnte sehen, dass es im ersten Weltkrieg mit einem Flugzeug abgestürzt war und danach sein Arm gelähmt war.

Eine Ausbildungsteilnehmerin wollte ihre Ohren sprechen lassen um herauszubekommen, ob ihr Tinnitus gut oder schlecht ist. Das Herz wusste, dass er schlecht ist. Das Herz wusste, dass Wesen von anderen Planeten und Sternen ihr negative Schwingungen sendeten, die den Tinnitus erzeugten. Nachdem wir die geistigen Freundinnen und Freunde gebeten haben, den Einfluss zu unterbinden, war ihr Tinnitus weg.

4.13.5   Kommunikation der Organe untereinander

Laya: „Ist es wichtig, dass die Organe miteinander kommunizieren?"

GWS: „Oh ja, natürlich, so wie ihr Menschen miteinander redet, und es kommen die verschiedensten Menschen auf euch zu, wenn ihr z. B. auf der Straße spazieren geht, so ist es z. B. wichtig, dass sich die Organe untereinander absprechen. Ihr kennt ja die Organsprache. Es gibt z. B. in Krankheitsfällen die Situation, dass Organe gar nicht sprechen, nicht sprechen wollen oder ganz besonders viel sprechen wollen. Dann müssen die anderen ein bisschen ruhiger sein. Demzufolge also in ihrer Funktion sich etwas zurückhalten. Das schwächere Organ oder das stärkere Organ können sich auf die anderen Organe übertragen. Je nachdem, was für ein Kreislauf von dem Bewusstseinszustand gewünscht wird. Es geht um das, was gerade dran ist."

Laya: „Wenn ein Organ besonders schwach ist, ist es dann wichtig, dass es mit den anderen Organen kommuniziert?"

GWS: „Ja, genau."

Wir untersuchen bei Bedarf, ob ein Organ mit einem anderen kommuniziert. Dreht der Tensor rechts herum, kommunizieren sie, dreht er links herum, kommunizieren sie nicht. Wir können mit den Organen sprechen und sie fragen, warum sie nicht miteinander kommunizieren. Zur energetischen Unterstützung können wir, wenn zwei Organe nicht miteinander kommunizieren, je eine Hand über ein Organ halten und die geistigen Freundinnen und Freunde um Verbindung bitten, uns bedanken und nachmessen. Zum Stabilisieren können wir mit unserer Hand über die Verbindung mit goldenem oder silbernem Licht streichen, als würden wir ein Pflaster darüber legen.

Wenn jemand z. B. eine Schwäche im Herz hat, frage ich mit dem Tensor, ob ich das Herz mit den anderen Organen, mit dem Herzchakra, mit dem Herznebenchakra, mit der Thymusdrüse, mit der Brustwirbelsäule etc. verbinden lassen soll und bitte ggf. darum.

4.14 Nebenchakren

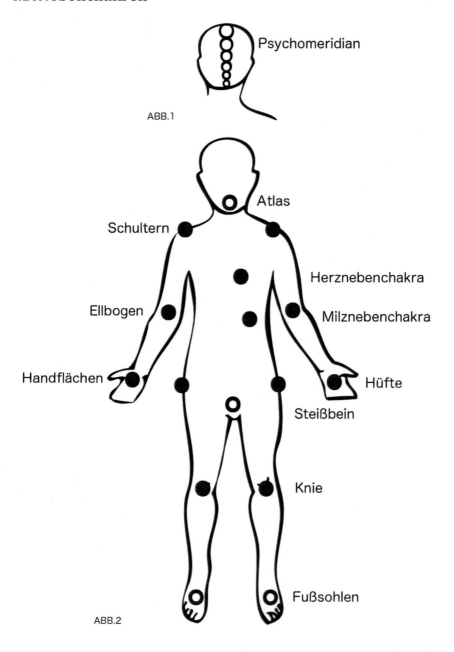

Psychomeridian

ABB.1

Atlas

Schultern

Herznebenchakra

Ellbogen

Milznebenchakra

Handflächen

Hüfte

Steißbein

Knie

Fußsohlen

ABB.2

GWS: „Die Nebenchakren stützen sozusagen die Hauptchakren. Wenn ihr die Hauptchakren harmonisiert, und sie arbeiten nicht sofort korrekt, so ist es wichtig, die Nebenchakren auch noch einmal zu aktivieren. Die Nebenchakren wiederum sind aber auch wichtig, um neue Nebenstrecken in eurem Körper zu legen. So sind wir des Nachts ständig damit beschäftigt, euch neue Nebenchakren zu öffnen oder zumindest eure Nebenchakren zu reinigen. So ist dies ein Vorgang, den wir aus der geistigen Welt für euch des Nachts erledigen. Für euch ist es wichtig zu wissen, dass es diese Nebenchakren gibt. So sind z. B. die Nebenchakren an den Füßen extrem wichtig für die Erdung. Dafür haben wir einzelne Übungen für euch gegeben*. So ist es wichtig, diese Übungen auch durchzuführen. Aber in erster Linie soll die Hauptaufmerksamkeit auf den Hauptchakren liegen."

* im Kapitel „4.9 Erdung"

Im Folgenden ist die Energetisierung an der Visualisierung von uns angegeben. Wir können sie auch direkt an unserem Körper durchführen, indem wir die Handdrehungen umkehren, wie in Kapitel „4.13.1 Harmonisierung der Organe etc." beschrieben ist.

Buchempfehlung: „Kleines Lehrbuch für Heiler" von Ted Andrews.

Steißbein

Laya: „Wofür steht das Steißbein?"

GWS: „Das Steißbein ist das wichtige Verbindungsstück von der Erde bis in den Himmel, also bis in die geistigen Sphären hinein. So ist es ein wichtiges kleines Stück, das es unbedingt gilt zu aktivieren. Es gilt, jetzt in dieser besonderen Zeit, eben der doppelten Erdung. Denn aus dem Steißbein heraus kommen auch wiederum die gesamten Schwingungen – werden weitergegeben aus dem Steißbein. Wenn ihr zum Beispiel meditiert und ihr setzt euch direkt auf den Boden, so bekommt ihr ja aus der

Erde zum Beispiel Impulse in die Wirbelsäule hinein. Und dies geschieht über das Steißbein. Deswegen ist es ein so kleines wichtiges Stück."

Wir visualisieren unseren Rücken vor uns. Falls der Tensor beim Steißbein nicht rechts und rund dreht, reinigen wir es mithilfe der geistigen Freundinnen und Freunde mit der Hand gegen den Uhrzeigersinn, entsorgen die verschmutzte Energie z. B. in einer Kerzenflamme, energetisieren es mit Rechtsdrehungen unserer Hand mit grünem Licht (oder der grünen Flamme und Erzengel Raphaels Hilfe), dann mit der violetten Flamme der Transformation (und St. Germains Hilfe), stabilisieren mit Gold oder Silber, bedanken uns und messen nach.

Arme und Beine

Laya: „Sollen wir die Nebenchakren an den Beinen, also an den Fußsohlen, Knie, Kniekehlen, Leisten und Hüften behandeln? Und ist es auch wichtig, die Nebenchakren der Arme an den Handflächen, Ellbogen, Achselhöhlen und Schultern zu behandeln?"

GWS: „Die Beine sind zurzeit sogar extrem wichtig, da es wichtig ist, euch noch anders zu Erden und dies machst du automatisch auch mit den Nebenchakren. Und wenn du die Nebenchakren im Armbereich behandelst, so hilfst du uns, der geistigen Welt, dabei, dass die Menschen, die behandelt werden, das besser zu begreifen erlernen. Deswegen sind sie besonders wichtig. Ihr bezeichnet in der reinen Anatomie eure Arme und eure Beine als Anhängsel, aber sie schaffen erst eure Handlungsfähigkeit. Und dies ist für dieses Zeitalter so wichtig, denn ihr steckt teilweise fest, weil ihr nicht handlungsfähig seid. Sodann betone dies bitte noch einmal besonders."

Laya: „Ist es wichtig, dass wenn Menschen eine Störung an den Beinen haben, alle Nebenchakren der Beine zu behandeln, und wenn Menschen Störungen an den Armen oder stark verspannte Schultern haben, die Nebenchakren der Arme zu behandeln?"

GWS: „Doch, so kannst du es sehen, ja."

Laya: „Geht es bei den Ellbogen darum, sich durchsetzen zu wollen?"

GWS: „Ja, ihr kennt den Begriff der Ellbogengesellschaft. Jemand, der ständig Ellbogenprobleme hat oder in den Nebenchakren Probleme hat, möchte sich gerne noch weiterhin mit Kampf durchsetzen, obwohl dies nicht mehr nötig ist. So wird sozusagen die Kampfeslust auch zurückgehen. Und dies ist auch wichtig."

Laya: „Helfe ich euch, wenn ich die Nebenchakren an den Armen behandele, weil die Menschen dann mehr in die Handlung gehen, um das Göttliche hier auf der Erde umzusetzen?"

GWS: „Genauso ist es, ja."

Wir untersuchen die Fußsohlen, Knie und Kniekehlen, Leisten und Hüften in unserer Visualisierung von uns. Diese Nebenchakren sollten immer ausgeglichen werden, wenn Menschen Probleme mit den Beinen oder der Hüfte haben, wenn sie nicht gut geerdet sind oder in ihrem Leben nicht vorangehen. Die Füße stehen für das Vorangehen, die Knie für Demut und die Leisten und Hüften für Urvertrauen. Wenn der Tensor bei der Untersuchung der Nebenchakren nicht rechts und rund dreht, reinigen wir sie mit der Hand gegen den Uhrzeigersinn, entsorgen die verschmutzte Energie z. B. in einer Kerzenflamme, energetisieren die Nebenchakren an den Beinen mit Rechtsdrehungen unserer Hand mit Grün, dann mit Violett, stabilisieren mit Gold oder Silber, bedanken uns und messen nach. Die Fußsohlen sollten nicht stabilisiert werden, damit die Energie mit Mutter Gaia, der Erde, weiter fließt.

Wir untersuchen die Handflächen, Ellbogen, Achselhöhlen und Schultern in unserer Visualisierung von uns. Diese Nebenchakren sollten immer ausgeglichen werden, wenn Menschen Probleme mit den Armen oder Schultern haben oder nicht in die Handlung gehen. Die Hände stehen für das Anpacken des Lebens, die Ellbogen dafür, sich nicht mehr mit Gewalt durchzusetzen und die Achselhöhlen und Schultern, das Leben als leicht zu erleben. Wenn der Tensor nicht rechts und rund dreht, reinigen wir die Nebenchakren an den Armen mit unserer Hand gegen den Uhrzeigersinn, entsorgen die verschmutzte Energie z. B. in einer Kerzenflamme, energetisieren mit Rechtsdrehungen unserer Hand mit Grün, dann mit Violett, stabilisieren mit Gold oder Silber, bedanken uns und messen nach. Die Handflächen sollten nicht stabilisiert werden, damit die heilende Energie weiter fließt.

Milznebenchakra

Es befindet sich an der Körpervorderseite an der untersten linken Rippe etwa 10 cm von der Körpermitte entfernt. Das Milznebenchakra beeinflusst das Solarplexuschakra und die Produktion von Hormonen und Enzymen in der Bauchspeicheldrüse. Es ist für eine harmonische Verteilung aller Flüssigkeiten im Körper verantwortlich. Die Milz ist mit dem Herzen verbunden und reagiert sofort auf Angst und Leid. Die Balance der Flüssigkeiten und das Immunsystem sind davon unmittelbar berührt. Ferner steht die Milz in Bezug zur Gallenblase, zur Leber und zum Darm. In den Flüssigkeiten des menschlichen Körpers drücken sich besonders die Gefühle der Menschen aus. So ist die Milz, neben dem Herzen, besonders an die Gefühlswelt der Menschen angebunden. Bei Herzerkrankungen, seelischen Erkrankungen, psychosomatischen Krankheiten und Menstruationsbeschwerden sollte immer die Milz und das Milznebenchakra behandelt werden. Wenn wir mehr lieben, freudvoller, dankbarer, zufriedener und mit den geistigen Freundinnen und Freunden und dem Göttlichen verbunden sind, reagiert die Milz sofort mit der Stärkung des eigenen Energiefeldes.

Wir untersuchen mit dem Tensor das Milznebenchakra. Wenn der Tensor nicht kraftvoll rechts und rund dreht, reinigen wir das Milznebenchakra mit unserer Handinnenfläche gegen den Uhrzeigersinn, entsorgen die verschmutzte Energie z. B. in einer Kerzenflamme, energetisieren es im Uhrzeigersinn mit Gelb und stabilisieren mit Gold oder Silber. Wir bedanken uns und messen nach.

Herznebenchakra

Das Herznebenchakra befindet sich eine Handbreit unterhalb des Schlüsselbeins und eine Handbreit links von der Körpermitte. Es steuert die Herzhormone, den Blutdruck, den Herz- und Atemrhythmus und die Sauerstoffverwertung. Das Herz ist das spirituelle Zentrum des Menschen. Es ist energetisch mit allen Zellen verbunden. Das Herz zieht sich bei Angst und Schrecken zusammen und weitet sich bei Freude und Dankbarkeit. Das Herzchakra hat eine sehr starke Wahrnehmungskraft für alles, was es umgibt. Alle Gefühle und Gedanken anderer Menschen nimmt das Herzchakra wahr und gibt sie an das Herz weiter. Das Herz steht in sehr enger Verbindung mit der Seele und dem Bewusstsein des Menschen. Es spielt die wichtigste Rolle für unsere Gesundheit. Das Herz ist mit dem Dritten Auge verbunden. Deshalb geschieht Hellsichtigkeit nicht nur über das Dritte Auge, sondern auch über ein liebendes und gesundes Herz.

Wir untersuchen mit dem Tensor das Herznebenchakra. Wenn der Tensor nicht kraftvoll rechts und rund dreht, reinigen wir das Herznebenchakra mit unserer Handinnenfläche gegen den Uhrzeigersinn, entsorgen die verschmutzte Energie z. B. in einer Kerzenflamme, energetisieren es im Uhrzeigersinn mit grünem Licht, dann mit rosa Licht und stabilisieren vorsichtig, um keinen Energiestau zu erzeugen. Bei Bluthochdruck darf das Herznebenchakra nur vom Rücken her energetisiert und nicht stabilisiert werden. Wir bedanken uns und messen nach.

Atlas

Laya: „Wofür steht der Atlas beim ersten Halswirbel?"

GWS: „Der Atlas ist wichtig, weil er eine Verbindung vom Verstand zu den Emotionen herstellt. Und eine Verbindung vom Kopf mit seinen Gehirnfunktionen und dem Übergang zur Halswirbelsäule. Die Halswirbelsäule steht für die Emotionen. Der Atlas ist also der Vermittler zwischen Verstand und Emotion."

Laya: „Sowohl das Steißbein, als auch den Atlas, würde ich mit Rechtsdrehungen mit grünem Licht, dann mit der violetten Flamme der Transformation energetisieren und zum Schluss mit Gold oder Silber stabilisieren. Ist das so richtig?"

GWS: „So, wie du damit umgehst, ist es gut. Genauso ist es, weil du die Wirbelsäule immer als ein Ganzes behandelst."

Laya: „Und dann kann ich auch den Atlas beim ersten Halswirbel mit dem Steißbein verbinden, indem ich bewusst meine Hände darauflege und euch um Verbindung bitte?"

GWS: „Genauso ist es, ja".

Wir messen, ob der Tensor bei der Untersuchung des Atlas (am ersten Halswirbel) in der Visualisierung von uns rechts und rund dreht. Falls das nicht der Fall ist, energetisieren wir den Atlas mit Rechtsdrehungen mit grünem Licht, dann mit der violetten Flamme, stabilisieren mit Gold oder Silber, bedanken uns und messen nach.

Wir untersuchen mit dem Tensor in unserer Visualisierung von uns, ob der Atlas mit dem Steißbein verbunden ist. Der Tensor dreht rechts und rund, wenn sie miteinander verbunden sind. Wenn sie nicht verbunden sind, legen wir unsere Hände auf Atlas und Steißbein in unserer Visualisierung von uns und bitten die geistigen Freundinnen und Freunde um Verbindung, bedanken uns und messen nach.

Psychomeridian

Über den Psychomeridian, auch Lebenskalender genannt, ist es möglich, alle Traumatisierungen in diesem und allen vergangenen Leben auflösen zu lassen. Siehe auch Kapitel „4.27 Auflösen von emotionalen Schwächen".

Der Psychomeridian ist ein Band, das oben auf dem Kopf beginnt, wo die Fontanelle bzw. das Kronenchakra sich befindet. Dort ist der Zeitpunkt der Zeugung, die Zeit im Bauch der Mutter und die Geburt zu finden. Unsere Kindheit ist messbar auf dem Psychomeridian oben auf dem Kopf und unser Erwachsenenalter ist messbar auf dem Psychomeridian am Hinterkopf. Am ersten Halswirbel sind wir etwa im Alter von 90 Jahren angekommen und in den vergangenen Leben befindet sich etwa dort der Übergang in den Tod.

Wir messen mit dem Tensor entlang des Psychomeridians, ob in diesem Leben Traumatisierungen bei uns vorliegen. Schwingt der Tensor rechts herum, lag keine Traumatisierung vor. Eine Linksdrehung zeigt eine Traumatisierung an. Wir reinigen den Psychomeridian mit der Hand gegen den Uhrzeigersinn und entsorgen die Traumatisierungen z. B. in einer Kerzenflamme. Wir energetisieren den Psychomeridian mit der Hand im Uhrzeigersinn mit Grün für Heilung, mit Violett für Transformation, mit Rosa für bedingungslose Liebe, mit Weiß für Reinheit und Klarheit. Dann streichen wir mit unserer Hand über den Psychomeridian ein Band aus weißem Licht, das unser Leben darstellt und ein Band aus Gold oder Silber zum Stabilisieren. Danach halten wir unsere Hände vorne und hinten ans Dritte Auge, lassen die violette Flamme in das Dritte Auge strömen und bitten die Seele, die Traumatisierungen loszulassen und die geistigen Freundinnen und Freunde sie aufzulösen. Wir bedanken uns und messen mit dem Tensor nach, ob er überall rechts herum dreht, weil alle Traumatisierungen aufgelöst sind. Falls das nicht der Fall ist, reinigen und energetisieren wir die betreffende Stelle am Psychomeridian noch einmal.

Dann wiederholen wir das Ganze noch einmal für alle vergangenen Leben zusammen.

4.15 Wirbelsäule

GWS: „Es existieren bereits sehr viele gute Bücher über die Wirbelsäule. Ihr wisst definitiv darüber, dass die Wirbelsäule den Stamm darstellt, den Stamm eures Lebens. Und ihr wisst auch, dass der Stamm eures Lebens der wichtigste körperliche Teil eures Skelettes ist. Jeder Wirbelkörper an sich hat eine andere Aufgabe, nämlich dem emotionalen Körper zu folgen. Ja, ihr habt richtig gehört. Es ist so, wenn ihr fühlt, wenn ihr bestimmte Emotionen habt, so finden teilweise Millimeterverschiebungen einzelner Wirbelkörper statt. Dies steht natürlich auch im Zusammenhang mit den Organen. Aber hierüber gibt es zurzeit wirklich sehr, sehr viele gute Bücher, die auf der Erde sind, und auch gechannelte Bücher. Dies wäre sonst ein Band für sich. Wir haben diese Sätze nur für die Allgemeinheit erzählt und erklärt. Dieses ist so völlig ausreichend. Ihr wisst, es gibt verschiedene Abschnitte der Wirbelsäule, die wiederum verschiedene Teilaspekte eures Seins darstellen."

Die Wirbelsäule hat mit Aufrichtung, Aufrichtigkeit, Haltung in jeder Hinsicht zu tun. Sie ist die Stütze des Lebens. Die Wirbelsäule trägt und erträgt den Menschen. Was uns bedrückt, erdrückt, unterdrückt, belastet, geht in die Wirbelsäule. Eigenschaften, die endlich erlöst werden sollen, können über die Wirbelsäule behandelt werden.

Die Lendenwirbelsäule steht für die Existenz, die Brustwirbelsäule für das höhere Selbst und die Halswirbelsäule für die Emotionen allgemein. Das Steißbein lässt sich zu der unteren Lendenwirbelsäule mit hinzuzählen und ist generell wichtig für die Erdung.

4.15.1   Harmonisierung der Wirbelsäule

Wir visualisieren unseren Rücken vor uns und testen mit dem Tensor die Wirbelsäule. Wenn der Tensor rechts und rund dreht, ist der untersuchte Bereich frei von Störungen. Dreht der Tensor nicht rechts herum und rund, liegt eine Schwäche vor. Wir können dann testen, ob die Störung in der Wirbelsäule oder dem zugeordneten Chakra oder dem zugeordneten

Organ oder bzgl. der Affirmation liegt. Die Zuordnungen sind in der Wirbelsäulentabelle ab S. 119 zu finden.

Wenn wir die positive Affirmation nicht verinnerlicht haben, können wir vorgehen, wie in dem Kapitel „4.11 Violette Flamme" beschrieben. Wir wischen das alte Glaubensmuster mit der Hand gegen den Uhrzeigersinn in unserer Vorstellung aus unserem Bewusstsein weg, werfen es z. B. in eine Kerzenflamme, bewegen unsere Hand im Uhrzeigersinn mit der violetten Flamme und bitten St. Germain, das Positive in uns zu materialisieren. Dann zeigt unser Arm durch seine Bewegung die Aktivität der geistigen Freundinnen und Freunde an und wir bitten alle aus den geistigen Sphären zu tun, was zu tun ist. Wenn der Arm zur Ruhe gekommen ist, hat die geistige Welt ihre Arbeit beendet. Wir bedanken uns und messen nach.

Wenn unser Tensor links herum dreht, weil wir die positive Affirmation nicht verinnerlicht haben, können wir auch solange „transformiert" sagen, bis der Tensor rechts herum dreht für „Ja", die positive Affirmation ist verinnerlicht. Gedanken, Gefühle und Materie sind Schwingung. Durch „transformiert" überträgt die geistige Welt die positive Schwingung auf unsere Gedanken und Gefühle.

Falls ein zugeordnetes Chakra gestört ist, gleichen wir es mithilfe der geistigen Welt aus, wie in Kapitel „4.18.2 Harmonisierung der Chakren" beschrieben.

Falls ein zugeordnetes Organ gestört ist, gleichen wir es mithilfe der geistigen Welt aus, wie in Kapitel „4.13.1 Harmonisierung der Organe etc." beschrieben.

Um Schwächen in der Wirbelsäule direkt aufzulösen, legen wir, an unserer Visualisierung von uns, unsere gebende Hand auf die Halswirbelsäule und die andere auf das Steißbein. Wir schicken an der Halswirbelsäule immer mehr grünes Licht in die Wirbelsäule und halten es am Steißbein auf. Dadurch pumpt sich die Wirbelsäule voll mit grünem Licht der Heilung. Alle Wirbel und Bandscheiben schieben sich an die richtige Position, die Wirbelsäule wird optimal mit allen Nährstoffen und Flüssigkeiten versorgt und regeneriert sich selbst. Wir können auch den Erzengel der Heilung, Erzengel Raphael, um Heilung bitten. Er arbeitet mit der grünen Flamme. Dann bewegen wir unsere Hände nach und nach vom ersten Halswirbel und vom Steißbein zur Mitte, während die violette Flamme der Transformation aus unseren Handflächen die Wirbelsäule hoch und runter und runter und hoch strömt. Wir können St. Germain um Transformation aller Störungen und Materialisation des Positiven bitten. Das violette Licht bringt auch Kalzium in die Knochen. Dann energetisieren wir die Wirbelsäule mit Rechtsdrehungen unserer Hand mit Grün, dann mit Violett. Zum Schluss streichen wir mit zwei Fingern unserer Hand ein paar Mal entlang der Wirbelsäule mit grünem und dann violettem Licht hoch und runter, um die Rückenmarksflüssigkeit anzuregen und danach mit der Hand mit goldenem oder silbernem Licht entlang der Wirbelsäule, um die Heilung zu stabilisieren. Wir bedanken uns und messen nach. Wir können uns unseren Rücken auch als vielleicht neun cm groß vor uns vorstellen und die Wirbelsäule mit Rechtsdrehungen unserer Hand mit grünem Licht, dann mit violettem Licht, mithilfe der geistigen Freundinnen und Freunde, energetisieren und mit einem goldenen oder silbernen Pflaster (Handbewegungen ein paar Mal entlang der Wirbelsäule hoch und runter) stabilisieren.

Wirbel: HalsWS = C Brust-WS= TH Lenden-WS= L	Chakra	Versorgung	Krankheiten	Affirmation
C1 (erster	6	Kopf, Gehirn,	Kopfschmerzen, Schlafstörungen, Ge-	Ich erzeuge immer freudige Gedanken.

Hals-wirbel, Atlas)		Schädel	dächtnisschwund, Schwindel, Bluthoch-druck, chronische Mü-digkeit	
C2	5	Augen, Hörner-ven	Augenprobleme, Oh-renschmerzen, Neben-höhlenbeschwerden, Taubheit , Ohnmacht, Motorik	Erfüllt von einem ge-sunden Selbstver-trauen kann ich die Wahrheit mit Leich-tigkeit annehmen.
C3	5	Zähne, Augen, Ohrmu-schel	Hautprobleme, Tinni-tus, Nervenschmerzen, Zahnleiden	Ich bin frei von Schuldgefühlen. Ich führe ein Leben in Leichtigkeit und höre anderen und mir selbst zu.
C4	5	Nase, Mund	Schnupfen, Ohren-probleme, Nebenhöh-lenvereiterung	Ich bin alles, was ich sein möchte und drü-cke alles aus, was ich ausdrücken möchte.
C5	5	Gesicht	Halsprobleme, Erkältung, Kehlkopfentzündung, Heiserkeit	In Liebe trete ich in Kontakt zu anderen Menschen.
C6	5	Hals	Keuchhusten, Krupp, Kropf, Mandelentzün-dung, steifes Genick, Fieber	Ich erzeuge immer liebevolle Gefühle.
C7	5	Schultern, Schilddrü-se	Schilddrüsenerkran-kung, Schulterbe-schwerden, Erkältun-gen, Depressionen, Ängste	Ich bin die Meisterin, der Meister meines Lebens und liebe al-les, was ist.
TH1 (erster Brust-wirbel)	4	Arme, Bron-chien, Hals	Asthma, Husten, Schmerzen im Nacken und in den Armen und Händen	Ich habe die Dualität überwunden.
TH2	4	Herz	Herzleiden, Kreislauf-probleme, Brustleiden, Beklemmungen	Mein Leben ist von Liebe und Sicherheit durchtränkt.
TH3	4	Lunge, Bron-	Grippe, Erkältung, Ent-zündungen, Husten,	Geben und Nehmen sind bei mir perfekt

		chien, Brüste	Bronchitis, Lungenent-zündung, Atemprob-leme	ausbalanciert.
TH4	4	Leber, Gallen-blase	Gallenprobleme, Gelb-sucht, Gürtelrose, Kopfschmerzen	Ich liebe meine Eltern und meine Eltern lie-ben mich.
TH5	.4	Kreislauf, Leber, Blut	Leberleiden, Fieber, Kreislaufschwäche	Ich bin in Kontakt zu meinem inneren Kind und höre ihm zu.
TH6	3	Magen	Magenbeschwerden, Sodbrennen, Ver-dauungsstörungen	Lebensfreude, Mut und Kraft bestimmen meinen Weg.
TH7	3	Gallen-blase	Geschwüre, Gastritis, Schwächegefühl, Schluckauf, Magen- und Verdauungsbe-schwerden, Schwäche der Bauchspeicheldrü-se	Von heute an treffe ich alle Entscheidun-gen mit Leichtigkeit.
TH8	3	Bauch-speichel-drüse	Abwehrschwäche, Milzprobleme, Blutlei-den, Diabetes	Die Süße und Kreati-vität meines Lebens sind grenzenlos.
TH9	3	Zwölffin-gerdarm, Neben-nieren	Allergien, Schuppen-flechte, Diabetes	Die Welt ist eine Pro-jektion meines Inne-ren.
TH10	3	Nieren	Nierenerkrankungen, Arterienverkalkung, chronische Müdigkeit	Alle meine Beziehun-gen sind von Liebe und Frieden getra-gen, weil ich alles annehmen kann.
TH11	3	Dünn-darm, Nieren, Harnleiter	Schwächen der Nie-ren, des Harnleiters, der Haut	Ich liebe den Kontakt zu anderen.
TH12	3	Blind-darm, Dünn-darm, Lymph-system	Rheuma, Blähungen, Stoffwechselstörun-gen, Unfruchtbarkeit, Wachstumsstörungen	Mit Leichtigkeit lasse ich alles los, was nicht wirklich zu mir gehört.

L1 (erster Lendenwirbel)	2	Eierstöcke, Dickdarm, Leistenpforte	Entzündungen, Darmstörungen jeder Art	Ich bin ein Teil der göttlichen/ schöpferischen Kraft.
L2	2	Gebärmutter, Blinddarm, Bauch, Oberschenkel	Blinddarmreizung, Übersäuerung, Krampfadern, Lymphstau, Krämpfe	Ein gesundes Selbstvertrauen erfüllt mich.
L3	2	Dickdarm, Geschlechtsorgane, Blase, Knie	Menstruationsprobleme, Blasenleiden, Fehlgeburten, Bettnässen, Impotenz, Wechseljahre, Kniebeschwerden	Ich bin liebenswert, weil es mich gibt.
L4	2	Beine, Prostata, Ischias	Ischias, Hexenschuss, Rückenbeschwerden, Harndrang, Prostataleiden, Störungen der Genitalien	Mit großen Schritten schreite ich voran.
L5	2	Mastdarm, Unterschenkel, Füße	Durchblutungsstörungen, Beinleiden, kalte Füße, Wadenkrämpfe	Ich habe mir dieses Leben, so wie es ist, selbst ausgesucht.
Kreuzbein	1	Hüfte, Gesäß	Skoliose, Verstopfung, Ischias, Hüft- und Beckenbeschwerden, Unterleibsprobleme	Ich bin sicher in meinen Entscheidungen.
Steißbein	1	After, Enddarm	Hämorrhoiden, Schmerzen beim Sitzen	Ich liebe mein Leben, meinen Körper, mein Geschlecht, mein Umfeld.

Eine Klientin hatte einen Bandscheibenvorfall. Ich bin mit meinen Fingern energetisch in den Körper eingedrungen, habe die Bandscheiben von den geistigen Freundinnen und Freunden energetisch an die richtige

Position schieben lassen und habe die Wirbelsäule energetisch behandelt. Das hat bei ihr zu einer Heilung geführt.

In der Ausbildung wurde bei einer Teilnehmerin die Wirbelsäule behandelt. An einer Stelle ließ sich eine Störung nicht mithilfe der Wirbelsäulenbehandlung auflösen. Ich habe getestet, dass an der Stelle eine Besetzung vorhanden war, habe die Besetzung nach der Botschaft gefragt und mithilfe der geistigen Freundinnen und Freunde in die geistigen Reiche begleiten lassen. Danach war die Störung in der Wirbelsäule ohne weitere Wirbelsäulenenergetisierung behoben. Die Teilnehmerin konnte spüren, dass sie nun aufrecht sein konnte und an der Stelle keine Schmerzen mehr vorhanden waren. Vorher hatte die Besetzung sie nach vorne herunter gedrückt.

Bei einer anderen Teilnehmerin ließ sich eine Blockade in der Wirbelsäule auch nicht mit der Wirbelsäulenbehandlung auflösen. Bei ihr lag an der Stelle der Wirbelsäule ein Fluch vor. Nach Auflösen des Fluches, mithilfe der geistigen Freundinnen und Freunde, war die Blockade in der Wirbelsäule behoben.

Bei der Harmonisierung der Wirbelsäule habe ich viele verschiedene Störungen gefunden: Negatives Karma, negative karmische Abhängigkeiten und Verträge, negative Verbindungen zu negativen vergangenen Leben, negative Gelübde, Flüche, maskierte Flüche, mehrfach maskierte Flüche, Gordische Knoten, negative Wesenheiten und Strukturen in der Wirbelsäule, Besetzungen, negative Gedanken oder Gefühle (Halswirbelsäule), eine Störung auf Seelenebene, kein Kontakt zum Höheren Selbst (Brustwirbelsäule), Existenzängste (Lendenwirbelsäule), ein negativer Einfluss von Vorfahren bis in die siebte Generation zurückgehend, Verstrickungen mit Menschen oder Lebenssituationen, Traumatisierungen, negative Einflüsse zum Zeitpunkt der Zeugung, im Bauch der Mutter, während der Geburt, in der Kindheit, in der Pubertät, im Erwachsenenalter, ein belasteter Schlafplatz, kein „Rückgrat haben", Störungen in den zugeordneten Organen, Chakren, Nebenchakren, Drüsen etc..

4.15.2 Harmonisierung des Rückenmarks

Laya: „Sollen wir das Rückenmark gesondert harmonisieren oder können wir es über die Wirbelsäulenbehandlung mit behandeln?"

GWS: „Du könntest es auch gesondert behandeln, wenn du es gerne differenzieren möchtest."

Laya: „Wie?"

GWS: „Es ist wichtig, dass das Rückenmark selbst in Fluss ist; d. h., dass das Rückenmark von oben nach unten und von unten nach oben fließen kann. Also, dass eine regelmäßige Bewegung gegeben ist. Du kannst mit deinen Händen hoch und runter und wieder hoch usw. streichen, sodass die Bewegung im Fluss ist. Bei einigen stockt der Fluss tatsächlich. Bei ihnen fließt es runter aber nicht wieder rauf. So kannst du es mit dem Tensor messen. Rechts herum ist es gut. Links herum ist es nicht gut. Manche möchten sogar ein sehr schnelles Tempo haben und sie fühlen sich auch sehr wohl damit. Einige fühlen sich wohler, wenn es langsamer geht. Was nicht gut ist und einen krankhaften Wert hat ist, wenn es hoch geht und dann da stehen bleibt oder wenn es nach unten fließt und dort stehen bleibt. Das Rückenmark soll im Fluss bleiben."

Laya: „Mit welchen Farben sollen wir die Harmonisierung unterstützen?"

GWS: „Die violette Flamme ist hervorragend dafür. Es ist die Aufgabe von Erzengel Raphael, mit dem grünen Licht zu heilen."

Laya: „Welche Farbe sollen wir erst in das Rückenmark schicken?"

GWS: „Erst Grün und dann Violett."

Laya: „Sollen wir mit Gold oder Silber stabilisieren?"

GWS: „Ja, das ist wunderbar so."

4.15.3   Kommunikation zwischen Wirbel, Organ bzw. Chakra

Laya: „Muss die Wirbelsäule mit den Chakren kommunizieren?"

GWS: „Ja, natürlich."

Laya: „Ist es wichtig, dass die Organe mit der Wirbelsäule kommunizieren?"

GWS: „Ja, im Grunde genommen ist ja alles eins auf einer gewissen Ebene, da die Wirbelsäule innen einen Kanal hat, den Spinalkanal. Durch den Spinalkanal fließt das Rückenmark. Das Rückenmark hat die Verbindung über die Organe und über das gesamte Nervensystem. Das sind die Kommunikationskanäle. Deswegen ist die Verbindung auch wichtig."

Die Tabelle in Kapitel „4.15.1 Harmonisierung der Wirbelsäule" ordnet jedem Wirbel ein Organ oder Körperbereich zu. Wir können untersuchen, ob der Wirbel mit dem zugeordneten Organ oder Körperbereich kommuniziert, indem wir festlegen, dass eine Rechtsdrehung des Tensors bedeutet, dass sie kommunizieren und eine Linksdrehung, dass sie nicht kommunizieren. Liegt keine Verbindung vor, legen wir eine Hand auf den Wirbel und die andere auf das Organ oder den Körperbereich, bitten die geistigen Freundinnen und Freunde um Verbindung und messen nach.

Analog können wir vorgehen, um zu testen, ob ein Wirbel mit dem zugeordneten Chakra in Verbindung steht und die Verbindung ggf. erzeugen lassen.

4.15.4   Kommunikation der Wirbel untereinander

Laya: „Müssen die einzelnen Wirbel auch miteinander kommunizieren?"

GWS: „Oh ja, dass ganz besonders, dass jeder einzelne Wirbelkörper mit dem Nächsten spricht. Ihr kennt dieses Spielchen „die stille Post" aus der Kindheit doch noch. Ihr flüstert eurem Nachbarn etwas ins Ohr und gebt es ihm dann so weiter. Genauso funktioniert es dann auch mit den Wirbelkörpern."

Laya: „Also ist es besonders wichtig, dass die, die über- und untereinanderliegen miteinander kommunizieren?"

GWS: „Ja, die direkt in Verbindung sind. Wenn der siebte Halswirbel eine Störung hat, dann schaust du, wie die Kommunikation zum sechsten Halswirbel und zum ersten Brustwirbel ist."

Dreht der Tensor rechts herum, stehen die zwei zusammenliegenden Wirbelkörper miteinander in Verbindung. Dreht er links herum, besteht keine Kommunikation. Wenn keine Verbindung besteht, legen wir eine Hand über die beiden Wirbel, lassen unseren anderen Arm schwingen und bitten die geistigen Freundinnen und Freunde um Verbindung. Wenn der Arm zur Ruhe kommt, hat die geistige Welt ihre Arbeit beendet. Wir bedanken uns und messen nach.

4.16 Zähne

GWS: „Zähne stehen ganz klar für die Entscheidungen. Sodann, wenn ihr ein gesundes Gebiss habt und der Biss stimmt, keine Kiefergelenksprobleme vorhanden sind, so geht es euch wirklich gut. Nicht wahr liebe Menschen? Zähne sind dazu da, euch zu sagen, bestimmte Situationen in eurem Leben nicht verbissen zu sehen. Versucht die Zähne einmal locker aufeinander zu legen. Und nehmt die Zähne als eine Wesenheit wahr, die euch hilft, Nahrung zu zerteilen. Genauso aber auch, die euch hilft, Wörter zu bilden. Zähne sind wertvoll. Zähne geben euch ein wunderschönes Gesicht. Stellt euch vor, ihr hättet keine Zähne. Euer Kiefer würde einfallen. Ihr seht es bei der jüngsten und bei der ältesten Generation an Menschen. Man sagte bereits früher auf der Erde, jemand, der gesunde Zähne hat, ist ein reicher Mensch. Und dies ist auch so. Denn dies ist ein Mensch, der ein klarer Mensch ist. Der klare Entscheidungen treffen kann und der auch klar nach diesen Entscheidungen lebt. Jemand, der sich nicht um seine Zähne kümmert, gibt sich zu weit in die Bequemlichkeit der Materie hinein. Sprich, Zähne haben auch etwas mit Bewegung an sich zu tun, mit der körperlichen Bewegung und natürlich auch mit der Bewegung, die Handlung betrifft.

Um Zähne aus der geistigen Ebene zu heilen wäre es schön, wenn ihr einen Ton singt. Z. B. das A, das O, also die Vokale singt und uns dabei bittet, all die negativen Energien aus den Zähnen herauszuziehen. Wir bringen dann diesen Müll zur sogenannten Müllverbrennungsanlage und Mutter Gaia hilft uns bei der Transformation.

Schaut euch einmal im Spiegel an. Öffnet den Mund und schließt ihn. Und schneidet euch endlich einmal eine Grimasse zu. Könnt ihr über euch selbst noch lachen? Schaut euch euer wunderschönes Lächeln an. Wenn ihr keine Zähne hättet, wäre da kein Lächeln. So ist ein herzliches Lächeln immer damit verbunden, dass gesunde Zähne vorhanden sind. Denn jemand, der keine schönen Zähne hat, würde sie dementsprechend auch nicht zeigen wollen.

Und für die Zähne ist es außerdem auch noch wichtig, dass sie auch mit bestimmten Organen in Verbindung stehen. Ihr kennt die sogenannte Organsprache aus dem geistigen Heilen. So könnt ihr mit dem Finger darauf zeigen und mit dem Tensor fragen, mit welchem Organ z. B. die Schneidezähne in Verbindung stehen, die Backenzähne oben, unten und so weiter. So könnt ihr auf der Organebene sogar noch heilen. Genauso, wie Organe mit Affirmationen in Verbindung gebracht werden können, ist es auch mit Zähnen und Affirmationen so.

Über Zähnen hält sich sehr oft dieses morphogenetische Feld der Angst auf und es ist wichtig, dies aufzulösen."

Laya: „Sollen wir das morphogenetische Feld auflösen, indem wir mit der violetten Flamme arbeiten und euch bitten, es aufzulösen?"

GWS: „Ja."

In einer Ausbildungsgruppe haben die Teilnehmenden getestet, ob sie das morphogenetische Feld der Angst bzgl. Zahnärztinnen und Zahnärzten berühren. Bei allen Teilnehmenden hat ihr Tensor ein „Ja" angezeigt. Wir haben die Angst in unserer Vorstellung von uns mit der Hand gegen den Uhrzeigersinn heraus gereinigt, in einer Kerzenflamme entsorgt und im Uhrzeigersinn mit der violetten Flamme Mut und Klarheit materialisieren lassen. Dann hat unser Arm durch seine Bewegung die Aktivität der geistigen Welt angezeigt. Nachdem der Arm zur Ruhe gekommen ist, haben alle sich bedankt und gemessen, dass ihre Angst vor Terminen bei Zahnärztinnen und Zahnärzten aufgelöst ist.

Laya: „Können wir so mit allen negativen Gefühlen und Mustern arbeiten, um sie auflösen zu lassen?"

GWS: „Genauso einfach ist es."

Laya: „Wie sollen die Menschen mit Karies in den Zähnen und Zahnproblemen allgemein umgehen?"

GWS: „Bei Karies in den Zähnen geht es darum, durch die geistige Chirurgie durch uns den Zahnschmelz zu härten. Dies könnt ihr selbstverständlich mit unserer Hilfe tun. Messt mit dem Tensor vorher und hinterher.

In erster Linie ist es wichtig, das übergreifende Thema zu sehen, ihre oder seine Entscheidungen im Leben zu fällen und gerade ab dem Jahr 2010 ist dies besonders wichtig. Denn ab dem Jahr 2010 ist es so, dass ihr von uns aus den geistigen Sphären besonders großen Rückenwind bekommt. Dadurch werden die Dinge, wenn ihr eure Entscheidungen getroffen habt, sehr schnell materialisiert werden hier auf der Erde. Es vergeht dann wirklich nicht viel Zeit. Nur, wenn ihr euch ständig damit zurückhaltet, Entscheidungen zu treffen, so wird es dann in Zukunft schwieriger und die Energie geht nach hinten los. D. h. physische Probleme nehmen dann noch eher zu anstatt ab und das ist ja nicht euer Ziel. Schaut wirklich, welche Entscheidungen liegen als Nächstes an, damit der Weg frei geebnet ist. Erst wenn ihr dann das Gefühl habt, ihr steht offen da und es kann so jetzt offen alles auf euch zukommen, dann verschwinden eigentlich auch die Zahnprobleme, egal ob es Schmerzen sind, ob es kariöse Zähne sind, ob es Kronenproblematiken sind, ob es Kieferbeschwerden sind, ob die Kiefergelenke ineinander verdreht sind, was es auch immer gibt, das verschwindet dann."

Laya: „Müssen die Menschen dann gar nicht mehr zum Zahnarzt gehen?"

GWS: „Wenn es ihren Zähnen gut geht, warum sollen sie dann zum Zahnarzt gehen?"

GWS: „Manche denken, dass wenn beim geistigen Heilen sofort geheilt wird, dann auch Spontanheilungen auftreten. Das ist auch so. Aber bei den Zähnen könnt ihr es euch folgendermaßen vorstellen. Ihr setzt eure Zähne jeden Tag ein. Es geht sehr viel Essen hindurch. Es geht sehr viel Flüssigkeit durch den Mund. Vor allen Dingen gehen feinstofflich Informationen durch das Sprechen durch. Und es ist keine Sache, die sich von jetzt auf gleich heilen lässt. Im Bereich der Zähne ist das extrem selten so. Wenn dies tatsächlich passiert ist es wunderbar, aber es ist extrem selten so, weil die Menschen nicht mehr entscheidungsfreudig sind. Demzufolge ihre Intuition nicht benutzen und so weiter. Dies zieht ja einen ganzen Rattenschwanz nach. Darum wäre es besser, an der Ursache zu arbeiten. Dann sind sie auch wieder glücklich, sind im Hier und Jetzt verankert und es gibt keine Probleme mit den Zähnen mehr."

Ich selbst war eine lange Zeit meines Lebens mit sehr starken Zahn- und Kiefergelenksproblemen konfrontiert, so dass es den Zahnärzten nicht möglich war, Kronen für mich anzufertigen und ich nur mit einfachen Provisorien und einer Plastikschiene im Mund leben konnte. Seitdem ich klare Entscheidungen in meinem Leben treffe und sie in die Handlung umsetze und ich meiner Lebensaufgabe nachgehe, das geistige Heilen an die Menschen weiterzugeben, habe ich keine Zahn- und/oder Kiefergelenksbeschwerden mehr.

Schwächen in den Zähnen können sich auf die zugeordneten Organe, Chakren, Drüsen, Gelenke und die Wirbelsäule übertragen und umgekehrt.

Ein Teilnehmer einer Ausbildungsgruppe von mir hatte Schmerzen in einem Schneidezahn. Nachdem ich die zugehörigen Organe und Chakren mithilfe der geistigen Freundinnen und Freunde harmonisiert habe, war der Zahn schmerzfrei.

Bevor wir unsere Zähne untersuchen, ist es wichtig, dass wir unser Halschakra (Kapitel „4.18.2 Harmonisierung der Chakren") und die Halswirbelsäule (Kapitel „4.15.1 Harmonisierung der Wirbelsäule") überprüfen und sie ggf. ausgleichen, da sonst die Messungen der Zähne verfälscht sein können.

Im Folgenden befindet sich eine Abbildung zu den Zähnen. In dieser Abbildung sehen wir den rechten Ober- und Unterkiefer und darunter den linken Ober- und Unterkiefer. „1" kennzeichnet die Schneidezähne in der Mitte. Von dort aus sind die Zähne durchnummeriert bis zu den äußeren Backen- und Weisheitszähnen („8"). Ferner zeigt die Abbildung die Organ-, Drüsen- und Chakrenzuordnung zu den Zähnen an.

Rechter Oberkiefer Zähne	8**	7	6	5	4	3	2	1*
Chakren	3 und 4	3		3 und 5		3 und 4	1 und 2	
Drüsen	Hypophyse	Schilddrüse		Thymusdrüse		Eierstökke, Hoden	Zirbeldrüse	
Organe, Körperbereiche	Herz, Dünndarm	Magen, Pankreas		Lunge, Dickdarm		Leber, Gallenblase	Niere, Blase, Urogenitales	
Rechter Unterkiefer Zähne	8**	7	6	5	4	3	2	1*
Organe, Körperbereiche	Herz, Dünndarm	Lunge, Dickdarm		Magen, Pankreas		Leber, Gallenblase	Niere, Blase, Urogenitales	
Drüsen						Keimdrüsen	Nebenniere	
Chakren	4 und 6	3 und 5		3		3	1	

* Schneidezahn, ** Weisheitszahn

LINKE SEITE:

Linker Oberkiefer Zähne	1*	2	3	4	5	6	7	8**
Chakren	1 und 2		3 und 4	2 und 5		3		4 und 6
Drüsen	Zirbeldrüse		Eier-stök-ke, Hoden	Thymusdrüse		Schilddrüse		Hypo-physe
Organe, Körper-bereiche	Niere, Blase, Urogenitales		Leber, Gal-len-blase	Lunge, Dick-darm		Milz, Magen		Herz, Dünn-darm
Linker Un-terkiefer Zähne	1*	2	3	4	5	6	7	8**
Organe/ Körper-bereiche	Niere, Blase, Urogenitales		Leber, Gal-len-blase	Magen, Milz		Lunge, Dick-darm		Herz, Dünn-darm
Drüsen	Nebenniere		Keimdrüsen					
Chakren	1		3 und 4	3		2 und 5		4

* Schneidezahn, ** Weisheitszahn

132

Wir messen für jeden unserer Zähne, ob unser Tensor rechts und rund dreht, weil der Zahn gesund ist. Dreht der Tensor links herum, liegt eine Schwäche vor. Alle anderen Bewegungen des Tensors schließen wir mit unserer Absicht aus.

Dann testen wir die zugehörigen Chakren („4.18.2 Harmonisierung der Chakren"), die zugehörigen Drüsen („4.19 Drüsen"), die zugehörigen Organe („4.13.1 Harmonisierung der Organe etc."), die Affirmationen (siehe unten), den Zahn und gleichen sie ggf. aus. Wir bitten die geistigen Freundinnen und Freunde um Heilung des Zahnes, reinigen mit der Hand gegen den Uhrzeigersinn, entsorgen die verschmutzte Energie z. B. in einer Kerzenflamme, energetisieren im Uhrzeigersinn mit Grün, dann mit Violett, stabilisieren mit Gold oder Silber und arbeiten mit der positiven Affirmation (siehe Kapitel „4.11 Violette Flamme"). Danach bedanken wir uns und messen nach.

Hier führe ich noch einmal die Affirmationen zu den Organen auf:

Blase: „Mut und Zuversicht bestimmen mein Leben."

Dickdarm: „Mit Leichtigkeit lasse ich alles los, was nicht zu mir gehört."

Dünndarm: „Leicht und freudig nehme ich neue Erfahrungen an."

Gallenblase: „Kreativität und Frieden bestimmen meinen Weg."

Herz: „Die Liebe meines Herzens fließt durch meinen Körper und heilt ihn."

Leber: „Ich kritisiere weder mich selbst noch andere. Ich denke und handele in Frieden."

Lunge: „Ich liebe das Leben."

Magen: „Mühelos verdaue ich alle Eindrücke meines Lebens."

Milz: „Ich betrachte alles mit Freude und Frieden."

Nervensystem: „Ab sofort gehe ich ruhig und gelassen an alle Entscheidungen heran."

Nieren: „Ich bin von liebevollen Menschen umgeben."

Pankreas: „Ich erzeuge die Süße in meinem Leben."

Urogenitales: „Ich genieße meine Sexualität und liebe Kinder."

4.16.1 Harmonisierung der Zähne

Zähne stehen dafür, dass wir klare Entscheidungen treffen und sie in die Handlung umsetzen. Ferner sollten wir nicht verbissen sein.

Wenn der Tensor bei der Untersuchung eines Zahnes nicht rechts und rund dreht, liegt eine Störung vor. Wir können die geistigen Freundinnen und Freunde bitten, alles Negative aus unseren Zähnen herauszuziehen und dabei einen Vokal (a, e, i, o, u) singen.

Ferner können wir einen Zahn direkt harmonisieren, indem wir ihn in der Visualisierung unserer Zähne mit Linksdrehungen unserer Hand reinigen, die verschmutzte Energie z. B. in einer Kerzenflamme entsorgen, mit Rechtsdrehungen mit grünem Licht (und Erzengel Raphaels Hilfe), dann mit Rechtsdrehungen mit der violetten Flamme (und St. Germains Hilfe) energetisieren und mit Gold oder Silber durch Darüberstreichen stabilisieren. Wir bedanken uns und messen nach.

Entzündungen und Eiter können aufgelöst werden, indem wir sie mit einem vorgestellten Staubsauger mit Linksdrehungen unserer Hand herausziehen, z. B. in einer Kerzenflamme entsorgen, den Bereich mit Rechtsdrehungen unserer Hand mit blauem Licht energetisieren und mit einem vorgestellten Pflaster aus silbernem Licht, durch Darüberstreichen mit unserer Hand, stabilisieren.

4.16.2 Geistreiche Chirurgie

Um neue Zähne entstehen zu lassen oder vorhandene Zähne zu verändern, können wir die Technik der Geisteschirurgie anwenden. Dazu bitten die geistigen Freundinnen und Freunde, durch uns den Zahn durch einen Neuen zu ersetzen oder zu verändern und schauen zu, wer aus den geistigen Reichen kommt und wie sie den Zahn ersetzen oder verändern. Wir können währenddessen durch Rechtsdrehungen mit der Hand den vorgestellten Zahn energetisieren lassen und dann durch die Bewegung unseres Armes die Aktivität der geistigen Welt anzeigen lassen. Steht der Arm still, haben die geistigen Freundinnen und Freunde den Zahn durch einen neuen Zahn ersetzt oder verändert. Wir bedanken uns und messen nach.

Das können wir bei Bedarf täglich wiederholen bis unser Tensor uns anzeigt, dass dort ein neuer Zahn ist, bevor wir die Geisteschirurgie angewendet haben.

Geisteschirurgie wirkt immer. Die geistigen Freundinnen und Freunde gehen dabei immer so weit, wie die betreffende Person es verkraften kann. Es kann auch sein, dass noch bestimmte Lernerfahrungen gemacht werden sollen, die mit einem gesunden Zahn nicht gemacht werden können. In den Fällen ist durch die Geisteschirurgie nicht sofort ein völlig gesunder Zahn vorhanden.

Auch für alle Kronen, Prothesen, Teilprothesen, Brücken, verblockten Zähne, fehlenden Zähne, toten Zähne, Zähne mit Karies oder in einer anderen Weise gestörten Zähne, können wir die geistigen Freundinnen und Freunde bitten, mit geistiger Chirurgie neue Zähne zu materialisieren oder vorhandene Zähne zu verändern.

Wir können mit dem Tensor testen, ob es galvanische Ströme zwischen Zähnen aufgrund der verwendeten Materialien gibt und welche Zähne betroffen sind. Wir können fragen, ob wir Zahnmaterialien wie Stifte oder Klebstoffe für Kronen und Legierungen in unserem Mund haben, die wir nicht vertragen. Wir können testen, ob Zahnspangen, ein falscher Biss einzelner Zähne und Kronen, Zysten und Entzündungen zu Störungen führen. Falls das der Fall ist, können wir die geistigen Freundinnen und Freunde bitten, mit geistiger Chirurgie die Schwächen aufzuheben, wie in diesem Kapitel beschrieben ist.

4.17 Aura

GWS: „Die Aura umgibt euch als sehr großer Schutzmantel. Dieser Schutzmantel ist enorm wichtig für euch, denn er fängt alle Emotionen und Umwelteinflüsse auf, die ihr über die Aura wahrnehmt. Wenn ihr die Aura sehen könntet, so würdet ihr ein wildes Farbgemisch wahrnehmen. So würdet ihr auf der Stelle sehen, welche Menschen in Aggressionen leben, welche Menschen gerade im Frieden sind, welche Menschen gerade traurig sind. Dies alles ist euer sogenannter Schutzmantel. Dieser Schutzmantel entscheidet ganz klar darüber, was der physische Körper damit macht, bzw. was er in Gesundheit und was er in Krankheit umsetzt. So ist es bei euch auf der Erde wissenschaftlich bewiesen, dass die Krankheit von außen nach innen wandert. So ist es das, wenn wir sagen, eure Gedanken bestimmen eure Umwelt, bestimmen euer Sein hier auf der Erde und bestimmen natürlich in einem gewissen Maße auch die Aura von euch. D. h., wenn ihr z. B. die beste Laune habt und ihr wollt abends mit einer Freundin oder einem Freund ausgehen. So geht ihr in ein Restaurant eurer Wahl und bestellt euch ein Essen. Ihr unterhaltet euch fröhlich und es ist alles toll und dann kommt das Essen. Nach dem Essen stellt ihr fest, dass ihr müde, schlapp und zunehmend aggressiv seid. Ihr könnt es gar nicht erklären, warum dies eigentlich so ist. So fängt es damit an, dass, wenn z. B. ein Koch sein Essen unter Stress zubereitet, unter Zeitdruck oder emotionalem Druck, dass ihr all dies in euer Essen mit hineinbekommt. Sogar allein schon der Kellner, der Ober, der euch das Essen bringt, ist tatsächlich fähig, mit seiner Aura dieses Essen zu beeinflussen. Deswegen ist es z. B. auch so wichtig, wenn wir sagen, dass ihr bitte das Essen absegnen lasst von uns aus der geistigen Welt, von dem Göttlichen. Denn so habt ihr wieder eure Energie. Wir gaben euch auch diese wunderbare Schutzübung mit der roten Lichtsäule und den Fenstern*, die ihr dann für euch generell durchführen könnt. Denn meine lieben Freunde, je lichter ihr werdet, umso mehr seid ihr zugänglich für alle Emotionen. Ihr seht es z. B. sehr, sehr verstärkt an den Kindern. Kinder mögen grundsätzlich von Geburt an keine großen Menschenansammlungen, weil sie plötzlich Emotionen abbekommen, mit denen man das Kind vorher gar nicht gekannt hat. Die Kinder fangen plötzlich an zu schreien und ihr fragt euch, woran kann es nur liegen. Dies ist die Aufnahme über die Aura. Darum ist die Aura so sehr wichtig. Es gibt einige Methoden, die Kirlianfotografie z. B., um die Aura sichtbar werden zu lassen. So gibt es zum Glück auch viele hellsichtige Menschen, die fähig sind, diese Aura zu sehen. So gibt es in der Aura viele Löcher, Zerrissenheit allgemein, bestimmte Charakterzüge spiegeln sich in der Aura wider. Darum seht dies wirklich als einen Schutzmantel an, der euch umarmt. Und schaut im Außen, ob sie tatsächlich einen Schutzmantel für euch darstellt.

Ihr wisst bereits aus Büchern, die schon seit längerer Zeit hier auf der Erde existieren, wie viele Schichten die Aura hat, wie breit einzelne Auraschichten sind. All dies wollen wir hier jetzt nicht in den Vordergrund stellen. Darauf kommt es nicht an. Wir möchten euch nur sagen, dass ihr bitte bewusst in die Handlung gehen sollt, wenn es um eure Aura geht. Wie konsequent seid ihr wirklich, wenn ihr merkt, dass ihr ein Essen zu euch nehmt, das euch schwach macht, das euch aggressiv macht. Die meisten Menschen von euch bleiben einfach sitzen. Es wäre ein Grund aufzustehen und das Restaurant zu verlassen. Deswegen ist es so wichtig, wenn wir sagen, geht in die Handlung.

Oder was findet zum größten Teil noch an den Schulen statt, wenn ihr euch die Kinder anschaut? Warum gibt es so viele aggressive Kinder? Aber dies ist ein anderes Thema. Auch bei vielen alten Menschen z. B. kann man feststellen, sie riechen nicht nur nach dem Tod. Man spürt tatsächlich diesen Übergang. Man kann diesen Übergang auch riechen. Und man kann dies natürlich auch in der Aura sehen. Ihre Aura wird immer dünner, wird immer zarter, ist schon fast nicht mehr da. Und sie hat kaum noch Schutzfunktion, denn der physische Körper gibt sich mehr und mehr auf. Ja, liebe Freunde, dies sei allgemein zur Aura erzählt."

Laya: „Wie können wir als geistig Heilende die Aura reinigen?"

GWS: „Ihr könnt sie duschen. Also stellt euch tatsächlich vor, dass Wassertropfen auf die Aura kommen und dass ihr sie von oben nach unten reinigt, sozusagen alles rauszieht. Und ihr könnt tatsächlich diese Wassertropfen mit den Händen nachempfinden. Dann streicht sie glatt und streichelt sie. Seid zart zur Aura. Dies ist wichtig. Es ist auch wichtig, dass, wenn ihr mit der Aura arbeitet, tatsächlich auch mit euren Händen zart daran arbeitet. Sie ist wirklich wie ein rohes Ei zu sehen. Von Gedanke zu Gedanke ist die Aura fähig, sich ständig zu verändern."

Laya: „Wie weit ist die Auraschicht entfernt, die wir ausstreichen?"

GWS: „Wenn ihr einen menschlichen Körper vor euch habt und ihr teilt ihn mit euren Händen der Hälfte nach auf und diese Hälfte setzt ihr an den physischen Körper dran. Soweit könnt ihr in der Aura behandeln. Ihr könnt euch vor einen Spiegel stellen und ansehen. Schaut, an welcher Stelle ihr am Breitesten seid. Geht mit beiden Händen an diese Stelle, teilt euren Körper in zwei Hälften. Dann gebt das Ganze nach außen daran."

Laya: „Wie heißt diese Auraschicht, in der wir reinigen, Löcher schließen und ausgleichen?"

GWS: „Ihr könnt sie als die physische Auraschicht bezeichnen. Dort treten Krankheiten schon viel, viel eher auf. Aber dort seid ihr tatsächlich fähig, als geistig Heilende dies zu behandeln, damit es sich nicht auf den physischen Körper überträgt."

Laya: „Und dann streichen wir die Aura aus. Sind verschiedene Richtungen dabei wichtig?"

GWS: „Wenn ihr rein intuitiv merkt, ihr habt jemanden, der sehr abgehoben wirkt, so streicht ihn nach unten aus zur Erdung. Wenn jemand zu wenig im geistigen Bereich ist, also die Öffnung nach oben noch nicht so weit vorhanden ist, so streicht die Aura nach oben aus. Geht rein intuitiv vor. Es geht nicht um das Missionieren."

Laya: „Sollen wir so einmal um den Körper gehen und die Aura ausstreichen?"

GWS: „Ja."

Laya: „Gleichen wir damit zu viel und zu wenig Energie aus? Können wir damit auch kleinere Löcher schließen? Und die größeren schließen wir mit der Pflastertechnik?"

GWS: „Ja."

Laya: „Sollen noch andere energetische Arbeiten an der Aura angewendet werden?"

GWS: „Ihr lebt heute in einer Welt der Reizüberflutung. Deswegen ist es wichtig, dass ihr als geistig Heilende mit Ruhe und mit Zartheit an die Aura geht. In den Städten findet z. B. eine Reizüberflutung statt. Ihr könnt es euch vorstellen wie einen Blitz, der durch eure Aura fährt. Es sind ständig große Zacken vorhanden. Dieses Glatte, Runde, Anerkennende im Leben ist nicht gegeben. Deswegen möchten wir euch sagen, gerade wenn ihr z. B. reizüberflutet seid, so streicht eure Aura unbedingt aus. Versucht, nicht zu viele Reize im Außen wahrzunehmen und euch etwas zurückzuziehen. Seht ihr, es soll in den nächsten Jahren selbstverständlich sein, dass jede und jeder ganz klar spürt, an welche Orte sie oder er gehört und an welche Orte nicht. Sodass demzufolge konsequentes Handeln angesagt ist. Es geht nicht mehr darum, von einem Therapeuten, Psychologen, Heiler usw. zum Nächsten zu gehen. Diese sind zurzeit noch sehr wichtig und das ist auch wunderbar. Aber das Ziel ist, dahin zu kommen, dass jeder rein intuitiv selber spürt, was für ihn gut oder nicht gut ist. Am besten natürlich nur, was für ihn gut ist und auch danach zu leben. Dies ist das Wichtigste. Den Unterschied zu spüren, wann das Ego im Vordergrund ist und wann ist die bedingungslose Liebe im Vordergrund. Ihr merkt, es ist eine enorm spannende Zeit."

* Kapitel „4.8 Schutz und Abtrennung"

4.17.1   Ausstreichen der Aura

Die Aura ist ein energetisches Feld um den menschlichen Körper. Es gibt dort sieben verschiedene Schichten, die wir über die Chakren harmonisieren. Die Aura ist mit dem Körper, dem Nervensystem und dem Denkbewusstsein verbunden.

Wir arbeiten hier auf Ebene der physischen Aura. Wenn wir unseren Körper in unserer Visualisierung (Vorstellung) von uns vor uns in Hälften teilen und jede Hälfte zu unserem Körper außen hinzufügen, ist das der Abstand der physischen Aura.

Wir beginnen mit dem Reinigen und dem Kämmen der Aura. Dadurch werden auch Bereiche von zu viel und zu wenig Energie ausgeglichen und kleinere Löcher geschlossen. Die Aura hat Strahlen, die wie bei einer Sonne abstehen. Wenn sie herunterhängen oder verknotet sind, können wir geschwächt oder krank sein.

Wir stellen uns vor, dass wir vor uns stehen und streichen mit unseren Händen sehr sanft über die Aura unserer Visualisierung vor uns von oben nach unten. Das erdet gleichzeitig. Dabei stellen wir uns vor, dass Wassertropfen aus unseren Händen strömen und die Aura reinigen. Gleichzeitig massieren wir die Aura sanft mit bedingungsloser Liebe. Falls wir nicht gut in Kontakt mit den geistigen Freundinnen und Freunden oder sehr erschöpft sind, können wir nach dem Ausstreichen von oben nach unten auch von unten nach oben streichen. So gelangt keine verschmutzte Energie in unserem Kopfbereich und wir sind wach und vital.

Wir stellen uns vor, dass wir mit unseren Handinnenflächen verschmutzte Energie herausziehen. Dabei benutzen wir nicht unsere Fingerkuppen zum Reinigen, da sie zu scharf sind. Wenn wir beim Ausstreichen in unserer Vorstellung unten bei unseren Füßen angekommen sind, heben wir unsere Hände an und schleudern die verschmutzte Energie z. B. in eine Kerzenflamme oder entsorgen sie auf unsere Art und Weise. Durch die Kerzenflamme wird die Verbindung zwischen der geistigen Welt und der Materie geschaffen. Wenn wir uns im Freien aufhalten, können wir die verschmutzte Energie auch wegschleudern. Draußen verpufft sie. Danach bewegen wir unsere Hände noch einmal auf der gleichen Bahn und bewegen die Finger ein wenig, um die Aura wie mit einem Kamm zu kämmen und schütteln dann die verschmutzte Energie aus dem „Kamm" heraus. Auf die Art und Weise streichen wir unsere ganze vorgestellte Aura (vorne, an den Seiten, hinten, oben, unten) von uns aus und kämmen sie auf jeder Bahn direkt nach dem Ausstreichen der Bahn.

Eine Klientin war mit ihrer Aufmerksamkeit immer bei anderen und in Bezug auf ihre Familie bestand ein sehr negatives morphogenetisches Feld. Es ist die Ebene der Aura, auf der wir uns von anderen Menschen Energie entziehen lassen. Sie hat das Ausstreichen ihrer Aura sehr intensiv gespürt und fühlte sich danach sehr glücklich, leicht und frei. Ich habe wahrgenommen, dass die geistigen Freundinnen und Freunde sehr viel negative Energie durch mich aus ihrer Aura gezogen haben.

Wenn jemand nach einer Krebsoperation mit Chemotherapie behandelt wurde, ist seine Aura zerrissen und verschmutzt. In dem Fall ist das häufige Ausstreichen der Aura sehr wichtig.

Laya: „Bei einer Klientin konnte ich in ihrer Aura eine dicke Mauer spüren. Was war das?"

GWS: „Bei ihr steht ihr eigener Wille ihr im Weg und schafft eine Mauer um sie herum. Bis sie erfassen kann, was für eine Ganzheit gerade auf sie zukommt, wird es noch einige Zeit in Anspruch nehmen. Aber sie ist auf dem besten Wege."

4.17.2 Erdstrahlen

In der Aura finden wir Verursacher von Krankheiten. Eine Ursache kann eine Erdstrahlenbelastung sein durch Wasseradern, Gesteinsverwerfungen und/oder Gitternetze. Wenn wir durch Erdstrahlen belastet sind, können wir das in unserer Aura messen und die negative Wirkung für uns auflösen lassen.

Literaturempfehlung: „Medizin zum Aufmalen" von Petra Neumayer und Roswitha Stark.

Erdstrahlen sind u. a. Wasseradern. Dabei handelt es sich um große unterirdische Wasserläufe, die aus dem versickernden Regen entstehen. Fließendes Wasser kann Störzonen bilden, die belastend für lebende Organismen sein können. Schläft ein Mensch lange Zeit auf einer Wasserader, kann das zu verschiedenen Beschwerden führen, angefangen bei Kopfschmerzen und Schlafstörungen bis hin zu Herzleiden oder Krebs. Besonders belastend kann es sein, auf einer Wasseraderkreuzung zu schlafen.

Gitternetze sind Reizstreifen, die mit dem Magnetfeld der Erde zusammenhängen und bei lebenden Organismen zu gesundheitlichen Belastungen führen können. Hartmann- und Benker-Gitter verlaufen in Nord-Süd- und in Ost-Westrichtung, das Curry-Gitter verläuft in Südwest-Nordost und Nordwest-Südost-Richtung. Besonders schädlich für den Menschen sind die Kreuzungspunkte der Gitterlinien.

Gesteinsverwerfungen und –brüche sind unterirdische Bruchzonen im Gestein der Erde, die durch Verschiebungen der Erdplatten entstanden sind. So kann es sein, dass verschiedene Metalle sich berühren und eine elektrische Spannung entsteht. Verwerfungen können mehrere hundert

Meter breit sein. Sie sind besonders pathogen, wenn sie sich mit anderen Erdstrahlen kreuzen.

Die GWS hat ein Symbol durchgegeben, um die negative Wirkung von Erdstrahlen für uns aufheben zu lassen.

GWS: „Zeichnet einen Kreis im Uhrzeigersinn und streicht diesen Kreis wie mit einem X durch, die Striche werden von oben nach unten gemalt. Dann zeichnet darunter ein Zeichen, wie eine Welle mit drei Wellenzeichen nach oben und drei nach unten. So bittet auch gleichzeitig jemanden aus unserer Firma (GWS) zur Gegenwart und zwar ist dies Hematos. Bittet Hematos um seine Hilfe. Hematos stammt aus dem lemurischen Bewusstsein und ist eine Wesenheit, die sich mit der Erde damals noch bewusster auseinandergesetzt hat, als ihr jetzt hier. Er hat mit der Erde gesprochen und konnte die Erde positiv beeinflussen, genauso wie negativ. Aber in seinem Sinne war es damals positiv. Deshalb hatte er auch diese außerordentliche Kraft, die gebraucht wird. Sodann malt dieses Zeichen auf ein Blatt Papier und wiederholt dabei mantrenmäßig den Namen „Hematos". So verleiht ihr diesem Symbol die Einzigartigkeit und die Kraft, die es benötigt. Dieses sollte bitte einmal als Ritual angewandt werden. Zündet dabei eine Kerze an, malt es dann bewusst auf und wiederholt mantrenmäßig „Hematos"."

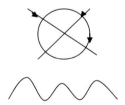

Laya: „Gibt es noch andere Erdstrahlen, die wir Menschen noch nicht kennen?"

GWS: „Es gibt noch weitaus mehr als die bekannten Erdstrahlen, wie Meteoriten. Was es noch gibt, sind alles Wörter, die hier auf der Erde noch nicht bekannt sind und die erst nach und nach durchsickern werden."

Laya: „Gilt das Symbol auch für die anderen Erdstrahlen?"

GWS: „Dieses Symbol gilt auch für die anderen Ereignisse. Ja, ihr könnt es so gebrauchen. Versteht ihr, es ist ja nur wichtig, dass ihr euch dadurch bewusster damit auseinandersetzt. Dass euer Geist dadurch animiert wird zu arbeiten. Um dieses noch weiter in allen Einzelheiten auszuführen, dieses würde in den Bereich gehen, wo es für euch doch zum größten Teil unvorstellbar wird und dies möchten wir nicht. Wir möchten ja die geistige Welt, also uns, hier auf die Erde bringen. Von daher braucht es einzelne wichtige und effektive Übungen, die nicht zu kompliziert sind. Versteht ihr, eure äußere Welt beinhaltet ständige Reize. Ihr überflutet euch. Und es ist für die meisten Menschen sehr schwierig, ihren Geist auf eine Sache klar auszurichten. So sollte dies auch erst einmal antrainiert werden. Deshalb auch diese kurzen Übungen."

Laya: „Kann das Symbol, auf Papier aufgezeichnet, sich vollsaugen und so seine Wirkung verlieren?"

GWS: „Ja, testet es mit eurem Tensor und reinigt es gegen den Uhrzeigersinn, falls es nicht mehr wirkt."

Laya: „Sollen wir austesten, wie viele Symbole wir zur Entstörung nutzen sollten?"

GWS: „Je nachdem, was es gerade für Bedürfnisse gibt. Das könnt ihr austesten."

Wir visualisieren uns vor uns stehend, halten den Tensor oben in die Aura unserer Visualisierung von uns und fragen für die ganze Aura, ob wir durch Erdstrahlen belastet sind. Wir können auch an den Füßen in unserer Aura messen, weil unsere Füße die Erde berühren. Dreht unser Tensor rechts herum, heißt das „Ja", dreht er links herum, heißt das „Nein".

Liegt eine Belastung vor, können wir auf einer Skala von 1 bis 12 die Stärke messen. Grad 1 bedeutet, dass die Strahlung für uns verträglich ist, Grad 12 ist die stärkste Belastung, ab Grad 5 können psychische, seelische oder körperliche Beschwerden auftreten. Wir malen das Symbol zum Auflösen der negativen Wirkung von Erdstrahlen auf uns in unsere Aura und testen mit dem Tensor nach, ob die Belastung aufgelöst ist.

Eine Ausbildungsteilnehmerin hatte in ihrer Aura gemessen, dass sie Erdstrahlen belastet war. Sie hat das Symbol zum Auflösen der negativen Wirkung von Erdstrahlen in ihre Aura gemalt und konnte messen, dass sie danach nicht mehr durch Erdstrahlen belastet war. Dennoch fühlte sie sich sehr schlecht. Ich habe gemessen, dass sie in vergangenen Leben schwarzmagisch mit Symbolen gearbeitet hat. Nachdem Erzengel Michael auf meine Bitte hin die Verbindungen zu den vergangenen Leben aufgelöst hat, fühlte sie sich sehr wohl.

Falls wir angezeigt bekommen, dass eine Erdstrahlenbelastung vorliegt bzw. vorlag, sollten wir unbedingt unseren Schlafplatz untersuchen. Dazu müssen wir nicht vor Ort sein. Wir testen mit dem Tensor unser Bett dort, wo nachts unser Kopf, unser Oberkörper, unser Unterkörper, unsere Beine liegen. Dreht der Tensor rechts herum für „Ja", liegt eine Erdstrahlenbelastung vor, sonst nicht. Auf diese Weise können wir auch unseren Arbeitsplatz, unseren Lieblingssessel und andere Orte testen. Wenn der untersuchte Bereich erdstrahlenbelastet ist, können wir das Symbol in die Luft über den Ort malen, um die negative Wirkung für uns auflösen zu lassen und mit dem Tensor nachmessen. Oder wir malen das Symbol auf Papier auf. Dazu testen wir, wie viele Symbole wir brauchen und wo sie liegen sollen, legen sie an die Orte, zünden eine Kerze an und wiederholen mantrenmäßig „Hematos". Auf Papier aufgemalt sollte das Symbol bei Bedarf mit der Hand gegen den Uhrzeigersinn gereinigt werden. Wir bedanken uns und messen nach, ob die Erdstrahlenbelastung für uns aufgelöst ist.

Im Kapitel „5.2 Lokale Erdheilung" wird beschrieben, wie wir Orte umfassend mit Hilfe der geistigen Freundinnen und Freunde harmonisieren können.

4.17.3   Elektrosmog, Handystrahlen

Weitere Verursacher von Krankheiten können Elektrosmog und Handystrahlen sein. Der menschliche Organismus besteht zu einem großen Teil aus Wasser, einem idealen Leiter. Alle unsere Körperabläufe werden von natürlichen elektrischen Impulsen niedriger Frequenz geregelt. Werden wir durch die Technisierung unserer Umwelt höheren Frequenzen ausgesetzt, kann das Stress und Krankheiten in uns auslösen.

Die GWS hat ein Symbol für uns durchgegeben, um die negative Wirkung von Elektrosmog und Handystrahlen auf uns aufzulösen:

GWS: „Nehmt ein Dreieck mit der Spitze nach unten und in dem Dreieck wiederum hält sich ein Kreis auf. Das Dreieck und der Kreis werden gegen den Uhrzeigersinn gezeichnet. Und in der Mitte befindet sich noch ein kleiner Punkt."

Laya: „Reicht es, dass wir dieses Symbol in die Luft mit der Hand zeichnen oder sollen wir es auf Papier malen und irgendwo hinlegen?"

GWS: „Da ihr multidimensionale Wesen seid, würden wir euch empfehlen, dies aufzumalen und eventuell an diese Geräte zu kleben. Denn dann ist dieser Schutz grundsätzlich vorhanden. Ihr könnt es aber ebenfalls im Geiste machen, wenn ihr zum Beispiel in große Kaufhaushallen kommt und ihr merkt, dass sich plötzlich irgendwelche Geräte lahm legen, wenn ihr dort entlang geht. Es gibt diese hochsensiblen Seelen, die dies können. Sodann ist dies auch euer eigener Schutz. Aber denkt daran, dass wenn ihr selber Maschinen lahm legen könnt, so raubt euch diese Maschine in dem Moment auch wieder Energie. Es geht immer um das Geben und das Nehmen."

Laya: „Wenn wir uns in unserer ganzen Wohnung vor Elektrosmog schützen wollen, können wir dieses Symbol aufmalen und irgendwo groß in die Wohnung legen oder hängen?"

GWS: „So ist es möglich, das Symbol z. B. bei einem Computermonitor vor das Gerät zu legen oder es an das Gerät zu kleben oder es darunter zu legen. An welcher Stelle ihr es anbringt, ist nicht wichtig. Hauptsache, ihr habt rein intuitiv einen Ort, von dem ihr sagt, „Ja", da fällt es mir auf."

Laya: „Kann das Symbol zum Auflösen von Elektrosmog und/oder Handystrahlen, auf Papier aufgemalt, sich vollsaugen und so seine Wirkung verlieren?"

GWS: „Ja. Testet es mit eurem Tensor und reinigt es gegen den Uhrzeigersinn, falls es nicht mehr wirkt."

Laya: „Sollen wir austesten, wie viele Symbole wir zur Entstörung nutzen sollten?"

GWS: „Je nachdem, was es gerade für Bedürfnisse gibt. Das könnt ihr austesten."

Die Strahlung ist durch das Entstörungssymbol nicht weg, sondern die Wirkung wird für unseren Organismus verträglich bzw. aufgehoben.

Genauso, wie die negative Wirkung von Erdstrahlen auf uns in der Aura messbar ist, ist es auch die Wirkung von Elektrosmog und Handystrahlen.

Wir halten unseren Tensor oben in die Aura unserer Visualisierung von uns und fragen für die ganze Aura, ob eine Belastung durch Elektrosmog und/oder Handystrahlen bei uns vorliegt. Dreht der Tensor rechts herum, bedeutet das „Ja", links herum bedeutet „Nein". Wenn unser Computer oder unser Fernseher uns mit Elektrosmog belastet, können wir das in unserer Visualisierung unserer Aura auch an unseren Augen messen. Eine Belastung durch Handystrahlen und schnurlose Telefone können wir auch an den Ohren messen. Liegt eine Belastung vor, können wir auf einer Skala von 1 bis 12 die Stärke messen. Grad 1 bedeutet, dass die Strahlung für uns verträglich ist, Grad 12 ist die stärkste Belastung. Ab Grad 5 können psychische, seelische oder körperliche Beschwerden auftreten.

Wenn bei uns eine Belastung durch Elektrosmog und/oder Handystrahlen vorliegt, malen wir mit der Hand das Symbol zum Auflösen der negativen Wirkung von Elektrosmog und/oder Handystrahlen auf uns in unsere vorgestellte Aura. Wir messen nach, ob unser Tensor nun links herum dreht, weil kein Elektrosmog und/oder keine Handystrahlen auf uns wirken.

4.17.4   Wechselwirkung elektrische Geräte und Mensch

GWS: „Denkt daran, dass, wenn eure Energien immer weiter ansteigen, die ganzen elektrischen Geräte in eurem Umkreis reagieren werden. Entweder gehen sie kaputt oder ihr selber habt das Gefühl, dass ihr sie überhaupt nicht mehr braucht. Und irgendwann werden die Rechnungen euch auch zu hoch werden, wenn ihr ständig neue Sachen kaufen müsst. So ist es wichtig, die Schwingungen um zu modellieren und in sanfte Schwingungen zu bringen."

Laya: „Welche Wechselwirkung gibt es zwischen elektrischen Geräten und Menschen und wie können die Menschen die elektrischen Geräte harmonisieren?"

GWS: „Es ist abhängig davon, wie ihr Menschen tickt, wie eure inneren Uhren ticken. Seid ihr friedvolle, geduldige Menschen, habt ihr demzufolge ein hohes Schwingungsfeld um euch herum, kann es so manchen Kühlschrank, so manchen Computer, so manche Uhr, so manchen Fernseher, wie auch immer, komplett lahm legen. Nun gibt es zusätzlich sogar noch Wesenheiten bei euch, die hohe geistige Kräfte besitzen. Und wenn dies dann noch mit hinzukommt, so geht der eine oder andere

Computer auch schon einmal kaputt dabei oder er kommt am Anfang nicht in Schwingung. Weil die Schwingung der technischen Geräte grundsätzlich eine immer gleichbleibende, eine fast lineare Schwingung ist, aber ihr nichtlinear schwingt. Und es geht bei dieser linearen Schwingung eben auch darum, dass elektrische Geräte euch wiederum noch Energie entziehen können. Dadurch, dass sie linear sind, dass sie so konservativ sind. Ihr würdet es, rein menschlich gesehen, als konservativ oder autoritär bezeichnen, ja. Wie würdet ihr mit einem Kind umgehen?"

Laya: „Es in Licht und Liebe hüllen."

GWS: „Genauso und genauso geht bitte auch mit elektrischen Geräten um. Die höhere Schwingung kann dann, in dem Moment, anders wirken. Mit anders meinen wir: Die lineare Schwingung und die nichtlineare Schwingung können sich zumindest in der Mitte treffen. Dies ist sozusagen das Prinzip der Dualität zwischen euch und den elektrischen Geräten. Wir haben euch das Symbol zum Auflösen von Elektrosmog und Handystrahlen gegeben. Mit diesem Zeichen könnt ihr so arbeiten, dass ihr es entweder an das Gerät malt oder es im Geiste aufmalt. Damit ihr das Zeichen nicht vergesst, wäre es wahrscheinlich besser, es auf ein Stück Papier zu malen, da es ansonsten täglich wieder neu energetisiert werden müsste. Wisst ihr, auch Maschinen haben eine Seele. Und es ist genauso, wie ihr mit Kindern in der heutigen Neuen Zeit umgeht und umgehen solltet, dass sie sich wohlfühlen hier auf der Erde, dass sie sich angenommen fühlen. Und Maschinen haben die Eigenschaft, dass sie, wenn ihr den An-Knopf drückt, dass sie einfach so zu funktionieren haben. Aber auch sie brauchen einen bestimmten Hintergrund, um funktionieren zu können. Dann sagt ihr „ja", dann muss das eine oder andere Teile ausgewechselt werden, damit es funktionieren kann. Dies stimmt natürlich auf der rein physischen Ebene des Gerätes. Aber selbst ein Gerät hat eine emotionale Ebene. Und in dem Moment, wo bedingungslose Liebe geschickt wird, funktionieren natürlich auch Geräte wieder. Wenn sich jemand zum Beispiel um ein Gerät kümmert, indem er in dem Moment ein Teil einlässt oder umbaut oder wie auch immer und bedingungslose Liebe schickt, so hat dieses Gerät einen energetischen Schutzmantel. Dieser Schutzmantel ist sehr wichtig für das Gerät, damit es länger gut funktionieren kann. Damit sind die Geräte für die neue Energie gewappnet. Denn je mehr ihr euch wiederum mit energetischer Arbeit und mit geistiger Arbeit beschäftigt, umso mehr können technische Geräte dabei kaputt gehen. Dies ist eine Tatsache. Und passt auch auf. Es ist so mit Gegenständen (jetzt gehen wir etwas weg von den Maschinen), dass sich Gegenstände auch nach und nach dematerialisieren können. Dinge, die nicht mehr sein sollen, Schlüssel zum Beispiel, die ihr für bestimmte Türen braucht, die plötzlich weg sind, bedeuten, dass ihr diesen Schlüssel nicht mehr braucht. Und so können sich viele Dinge dematerialisieren. Dies ist zum Beispiel auch ein Phänomen der neuen hohen Schwingungen für das Goldene Zeitalter."

Laya: „Gibt es außer diesem Symbol noch eine Möglichkeit, ein elektrisches Gerät, das mir gerade massiv Energie entzieht oder unrund oder gar nicht läuft, zu harmonisieren?"

GWS: „Ihr kommt heutzutage kaum noch ohne diese Sachen aus. Stellt euch vor, ihr seid wie ein großer Staubsauger mit euren Händen und zieht zum Beispiel, wenn euch euer Kühlschrank stört, aus dem Kühlschrank diese ganzen Energien heraus, die ihr nicht mehr braucht. Die der Kühlschrank auch nicht mehr brauchen wird. Er wird anders laufen, wenn ihr dies regelmäßig durchführt. Und dann werft ihr den Rest einfach weg. Am besten öffnet dabei ein Fenster und werft es heraus."

Laya: „Kann ich auch bewusst um mich herum ein Feld schaffen, wo Elektrosmog und Handystrahlen gar nicht durchkommen?"

GWS: „Wenn du dafür anfällig bist oder einer deiner Klienten, so wäre es wichtig, eine blaue Mauer um dich aufzubauen mit kleinen Fensterchen. Sprich, dass eure Energien weiter nach draußen gehen können und ihr nicht gefangen seid, aber dass von außen nichts an euch herankommt, was ihr nicht brauchen könnt."

4.17.5 Stress mit anderen Menschen

In der Aura finden wir Verursacher für Krankheiten. Ein Verursacher kann Stress mit anderen Menschen sein. Wir halten unseren Tensor in die Aura unserer Visualisierung von uns und fragen, ob wir Stress mit anderem Menschen haben. Dreht der Tensor rechts herum, bedeutet das „Ja", dreht er links herum, heißt das „Nein".

Laya: „Wie können wir mit Stress mit anderen Menschen umgehen?"

GWS: „Zum Schutz vor anderen Menschen stellt euch eine rote Lichtsäule um euch herum vor, die viele Fenster hat, damit ihr noch erreichbar bleibt und euch nicht eingeengt fühlt. Denn dies beinhaltet, dass derjenige, der sich diese Lichtsäule um sich herum materialisiert, bei sich bleibt und den anderen so sein lassen kann, wie er ist, ohne dass er die Energien des anderen auf sich nimmt. Dies ist eine wirklich sehr effektive Übung, wenn ihr sie durchführt. Und zum Schluss ist es wichtig, dass ihr einen Mantel der bedingungslosen Liebe um euch und den Partner herum materialisiert, um das Ganze abzuschließen.

Dies ist vor allem wichtig, wenn ihr mit großen Menschenmengen zusammen seid. Der eine oder andere hat Angst davor, Krankheiten von anderen Menschen aufzunehmen, die er vorher vielleicht gar nicht hatte. Es geht um Infekte und so weiter. Dafür kann diese Übung auch sehr helfen. Sie schützt auch vor physischen Krankheiten, besonders vor physischen Infekten. Dies sei an dieser Stelle noch einmal betont.

Seht zu, dass, wenn ihr mit euren Kindern irgendwo seid, dass ihr eure Kinder in diese rote Säule oder in einen roten Mantel einhüllt. Dies ist sogar sehr, sehr wichtig, denn die kleineren Kinder nehmen natürlich alle Energien auf. Sie können dies noch nicht so ganz filtern, weil sie eben aus der bedingungslosen Liebe kommen. Und das eine oder andere Energiefeld eines Menschen ist nicht immer unbedingt so klar. So werden leider auch die Energien aufgenommen, die unklar sind und die dementsprechend auch Krankheiten (also Infekte) bei Kindern auslösen können. Ihr könnt dort auch wieder einen rosa Mantel der bedingungslosen Liebe durch eure Vorstellung materialisieren und so bleibt das Ganze stabilisiert. Wenn dann z. B. Kinder oder Erwachsene trotz dieser Übung anfangen, in großen Menschenmengen aggressiv zu werden, unruhig zu werden, missmutig zu werden, obwohl sie vorher ruhig waren, so ist es aller-, allerhöchste Eisenbahn, dass ihr euch aus diesen Menschenmengen herauszieht und dies so respektiert, dass es in dem Moment einfach so ist. Weil sich sonst eure Aura, euer emotionaler Körper weiterhin negativ überladen würde. Es entstehen dann plötzlich Streitsituationen, die vorher überhaupt nicht da waren und über die vorher niemand nachgedacht hätte.

Bei diesen Menschenmengen kommen auch diese ganzen Probleme mit in eure Aura hinein. Das ist auch meist der Grund, warum ihr euch so unwohl fühlt in öffentlichen Verkehrsmitteln. Jemand, der grundsätzlich eine niedrige Schwingung hat, weil das seine Lebensaufgabe jetzt hier auf der Erde ist, spielt gerne Energieräuber bei den Menschen, die viel Energie haben. So ist dies ein universelles Geben und Nehmen. Dies ist ein universelles Gesetz. Für euch, die ihr viel Energie habt, ist es wichtig, eure Energiereserven mit anderen zu teilen. Wie gesagt, es ist ein Geben und ein Nehmen. Nur, wenn ihr plötzlich merkt, dass ihr selber in dieser Lage seid, dass ihr viele negative Gefühle habt, so ist es allerhöchste Eisenbahn, sich aus diesen negativen Gefühlen heraus zu winden. Also sprich, sich von großen Menschenmengen dann fernzuhalten."

Wenn unser Tensor anzeigt, dass wir Stress mit anderen Menschen haben, reinigen wir den Stress mit der Hand gegen den Uhrzeigersinn aus unserer vorgestellten Aura heraus, werfen ihn z. B. in eine Kerzenflamme, energetisieren unsere vorgestellte Aura mit der Hand im Uhrzeigersinn mit der violetten Flamme und bitten St. Germain zu materialisieren, dass wir tief entspannt sind, wenn wir an alle anderen Menschen denken. Danach bewegt sich unser Arm und wir bitten alle anderen aus den geistigen Sphären zu tun, was zu tun ist. Wenn unser Arm von alleine zur Ruhe gekommen ist, haben sie ihre Arbeit beendet. Wir bedanken uns und messen nach.

4.17.6   Ausgleich der Pole der Aura

Oben in der Aura ist der saure Pol. Der Tensor muss oben in der Aura rechts herum drehen, andernfalls ist die Zirbeldrüse nicht mit dem Dritten Auge verbunden. Das kann auftreten, weil die geistigen Freundinnen und Freunde an unserem Gehirn arbeiten, es vergrößern und mit diesen großen Veränderungen die Verbindung verloren gehen kann. Dann bewegen wir unsere Hand oben in der Aura ein paar Mal im Uhrzeigersinn und schicken eine Kugel aus Energie dorthin. Danach müsste der Tensor rechts herum drehen.

Laya: „Welche Übung empfehlt ihr Menschen, bei denen über dem Kopf der Tensor nicht rechts herum dreht?"

GWS: „Es kann sein, dass dies eine Zeit lang immer wieder auftauchen wird. Es ist wichtig, sich in dem Moment zu entgiften. Wie ihr das tut, ist eure Sache. Ihr kennt die Maßnahmen wie baden in Salzwasser; duschen oder schwimmen zu gehen. Sich viel in der Natur aufzuhalten und Dinge zu tun, die natürlich sind. Und so wenig wie möglich Zucker und Fleisch zu sich zu nehmen. Im Grunde genommen sein Chakrensystem, seine Aura zu reinigen, um wieder leichter und lichter zu werden. Wir wollen es niemandem vorschreiben, dass er dies zu tun hat. Wenn jemand von vorn-herein den Gedanken hat, es findet eine Reinigung statt, obwohl ich Fleisch esse, obwohl ich Schokolade esse, obwohl ich Alkohol trinke und so weiter. Wenn das alles mit einem ruhigen Gewissen, mit einem klaren Gedanken, mit positiven Gedanken gefasst ist, so ist es universell. So ist es wunderbar. Aber wir erleben das bei den wenigsten Menschen. Deswegen sagen wir es hier jetzt so konkret."

Unten in der Aura ist der basische Pol. Dort muss der Tensor links herum drehen. Wenn er nicht links herum dreht, sind wir nicht gut geerdet. Dann bewegen wir unten in der Aura unsere Hand ein paar Mal gegen den Uhrzeigersinn und schicken eine Kugel aus Energie dorthin. Dann müsste der Tensor links herum drehen. Wie wir uns darüber hinaus erden können, haben die geistigen Freunde in dem Kapitel „4.9 Erdung" für uns durchgegeben.

4.17.7 Ausgleich der Aura an den Seiten

An der Seite unserer vorgestellten Aura muss der Tensor bis zum Ellbogen rechts herum drehen und auf Ellbogenhöhe auf eine Linksdrehung wechseln. Oben in der Aura befindet sich der saure Pol und unten der basische. Wenn der Tensor auf Höhe des Gehirns links herum dreht anstatt rechts herum, haben wir zu viele Gedanken im Kopf. Dreht der Tensor auf Höhe des Oberarms links herum anstatt rechts herum, liegt eine muskuläre Verspannung vor. Wenn die Rechtsdrehung des Tensors nicht auf Ellbogenhöhe auf eine Linksdrehung wechselt, sondern darunter, sind wir übersäuert.

Wenn wir unsere Hände an einer Seite unserer vorgestellten Aura von uns von Kopf und Fuß aufeinander zubewegen, bis sie sich auf Ellbogenhöhe treffen, müsste der Tensor oberhalb des Ellbogens rechts herum drehten und genau auf Ellbogenhöhe auf eine Linksdrehung wechseln, da alle genannten Störungen auf einmal aufgehoben sind. Diese Harmonisierung wiederholen wir an der anderen Seite unserer vorgestellten Aura von uns.

4.17.8 Schließen der Löcher in der Aura

Löcher in der Aura entstehen größtenteils durch unsere negativen Gedanken. Das kann körperliche Erscheinungen wie Müdigkeit, Schlafstörungen, Infektanfälligkeit oder Kältegefühl zur Folge haben. Ferner können emotionale Erscheinungen wie Angst, Hass, Gier, Neid, Ärger, Übernahme von negativen Gefühlen und Krankheiten von Menschen oder negativen Energien von Orten zu Löchern in der Aura führen. Es ist auch möglich, dass angeborene spirituelle Fähigkeiten der Grund für eine offene Aura sind.

Eine Klientin war bei mir. Sie hatte große Schmerzen vor allem an ihrem linken Kiefer, weil dort ein entzündeter Nerv war. Deshalb nahm sie seit 16 Jahren Schmerztabletten. Immer, wenn wir Nervenschmerzen haben, nervt uns etwas. Sie nervte, dass ihr Mann und ihre Kinder das tun, was sie selbst für richtig halten, anstatt das, was die Klientin will. Ich konnte große Löcher in ihrer Aura entlang des schmerzenden Trigeminusnerves messen. Die geistigen Freundinnen und Freunde sagten mir dazu:

GWS: „Liebste Laya! Hier sind deine Freunde. Vielen Dank für deinen Einsatz an der Menschheit. Das Projekt Menschheit ist in vollem Gange. Also, du kannst folgendermaßen die Aura im Kopfbereich schließen: Deine Klientin stellt sich vor, dass sie einen Helm auf dem Kopf trägt, der Rosa ist, die bedingungslose Liebe. In dieser Zeit gehst du mit dem Tensor über den Kopf. Du fängst vorne an und hörst hinten auf. Du gehst dann von links nach rechts über den Kopf. Schaue auf die dir bekannten Zeichen. Dann arbeitest du mit meiner violetten Flamme (hier ist St. Germain) und brennst die Löcher aus. Danach müsste wieder alles in Ordnung sein, wenn der Tensor es dir anzeigt! Die Klientin soll dann zum Ende den Helm wieder vom Kopf nehmen. Bitte nimm das unbedingt mit ins Buch. Es gibt viele solcher Löcher. Stelle mir weiter die Fragen dazu. Ich beantworte sie sehr gerne, liebe Heilerin!"

Um Löcher in der Aura zu finden, visualisieren wir uns vor uns. Wir messen in unserer Visualisierung von uns nach, ob in unserer Aura Löcher vorhanden sind, z. B. an körperlichen Schwachstellen. Dreht der Tensor in der visualisierten Aura von uns links herum, liegt ein Loch vor. Dreht er rechts herum befindet sich dort kein Loch. Wenn wir ein Loch gefunden haben, führen wir mit unserer Hand Rechtsdrehungen mit der violetten Flamme der Transformation über dem Loch aus und bitten die geistigen

Freundinnen und Freunde und St. Germain, das Loch zu schließen. Danach streichen wir in vertikaler Richtung ein goldenes, silbernes oder rosa Pflaster über die Stelle, an der das Loch war, um die nun lochfreie Stelle zu stabilisieren. Wir bedanken uns und messen mit dem Tensor in unserer Visualisierung nach. Wenn der Tensor rechts herum dreht, befindet sich an der untersuchten Stelle in unserer visualisierten Aura kein Loch. Das wiederholen wir an aufeinanderfolgenden Tagen so lange, bis das Loch bei unserer ersten Messung nicht mehr vorhanden ist. Bei stärkeren Erkrankungen muss die Behandlung über einen längeren Zeitraum wiederholt werden.

Falls wir kein Loch finden, können wir oberhalb der Augenbrauen in der Mitte der Stirn mit dem Tensor prüfen, ob dort ein Loch vorliegt.

GWS: „Dort ist das Stirnchakra, die Verbindung zum geistigen Auge, also zur geistigen Welt. In diesem Bereich können sehr viele Löcher sein, weil dort Energien aus anderen Sphären hereinkommen. Es ist wichtig, dies zu unterdrücken, speziell es abzudecken, damit reine Information durchkommt. Diese Menschen erscheinen extrem sprunghaft. Sie möchten viele Dinge auf einmal durchführen. Sie können sich nicht fixieren auf eine klare Sache. Die Große Weiße Schwestern- und Bruderschaft gibt viele Informationen durch euch durch. Diese Informationen tauchen aber mit einer gewissen Regelmäßigkeit auf und können sich festigen. Dies ist ja unser Anliegen."

Bei meiner Aura dreht der Tensor häufig überall links herum. Die GWS sagte, dass meine Aura sehr stark ist. Wenn der Tensor links herum dreht, hat meine Seele den Körper verlassen. Das war der Mechanismus, durch den ich damals in Atlantis fliegen konnte.

4.17.9   Farben in der Aura
Die Farben in der Aura befinden sich in der äußeren Aura, etwa einen Meter vom Körper entfernt. Sie hat die Form von einem Ei, das auf dem Kopf steht.

Um zu testen, welche Farben sich in unserer Aura befinden, stellen wir uns vor, dass wir vor uns stehen. Wir fragen z. B. ob Grün in unserer Aura vorhanden ist. Eine Rechtsdrehung des Tensors bedeutet „Ja" und eine Linksdrehung „Nein". Wir können weiter testen, zu wie viel Prozent sich die Farbe in unserer Aura befindet. So können wir alle Farben durchtesten. Wenn wir ein Farbe gerne mehr in unserer Aura haben möchten, können wir sie mit der Hand im Uhrzeigersinn hinein energetisieren lassen und zum Stabilisieren mit der Hand hoch und runter streichen, entlang der Auralinien.

Rot steht für Antriebskraft, Orange für Lebensfreude und Durchhaltevermögen, Gelb für den Verstand, Grün für Heilung, Blau für Ruhe und Religiosität, Violett für Transformation, Rosa für bedingungslose Liebe, Weiß für Reinheit und Seligkeit, Silber für intuitives, emotionales Hellwissen und Gold dafür, das Göttliche zu sein.

Ich empfehle, Braun (gegen das Leben gerichtet), Schwarz (Pessimismus, Tod) und Grau (Depression) aus der Aura mit der Hand gegen den Uhrzeigersinn von den geistigen Freundinnen und Freunden heraus reinigen zu lassen, in z. B. einer Kerzenflamme zu entsorgen und mit dem Tenor nachzumessen.

4.18 Chakren

CHAKREN (DRÜSEN)

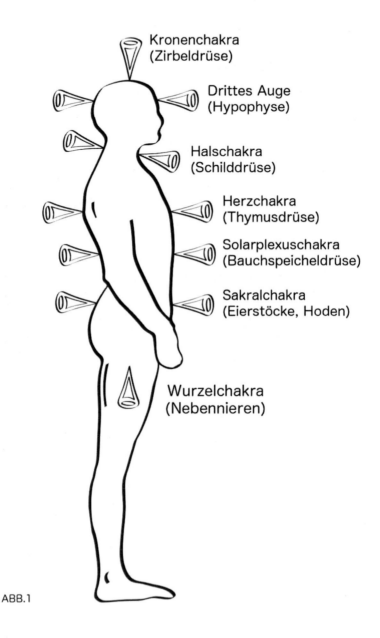

Kronenchakra
(Zirbeldrüse)

Drittes Auge
(Hypophyse)

Halschakra
(Schilddrüse)

Herzchakra
(Thymusdrüse)

Solarplexuschakra
(Bauchspeicheldrüse)

Sakralchakra
(Eierstöcke, Hoden)

Wurzelchakra
(Nebennieren)

ABB.1

4.18.1   Chakrentheorie

Chakren sind Lichträder, die sich etwas außerhalb des Körpers befinden, kosmische Energie aufnehmen und in den Körper weiterleiten. Verbrauchte Energien werden über die Chakren ausgeleitet. Die Chakren sind für die Heilung das Wichtigste, da wir über die Chakren die meiste Energie aufnehmen, und weil die Chakren der Sitz der Seele sind. Wir können die Seele über die Chakren heilen.

Sie drehen im ungestörten Fall ein paar Mal in eine Richtung und dann ein paar Mal in die andere Richtung und so weiter. Die Linksdrehungen bewirken, dass das Chakra verbrauchte Energie abgibt, die Rechtsdrehungen bewirken, dass das Chakra frische Energie aufnimmt. Im gestörten Fall können Chakren sich nicht oder zu langsam drehen, verdreht oder verschoben sein, zu klein oder zu groß sein, verschmutzt sein, Risse oder Sprünge haben oder aus der Verbindung zum Energiekanal gekippt sein. Diese Unregelmäßigkeiten können durch seelische Belastungen oder Traumata verursacht werden. Die Chakren sind wie Trichter. Eine Trichteröffnung eines Chakras zeigt an der Körpervorderseite nach vorne und die andere Trichteröffnung zeigt an der Körperrückseite nach hinten. Ausnahmen bilden das Kronenchakra, das nur eine Öffnung nach oben hat und das Wurzelchakra, das nur eine Öffnung nach unten hat. Es ist wichtig, die Chakren ggf. an der Körpervorderseite und –rückseite zu harmonisieren.

GWS: „Eine wichtige Sache möchten wir noch sagen. Die Körperrückseite kann mit der Vergangenheit (bis heute) und die Vorderseite mit der Zukunft (die nächsten 5 Jahren) zusammenhängen."

GWS: „Die Chakren bezeichnet ihr ja als sogenannte Trichter. Und diese Trichter könnt ihr euch wie einen physischen Trichter vorstellen. Sie können entweder Löcher haben, können verbeult sein, können große oder kleine Öffnungen haben an Stellen, wo es nicht so sein soll, können Wesen in ihrem System haben, können völlig bewegungslos sein oder bewegen sich zu viel und die Chakren kommunizieren miteinander. Wenn sich ein Chakra zum Beispiel zu schnell dreht, wird die Energie weitergegeben an die nächstliegenden Chakren, jeweils nach oben und unten, in beide Richtungen. Sodann können Chakren sogar laut oder leise sein. Sehr hellhörige Menschen hören auch Chakren."

Laya: „Wie sind die Töne von Chakren?"

GWS: „Stellt euch einmal in die Nähe von Wind und so können Chakren auch ihre Töne haben. Es ist ein eher tiefer Ton, ein eher dumpfer Ton und ein sehr machtvoller, mächtiger Ton. So, wenn du dich direkt in die Nähe eines Windrades begibst, wirst du dies automatisch hören können. So hören sich Chakren an."

Laya: „Ist es sinnvoll, dass manche Menschen einfach mal versuchen Chakren oder Organe mit bestimmten Lauten zu heilen?"

GWS: „Dies wäre auch eine Möglichkeit, ja. Aber es würde manche Menschen doch sehr stark überfordern. Hast du dies schon einmal ausprobiert?"

Laya: „Nein, aber wenn ich jetzt darüber nachdenke, höre ich Klänge und kann mir das alles für mich sofort sehr gut und als sehr schön vorstellen."

GWS: „Ja, dass du es für dich beim Behandeln hören kannst ist wunderbar. Bloß das, was dann auch teilweise aufbricht, ist vielleicht für diesen Moment auch absolut in Ordnung. Sodann möchten wir dich bitten, frage denjenigen, ob es für ihn oder sie in Ordnung ist, wenn sie oder er dazu einen Ton herausbringt. Es würde natürlich das Ganze unterstützen, ja."

Zu der Drehrichtung der Chakren gibt es unterschiedliche Theorien.

Laya: „Wie können die Menschen mit ihrem Verstand verstehen, dass geistig Heilende sich widersprechende Dinge zu den Drehrichtungen der Chakren lehren und praktizieren?"

GWS: „Sie sollen bitte in ihrem Leben rein intuitiv handeln. Es wird sicherlich noch andere Heiler geben, die noch anders arbeiten. Sie sollen sich danach ausrichten, was ihnen hilft. Es ist wichtig, eine Grundmethode zu lernen, ja, aber wenn ihr Menschen ehrlich seid, schaut hinein. All das, was ihr grundsätzlich in der Schule gelernt habt, in Ausbildungen gelernt habt, habt ihr im Nachhinein so umgeformt, dass es für euch passend ist. Wir möchten das grundsätzliche Prinzip des geistigen Heilens einfach halten. Und wenn jemand meint, er müsste es noch verändern, dann soll er dies bitte tun. Aber wir geben dem Ganzen jetzt so, wie es aufgeschrieben sein wird in diesem Buch, auch eine spezielle Kraft. Weil wir mit dir zusammenarbeiten, und weil du es an den Personen testest, wie es wirkt und entsprechend, wie es auch nicht wirkt und so bekommt es eine ganz andere Intensität.

Und so in diesem Sinne hat zum Beispiel auch XYZ* gearbeitet. Deswegen ist seine Arbeit nicht schlecht, ganz im Gegenteil. Sie ist nur etwas – wir drücken es so aus - ihr sollt untereinander kein Machtprinzip mehr anwenden. Es geht um die Einfachheit. Nur macht ihr euch meistens noch von Lehrern abhängig. Und dieses soll nicht auftauchen. Ihr sollt eine Methode lernen, sollt sie für euch anwenden und mit dieser Methode weiter arbeiten. So kann jeder für sich daraus eben auch seine eigene Richtung feststellen. Das ist ja das Neue und das Wunderbare an dem Goldenen Zeitalter. So einfach ist es und das drückt eben auch Göttlichkeit pur aus, Einfachheit."

XYZ*: Ich nenne in meinem Buch keine Namen von Menschen.

Wurzelchakra:

Das Wurzelchakra liegt bei Männern auf Höhe des Steißbeins und bei Frauen zwischen den Eierstöcken. Seine Aufgabe ist es, unser physisches Überleben zu sichern (Essen, Wohnung, Geld verdienen) und uns in die Handlung zu bringen. Hier wird die Lebensenergie aufgenommen und an die anderen Chakren weitergeleitet.

GWS: „Vor allen Dingen Menschen, die nicht genügend geerdet sind, möchten sich besonders vorstellen, dass ihr erstes Chakra von der Trichterform her besonders groß ist. Sie mögen es sich vorstellen wie ein großes Füllhorn. Und in diesem Füllhorn liegt sozusagen der Reichtum. Gerade jemand, der auch Ängste in diesem Bereich hat, soll sich sein Chakra noch durchaus mehr und mehr vergrößert vorstellen."

Affirmation: „Mein Leben in der Materie ist leicht und freudvoll."

Sakralchakra:

Das Sakralchakra liegt einige Fingerbreit unterhalb des Bauchnabels. Es ist das Zentrum unserer Lebensfreude, Sinnlichkeit, Lust und Hingabe, Sexualität, Emotionalität und Hellfühligkeit.

GWS: „Es ist wichtig, dass ihr uns, die Meister, befragt bei diesem Chakra. Sodass die Meisterenergien Einfluss erhalten können in dem Moment. Deswegen ist die Farbe Orange eine enorm starke Farbe, eine enorm kraftvolle Farbe. Dass, wenn ihr sogar tiefer hinein schwingt, mit dieser Farbe tatsächlich auch ein Ton zustande kommen kann. Sodass, wenn du heilst in dem Bereich und sich jemand diesem Bereich besonders geöffnet hat, tatsächlich auch ein wunderschöner Ton zustande kommen wird. Dies gibt es noch von unserer Seite dazu zu sagen."

Affirmation: „Mein Sexualleben ist so, wie ich es mir wünsche. Voller Liebe lasse ich alle negativen Erinnerungen an die Vergangenheit los."

Solarplexuschakra:

Das Solarplexuschakra liegt oberhalb des Bauchnabels auf Höhe des Magens. Es ist das Zentrum von Mut, Macht, Selbstbewusstsein, Willenskraft, Denken und Ideenreichtum. Wenn wir andere kontrollieren wollen, geschieht es aus diesem Chakra heraus. Wenn wir Stress haben, zieht es sich zusammen.

GWS: „Es ist wichtig, sich bei dieser Arbeit eine Sonne vorzustellen. Sodann, wenn ihr in diesem Bereich eine Schwäche aufweist und ihr möchtet zum Beispiel gerade etwas trinken, so stellt euch vor, dass ihr die Sonne in das Getränk mit hinein gebt. So könnt ihr automatisch euren Solarplexus füttern. Denn der Solarplexus ist euer Hauptsonnengeflecht und strahlt automatisch auch mit in andere Chakren und in die Meridiane hinein. Deswegen ist es das zentralste Chakra und daher ein besonders kraftvolles Chakra."

Affirmation: „Ich verarbeite alle Eindrücke im Hier und Jetzt mit Leichtigkeit."

Herzchakra:

Das Herzchakra liegt auf Höhe des Herzens in der Mitte der Brust und verbindet die drei oberen mit den drei unteren Chakren. Es ist Ausdruck unserer eigenen Herzenskraft und verschließt sich, wenn wir an alten Gefühlen der Ablehnung festhalten. Ist es erfüllt von Zuneigung, Mitgefühl, Einheit, Liebe zu uns selbst und zu allen Menschen und Dingen, werden wir zu Heilenden und andere fühlen sich wohl in unserer Nähe.

GWS: „So seid nicht so schüchtern, was die Farbe Rosa betrifft, denn die bedingungslose Liebe hält mehr und mehr Einzug auf der Erde und bei besonders weiten Seelen ist der rosa Anteil wesentlich wichtiger als der grüne Anteil. Sodann stellt euch bei diesem Chakra ganz besonders vor, wie sich euer Herz weitet, wie sich das Chakra tatsächlich auch in einer Herzform weitet. So durchdringt es im Grunde genommen den gesamten Kosmos. Es ist ein sehr weitreichendes Chakra."

Affirmation: „Ich liebe mich selbst und das höhere Selbst aller anderen. Die Heilkraft meines Herzen heilt alles."

Wenn Menschen traurig sind und ich bei ihnen vorne beim Herzchakra ein paar Rechtsdrehungen mit meiner Hand ausführe, spüren sie meistens die sehr starke positive Wirkung. Eine Klientin sagte danach: „Ich bin plötzlich so fröhlich."

Halschakra:

Das Halschakra liegt im Kehlkopfbereich. Es hilft uns, offen zu kommunizieren und zuzuhören. Durch dieses Chakra nehmen wir medial Eindrücke auf und hören auf unsere innere Stimme. Es ist Ausdruck innerer Gefühle und der Kreativität.

GWS: „Merkt bitte mehr und mehr, dass die Kommunikation zwischen euch Menschen enorm wichtig ist, nämlich die sanfte Kommunikation. Deswegen ist dieses Chakra unabdingbar für euch. Sodann möchten wir euch bitten, dass ihr es als natürlich empfindet, wenn ihr an euer altes Wissen wieder angeschlossen werdet. Dies wird mehr und mehr und mehr passieren. Deswegen sind auch diese Informationen über die Seelennamen so wichtig. Denn der Seelenname ist ein ganz wichtiger Schlüssel zu dem Halschakra, um es tatsächlich auch auf der Erde aussprechen zu können, warum ihr hier seid. Wozu ihr hier seid. Welche Aufgabe ihr hier auf der Erde leben möchtet. So könnt ihr sozusagen euren Gefühlen Worte geben und diese Worte könnt ihr dementsprechend dann auch in die Tat umsetzen. Also ist sozusagen dieses Halschakra ein sehr positiver Vermittler."

Affirmation: „Ich führe eine offene und sanfte Kommunikation und bin kreativ. Ich fühle immer Gefühle der Fülle."

Drittes Auge:

Das Dritte Auge liegt zwischen den Augenbrauen und steht für unsere Vorstellungskraft, Weitsicht, Innenschau und möglicherweise unsere Hellsichtigkeit. Vorne befindet sich unser analytisches Denken und hinten unser Unbewusstes.

GWS: „Achtet zu dieser Zeit ganz bewusst auf euren Gedankenfluss, denn zu viele negative Gedanken zum Beispiel können euer drittes Auge sekundenschnell verkleben. Und wir gaben dir, liebste Laya, auch bereits schon eine wichtige Übung an die Hand. Nämlich den rechten Zeigefinger zu nehmen und das dritte Auge sozusagen mit einem Kreis mehr und mehr in Bewegung zu bringen und zu schauen, wie schnell sich der Finger bewegt. Bei einem nicht verklebten dritten Auge ist diese Drehung extrem schnell. Und ein verklebtes drittes Auge wird mit der Zeit von der Bewegung her immer langsamer. Sodann hört irgendwann auf mit diesem Drehen, schüttelt den rechten Zeigefinger aus und wiederholt dies insgesamt dreimal. Wichtig ist auch noch dazu zu sagen, dass, wenn ihr dies vollzogen habt, ihr euch entweder badet oder duscht oder den Kopf unter fast kaltes Wasser haltet, damit dieser Zustand auch eine Zeit lang stabilisiert bleibt."

Laya: „Hat das dritte Auge auch etwas mit Intuition zu tun oder nur mit Denken?"

GWS: „Das Dritte Auge umfasst so ungefähr 35 % der Intuition. Der Rest der Intuition verteilt sich dann mehr und mehr auf die anderen Chakren. Dies ist wichtig, weil ihr eine Verbindungsstrecke für die Intuition braucht. Und je weiter ihr von oben her orientiert seid, umso mehr ist eure Intuition auch höher angelegt. Dies scheint sogar manchmal individuell noch anders zu sein. Manche Menschen haben im dritten Auge fast gar keine Intuition. Dies heißt dann aber in positiver Hinsicht, dass die Intuition schon höher angelegt ist. Dass diese Autobahnstrecke der Intuition stärker ausgelegt ist."

Affirmation: „Ich denke immer Gedanken der Fülle und ruhe gelassen in meiner Mitte."

Kronenchakra:

Laya: „Das Kronenchakra liegt über dem Scheitel, oben über dem Kopf. Es steht für Wissen und Intuition. Kosmische Energie fließt durch das Kronenchakra in den Körper. Es ist unsere Verbindung mit den geistigen

Freundinnen und Freunden und dem Ursprung allen Seins bzw. dem Göttlichen. Dann fürchten wir nichts mehr, da wir die Zusammenhänge des Lebens kennen. Es hängt mit Spiritualität, Intuition und Erleuchtung zusammen."

GWS: „Ja, so kannst du es stehen lassen."

Affirmation: „Ich bin immer verbunden mit den geistigen Freundinnen und Freunden und dem Göttlichen."

7 Haupt-chakren	Far-be	Bezug	Physische Ebene	Psychische Ebene
Kronen-chakra über dem Scheitel des Kop-fes	Weiß	Mittelhirn, Zirbeldrü-se, Hirnan-hangdrüse, Augen, ge-samter Or-ganismus, Gehirn	Kopfschmerzen, Krebs, chronische Erkrankungen, Immunschwäche, Nervenleiden, Schlafstörungen, Fehlentwicklung der Geschlechts-organe, Augen-schäden, Kopftu-more, Schwindel	Weisheit, Seligkeit, Heiligkeit, Voll-kommenheit, Harmonie, Kont-rollfunktion über Heilung und Rege-neration, karmi-sches und geistiges Erbe, Lebens- und Sterbewille der Seele, Ausscheiden aus dem Reinkar-nationsprozess, Eintrittspforte der geistigen Welt, etwas durch direk-te Wahrnehmung, anstatt durch lang-fristige Studien oder Denken ver-

				stehen; geistige Erschöpfung, Mangel an Lebensfreude
Drittes Auge zwischen den Augenbrauen	Violett	Kleinhirn, Gesicht, Augen, Ohren, Nase, Nebenhöhlen, Nervensystem, Gehirn, Hypophyse	Migräne, Augenleiden, Gehirnerkrankung, Nervensystem, Krebs, Abnahme der körperlichen und geistigen Aktivität	Gewissenhaftigkeit, Weisheit, Schönheitssinn, höhere abstrakte Geisteskräfte, Zentrum des Willens, Intuition, Imagination, Visualisierung, Verstehen lernen, warum man leidet, Wahrhaftigkeit, Zufriedenheit, Einsicht, Gewissenhaftigkeit, Ästhetik und Ethik, Glaube und Gottvertrauen, geistige Kommunikation; Verstimmungen und Depressionen, dogmatisches Denken, Ängste, Konzentrationsmangel, Richtungslosigkeit, Resigna-

				tion
Halschakra am Hals auf Höhe des Kehlkopfs	Blau	Schilddrüse, Hals, Kiefer, Speise-, Luftröhre, Mandeln, Rachenraum, Kehlkopf, Lymphsystem	Schulterschmerzen, Schilddrüsenstörungen, Zahn-, Kropf-, Halsentzündungen, Stimmverlust, Asthma	Einsicht und Annehmen der polaren Weltordnung, Gleichmut und Langmut, Friedfertigkeit, Lehren und Lernen, Steuerung des Temperaments, Gerechtigkeitsbewusstsein, höhere Kreativität, Aufgabe des Egos, Kommunikation; Hemmungen, Angst ausgeschlossen zu sein, Ausgeglichenheit und Erregung, Unzufriedenheit und Zufriedenheit, Halsstarrigkeit und Nachgiebigkeit, Aggression und Depression, Rechthaberei, aggressives Verhalten, Apathie, psychosomatische Erkrankungen

Herz-ckakra in der Mitte der Brust auf Herzhöhe	Grün Rosa	Thymus-drüse, Herz, Blut, Brustkorb, Lunge, Bronchien	Herzbeschwerden, Lungenerkrankun-gen, Asthma, Er-kältung, Blutkreis-lauf, Zellteilung, Regeneration, Immunschwäche	Mitgefühl, Liebe, Heilung, Hilfsbe-reitschaft, Warm-herzigkeit, höhere geläuterte Emoti-onen; Einsamkeit, Ge-fühlskälte, Isoliert-heit, Kontakt-schwierigkeiten, mangelnde Selbst-liebe, Negativität, Suchtkrankheiten, Depression, negative Emotio-nen des Solarple-xuschakras scha-den langfristig dem Herzchakra
Solarple-xuschakra in der Magenge-gend	Gelb	Bauchspei-cheldrüse, Magen, Milz, Leber, Gallenbla-se, Zwerch-fell, Dünn-darm, querliegen-der und absteigen-	Diabetes, hoher Cholesterinspie-gel, Darmflora, Assimilation, Pankreaskarzi-nom, alle Krank-heiten des Ma-gens, der Gallen-blase, Leber, Milz, des Darmes und des vegetativen	Mut, Selbstbe-wusstsein, Wil-lenskraft, Unab-hängigkeit, Weis-heit, Verdauung auf allen Ebenen, Freude, Gemein-schaftsleben, Be-ziehungsfähigkeit, Mäßigkeit, Dank-barkeit, Genüg-

| | | der Dick-darm, Zwölf-finger-darm | Nervensystems | samkeit, Zentrum positiver und ne-gativer Emotionen, wie Ehrgeiz, Mut, Ausdauer; Aggres-sivität, Wut, Hass, Neid, Gier, De-struktivität, Ge-walttätigkeit, Grausamkeit, Ängste, Gereizt-heit, Schlafstörun-gen, Nervosität, Stressanfälligkeit, Hoffnungslosig-keit, Entschei-dungsunfähigkeit |
| Sakral-chakra im Unter-bauch | Oran ge | Keim-drüsen (Ei-erstöcke bzw. Ho-den), Be-ckenraum, Unterleibs-organe, aufsteigen-der Dick-darm, Nie-ren, Blase, Gebärmut-ter bei der | Erkrankungen der Lymphe, Blut, Haut, Schleimhäu-te, Harnleiter, Beine, Füße, Ne-bennieren, Blase, Verdauung, Blut-druck, Eierstöcke, Gebärmutter, an-dere Störungen im sexuellen Bereich, Blinddarm, Im-munsystem, Stoffwechsel, | Unterscheidung, Opferwille, Freige-bigkeit, Nachsicht, Rechtschaffenheit, Vergangenheits-bewältigung, Ver-zeihen, Kreativität, Sinnlichkeit und Sexualität, Er-kenntnis, Beweg-lichkeit, Entgiftung des Bewusstseins, Standpunkt im Le-ben einnehmen, |

		Frau und Prostata beim Mann, Harnwege, Bindege- webe	Entgiftung, Zer- setzung und Auf- lösung, Hormone, Geburt, Enzyme, Ausscheidungs- prozesse, Prosta- tastörungen, Übersäuerung, Rheuma, Ablage- rungen, dick-/ dünnsein, Schwanger- schaftsstörungen, Menstruations- und Wechsel- jahrsbeschwer- den, Bettnässen, Ischiasprobleme, Hexenschuss	sich drehen und wenden, Sinn des Lebens finden, kreatives Zentrum, das Halschakra ist das Pendant auf höherer Ebene; Kraftlosigkeit, De- pression, Erschöp- fung, schwarz se- hen und beschö- nigen, Unruhe, gehetzt sein, Stress, Ängste, Antriebsschwä- che, geistig Zu- rückgebliebene und manche Ältere haben ein er- schöpftes Sakral- chakra
Wurzel- chakra am unte- ren Ende der Wir- belsäule	Rot	Nebennie- ren, End- darm, Kno- chen, Mus- kulatur, Sehnen, Bänder, Kreuzbein, Steißbein,	Darmbeschwer- den, Hämorrhoi- den, Prostata, Blutkrankheiten, zu hoher oder niedriger Blut- druck, Sexualor- gane, Rheuma, Beschwerden an	Aktiver und passi- ver Wille, Anspan- nung, Entspan- nung, Durchhalte- vermögen, Selbst- erhaltungstrieb, Überlebenswille, Erdgebundenheit, Heimat, Notab-

		Beine, Hüften, Gewebe des Körpers und der inneren Organe, Zellwachstum, Vitalität, Körperwärme, Sexualhormone des Mannes	der Wirbelsäule, verzögerte Heilung von Wunden oder Knochenbrüchen, Hauterkrankungen, Wachstumsschwierigkeiten, Krebs, verringerte Vitalität, Schwierigkeiten im sexuellen Bereich, Arthritis; bei manchen älteren Menschen ist es erschöpft, deshalb ist der Körper schwach und schrumpft, die Wirbelsäule ist krumm, Wunden und Knochenbrüche heilen langsamer	wendung und Mut, Materialisation, Vertrauen und Urvertrauen, Sicherheit; Vernichtungswille

Ich empfehle, wenn möglich, immer alle Chakren in einer Behandlung zu harmonisieren, dann ist die Behebung sehr vieler Schwächen abgedeckt. Es dauert nicht lange, die Chakren zu harmonisieren. Bei uns selbst sind zwei Behandlungen aller Chakren pro Tag nicht zu viel, es sei denn, unser Tensor zeigt uns etwas anderes an.

4.18.2 Harmonisierung der Chakren

Wir visualisieren uns vor uns und messen in der Visualisierung mit dem Tensor bei jedem Chakra vorne und hinten, ob der Tensor kraftvoll rechts und rund dreht, weil das Chakra energetisch stark ist. Das Wurzel- und das Kronenchakra haben nur einen Eingang nach unten bzw. oben. Dreht der Tensor links herum, liegt eine energetische Schwäche des Chakras vor.

GWS: „Übrigens, die Chakren von oben nach unten behandeln, wenn die Bodenbeständigkeit fehlt (frage dies vorher mit deinem Tensor) und von unten nach oben, wenn der Kontakt zur geistigen Welt blockiert ist (frage dies ebenfalls vorher mit deinem Tensor). Wie wir dich kennen, sagt dir dein Gefühl entsprechend Bescheid! Hole das auf die Erde, was dort hingehört, und bringe den zu uns, der den Weg allein nicht findet!"

Um zu entscheiden, ob wir mit dem Wurzelchakra oder mit dem Kronenchakra mit der Harmonisierung beginnen, messen wir beide Chakren. Wenn bei einem Chakra der Tensor rechts und rund dreht und bei dem anderen nicht, beginnen wir bei dem störungsfreien Chakra die anderen Chakren zu untersuchen. Wenn also z. B. das Kronenchakra kraftvoll dreht und das Wurzelchakra eine Schwäche aufweist, untersuchen wir das dritte Auge, dann das Halschakra bis hinunter zum Wurzelchakra.

Wenn bei einem Chakra der Tensor nicht kraftvoll im Uhrzeigersinn dreht, aktivieren wir das betreffende Chakra, indem wir unser Kronenchakra öffnen und die geistigen Freundinnen und Freunde bitten, durch uns das jeweilige Chakra zu harmonisieren. Die Energie der geistigen Welt fließt in unser Kronenchakra, durch uns und aus unseren Händen wieder heraus. Wir reinigen das Chakra mit ein paar Drehungen unserer Hand gegen den Uhrzeigersinn und entsorgen die verschmutzte Energie z. B. in einer Kerzenflamme. Dann energetisieren wir das Chakra durch Drehungen unserer Hand im Uhrzeigersinn mit der entsprechenden Chakrafarbe. Wir stabilisieren die Energieübertragung, indem wir mit unserer Hand ein paar Mal mit goldenem oder silbernem Licht darüberstreichen, als würden wir ein Pflaster materialisieren. Das Herzchakra sollte nur vorsichtig stabilisiert werden, damit kein Energiestau entsteht. Ferner sollte das Herzchakra bei Bluthochdruck Betroffenen immer von hinten energetisiert werden, damit kein Energiestau entsteht. Wenn wir unser Herzchakra in unserer Visualisierung energetisieren, dürfen wir das auch von vorne durchführen. Das Kronenchakra sollte nicht stabilisiert werden, damit die Energie aus den geistigen Sphären weiterhin zu uns fließt. Durch die Harmonisierung der Chakren drehen sie sich kraftvoller links herum, um verbrauchte Energie abzugeben und kraftvoller rechts herum, um frische Energie aufzunehmen. Wir harmonisieren die Chakren sowohl auf der Körpervorderseite als auch auf der Rückseite. Die Vorderseite stellt die Zukunft und die Rückseite die Vergangenheit und die Gegenwart dar. Bei Kindern sollten die Chakren nur an der Körpervorderseite harmonisiert werden, um die Kinder nicht in die Vergangenheit zu ziehen. Das Wurzelchakra hat nur eine Öffnung nach unten und das Kronenchakra hat nur eine Öffnung nach oben.

Die Farben der Chakren für die Energetisierung sind Rot für das Wurzelchakra, Orange für das Sakralchakra, Gelb für das Solarplexuschakra, Grün und Rosa für das Herzchakra, Blau für das Halschakra, Violett für das Dritte Auge und Weiß für das Kronenchakra.

Wir arbeiten auch zu jedem Chakra mit einer positiven Affirmation. Wenn es um andere geht, sollten wir mit den Affirmationen vorsichtig sein, da wir vor allem im Chakrenbereich auf keinen Fall missionieren sollten. Folgende Chakrenaffirmationen sind von Doreen Virtue (CD „Chakren-clearing"):

Wurzelchakra: „Ich bin vollständig beschützt und für alle meine Bedürfnisse ist immer gesorgt."

Sakralchakra: „Ich lebe in Fülle und Liebe. Meine Sehnsüchte sind perfekt ausbalanciert."

Solarplexuschakra: „Meine Macht hat das Ziel des Eins seins und dem Dienen des Lebens."

Herzchakra: „Ich liebe und ich werde geliebt."

Halschakra: „Mein höheres Selbst spricht durch mich. Alle ziehen Gewinn aus meinen Worten."

Drittes Auge: „Ich erlaube meinem höheren Selbst, die Wahrheit zu sehen. Meine Visionen sind von Liebe erleuchtet."

Kronenchakra: „Ich folge meiner inneren spirituellen Führung. Ich bin ein spirituelles, liebevolles Wesen."

Dazu sprechen wir die Affirmation für uns. Wenn unser Tensor rechts herum dreht, haben wir sie verinnerlicht. Wenn nicht, gehen wir vor, wie in dem Kapitel „4.11 Violette Flamme" beschrieben. Wir reinigen mit unserer Hand gegen den Uhrzeigersinn das alte Muster aus unserem visualisierten Feld von uns heraus, werfen es z. B. in eine Kerzenflamme. Dann führen wir mit unserer Hand Rechtsdrehungen in unserem vorgestellten Feld mit der violetten Flamme der Transformation aus und bitten St. Germain, das Positive in uns zu materialisieren. Danach bewegt sich unser Arm und wir bitten die geistigen Freundinnen und Freunde, das zu tun, was zu tun ist. Wenn unser Arm zur Ruhe gekommen ist, haben sie ihre Arbeit beendet. Wir bedanken uns und messen nach.

Wir überprüfen das Ergebnis unserer Harmonisierung der Chakren und inneren Arbeit mit unserem Tensor. Schwingt er im Uhrzeigersinn, ist das entsprechende Chakra harmonisiert bzw. die Affirmation verinnerlicht. So überprüfen wir alle unsere Chakren.

Bei einer Klientin war es sehr schwierig, das Dritte Auge zu harmonisieren. Die Ursache war ein negativer karmischer Vertrag, den sie mit ihren Qigong-Meisterinnen hatte. Der Vertrag hatte dazu geführt, dass sie sehr krank wurde, als sie zu einem Meditationsretreat mit den Meisterinnen gefahren ist. Nachdem der negative karmische Vertrag aufgelöst war, drehte ihr sechstes Chakra einwandfrei.

4.18.3 Größe der Chakren

Wir können für die einzelnen Chakren auch abfragen, zu wie viel Prozent sie geöffnet sind. Dazu fragen wir mit unserem Tensor z. B.: „Ist das Chakra mehr als 80 % geöffnet?" Eine Rechtsdrehung des Tensors bedeutet „Ja" und eine Linksdrehung „Nein". So können wir die Größe der Chakren erfragen. Die Chakren können weit mehr als 100 % geöffnet sein.

Dann können wir für jedes Chakra abfragen, ob es die richtige Größe hat. Wenn das nicht der Fall ist, können wir fragen, ob es vergrößert oder verkleinert werden soll und auf welchen Wert. Oder wir bitten die geistigen Freundinnen und Freunde, das entsprechende Chakra auf die optimale Größe zu vergrößern oder zu verkleinern.

Wir können ein Chakra mit unserer Absicht und der Hilfe der geistigen Freundinnen und Freunde mit Rechtsdrehungen unserer Hand mit rotem Licht vergrößern und mit Gold oder Silber stabilisieren. Um ein Chakra mit Hilfe der geistigen Freundinnen und Freunde zu verkleinern, können wir mit unserer Hand Linksdrehungen mit blauem Licht ausführen und mit Gold oder Silber stabilisieren. Wir bedanken uns und messen nach.

Ich habe eine Patientin mit Bluthochdruck behandelt. Ihr Herzchakra und Kronenchakra waren weit über 300 % geöffnet und ihr Wurzelchakra unter 20 %. Mit Hilfe der geistigen Freundinnen und Freunde habe ich alle Chakren auf 100 % verändern lassen. Danach war ihr Blutdruck optimal.

Laya: „Ist es immer gut, alle Chakren auf 100 % zu bringen?"

GWS: „Grundsätzlich ist es mit den 100 % absolut in göttlicher Ordnung für jedes Chakra.

Es gibt einige Ausnahmen. Manche Seelen wollen sich schneller entwickeln. Deshalb kannst du ihr Herzchakra und das Kronenchakra auf 150 %

hoch fahren. Dies hat aber auch physische Konsequenzen, der Reinigungseffekt ist hier besonders angesprochen. Dies ist der Fall bei deiner Patientin. Oder wenn jemand gar keine Erdung hat, so ist es extrem wichtig, das Wurzelchakra auf 150 % hoch zu fahren. Bei unbewussten Seelen ist es erst einmal in Ordnung, wenn alle Chakren auf 100 % laufen, da sie sonst überlastet wären. Frage bitte in den Momenten der Behandlung, auf wie viel Prozent sich die Chakren hoch fahren lassen wollen und frage, wie sich der Klient damit fühlt!"

Laya: „Soll ich nur bei Klientinnen und Klienten mit starken körperlichen Beschwerden die Chakrengröße abfragen und ausgleichen?"

GWS: „Ja, wenn dies ein körperlicher Zustand ist, den sie wirklich nicht aushalten können, wovor sie flüchten. Wenn sie sogar anfangen würden, deswegen Medikamente zu nehmen, dann ist es ein Anzeichen dafür, dies wieder zu verändern. Zurzeit müssen wir uns sehr beeilen mit diesem Prozess, damit wirklich viele bewusste Seelen auf dieser Erde wandeln. Darum kann es in der nächsten Zeit sein, dass du mehr Einzelbehandlungen hinzubekommst, weil es zusätzlich sein kann, dass die morphogenetischen Felder der Angst größer werden, obwohl es manchmal Seelen sind, die weit sind. Dann ist es wichtig, dieses morphogenetische Feld der Angst von ihnen fernzuhalten, damit sie nicht zu häufig zum Arzt gehen müssen und nicht mehr wissen, was sie als Erstes und was sie als Letztes tun. Wenn wir dies verändern könnten als Konsequenz, in dem Moment, in dem wir an diesen Seelen arbeiten, würden wir dies gerne tun, aber zurzeit ist es nicht möglich."

Laya: „Was bedeutet es, wenn Chakren sehr groß oder zu klein sind?"

GWS: „Wenn sie sehr groß sind, bedeutet es, dass etwas noch weiter geöffnet werden sollte, was gerade aktuell dran ist. Wenn die Chakren zu klein sind, so heißt es, dass sie sich teilweise sogar bis zum Verschluss neigen. Diese Größenveränderung ist wichtig, damit ein Zusammenspiel vorhanden ist."

Laya: „Ist es in Ordnung, wenn ich meine Chakren auch einmal schließe?"

GWS: „Ja, auf der einen Seite heißt es, ihr wollt eine Gesamtheit erreichen. Alle sollen sich miteinander drehen. Dies ist auch eine wunderbare Absicht. Aber in den Entwicklungsprozessen, die zurzeit stattfinden, sind manche Chakren vielleicht doppelt so groß und andere sind ganz klein. Das ist erst einmal für diese kurze Zeit in Ordnung, es sei denn, es kommen solche körperlichen Symptome hervor, die zum Herzstillstand führen oder die zu wirklich dramatischen Veränderungen führen. Das soll natürlich nicht sein. Aber von uns, aus den geistigen Sphären, ist dieses Maß erst einmal so gesetzt, um Veränderungen im Hier und Jetzt hervorzuheben. Dieses haben sich einige Seelen sehr bewusst gewünscht, weil sie an diesem Entwicklungsprozess teilhaben wollen. Weil sie als bewusste Seelen diesen Übergang mitbekommen möchten. Wir müssen uns jetzt langsam richtig sputen."

Laya: „Ist es so, dass, wenn meine Chakren sehr groß sind, ihr viel daran arbeitet?"

GWS: „Ja, genau."

Laya: „Habe ich, wenn meine Chakren groß sind, auch mehr Austausch mit den anderen Menschen und meiner Umgebung?"

GWS: „Ja, dies kannst du aber auch für dich rein intuitiv entscheiden, ob es für dich gerade angebracht ist. Wie ist dein Gefühl dazu?"

Laya: „Ich würde meine Chakren häufig schließen, da ich gerne bei mir bin und nicht so sehr in die Energie der anderen gehen möchte."

GWS: „Genau, du kannst es bewusst selber steuern, deine Chakren zu öffnen oder zu schließen."

Laya: „Und wenn ich vollkommen ausgeglichen sein will, setze ich alle Chakren auf 100 %?"

GWS: „Ja."

4.18.4 Wesenheiten in den Chakrenschutznetzen

Laya: „Sind die Chakrenschutznetze um das ganze Chakra herum oder in dem Trichter des Chakras?"

GWS: „Sie sind um das komplette Chakra herum. Sie brauchen etwas mehr Platz. Nur der Platz am Trichter würde nicht ausreichen. Wir möchten auch hier wieder einmal betonen, je bewusster Mutter Gaia wird, je bewusster die Menschen werden, umso mehr verändert sich auch dieses Wissen. Diese Chakrenschutznetze sind um das komplette Chakra herum gesetzt, weil es möglich ist, dass ihr eine gewisse Schutzzone braucht, wenn ihr immer sensibler werdet. Sonst könnte jede außenstehende Seele in euch eindringen."

Laya: „Können in den Chakrenschutznetzen Wesenheiten sein?"

GWS: „Es sind Wesenheiten, die sich auch aus alten Leben dort noch festgesetzt haben und die in diesem Leben tatsächlich immer noch vorhanden sind. Du kannst es dir vorstellen, wie ein kleiner schwarzer Tunnel. In diesem schwarzen Tunnel sind alle diese Wesenheiten vorhanden. Sie freuen sich. Sie sitzen in ihrer kleinen Höhle, haben sich ein Feuerchen angemacht und freuen sich, dass sie noch da sein können. So versuche, dir dieses Bild in deinem Geist vorzustellen. Wie könntest du dir vorstellen, dass du sie herauslocken kannst?"

Laya: „Indem ich ihnen sage, dass in den geistigen Reichen unendliche Liebe und ganz helles Licht ist, und dass dort wunderbare Lichtwesen auf sie warten."

GWS: „So ist es. So rufe andere Wesenheiten. So rufe zum Beispiel die Elfen, die Feen, alle diese positiven kleinen geistigen Wesen, rufe sie dir zu Hilfe. Sodass du dir vorstellen kannst, dass sie an diese Höhle heran geflogen kommen und mal ihren Blick riskieren. Und so kannst du dir vorstellen, wie diese anderen Wesenheiten gerade reagieren. Gehe richtig in eine Geschichte hinein, wenn du willst, in ein kleines Märchen. Und erzähle dies deinen Klienten auch so, was du gerade machst. Sodass sie jedes Chakraschutznetz selbst beeinflussen können.

Sie können mit jedem Chakra in ihre eigene Geschichte hineingehen und diese kleine Geschichte ist so wahrheitsgetreu, wird ihnen so viel über ihr Leben zeigen, dass sie erstaunt sein werden, was für Informationen diese wichtigen Wesenheiten haben. Deswegen ist es nicht nur wichtig, sie so schnell wie möglich weg zu bekommen, sondern nehmt Kontakt auf mit den Elfen, mit den Heinzelmännchen, wie auch immer. Lasst sie sprechen mit den anderen Wesenheiten. Diese Wesenheiten sind meistens sehr verunstaltet. Sie haben nicht unbedingt die schönsten Köpfe, die schönsten Arme. Ihre Körper sehen meistens nicht sehr ästhetisch aus, weil es ja mit Krankheiten, mit Verwucherungen usw., mit falschen Zellinformationen zu tun hat. Darum ist es wichtig, ins Gespräch zu gehen. Ihr solltet keine stundenlangen Gespräche führen, sondern einfach nur die Frage stellen: „Was möchtest du mir gerne sagen?". Und dann in einer Meditation abzuwarten, welche Gedanken jetzt heraufkommen. Und wenn derjenige dann für sich sagen kann: „Ah, jetzt habe ich das endlich verstanden, um was es denn eigentlich dabei geht." So werden die Elfen gar keine Probleme mehr haben, diese Wesenheiten herauszulocken."

Laya: „Haben die Wesenheiten wichtige Informationen für diese Person?"

GWS: „Ja, sehr wichtige sogar. Sie möchten der Person gerne mitteilen, warum sie zum Beispiel überhaupt Krebs, psychische Störungen, Depressionen, Selbstmordgedanken usw. hat."

Laya: „Letztendlich ist es doch immer, weil die Menschen nicht alles so lieben, wie es ist oder?"

GWS: „Du kannst dir vorstellen, dieser Tunnel ist sozusagen der dunkle Tunnel, kurz bevor ihr alle ins Licht geht, der noch mit gewisser Schwermut, mit Dunkelheit, mit negativen Empfindungen gefüllt ist. Deswegen leben diese Wesenheiten dort ja auch. Und wenn dies Ganze geheilt ist, so wird der Klient auch ein anderes Verständnis zum Tod haben. Ihr wisst bereits in dem Moment, in dem ihr hier auf die Erde kommt, dass ihr auch sterben werdet. Euer physischer Körper zumindest, eure Seelen ja nun nicht. Aber dennoch ist das Thema Tod immer mit einem starken Wermutstropfen versetzt. Natürlich hat es damit zu tun, die Dinge nicht so sein lassen zu können, wie sie sind. Aber in dem Moment ist dort aktive Arbeit angesagt. Wenn jemand Krebs hat, möchte er ja auch gerne wissen, warum er Krebs hat. Und in diesen Höhlen liegen die Antworten dafür. Und wenn es nicht möglich ist, an diese Antworten heranzukommen, so nehmt Kontakt zu einem Medium auf. Ja, so kann da noch einmal speziell nachgefragt werden. Dies sind wichtige Informationen. Versteht ihr, je klarer die Fragen sind, umso klarer und greifbarer sind auch wiederum die Antworten von uns. Aber ihr wäret ja vorher überhaupt nicht auf die Idee gekommen, dies von dieser Seite einmal zu sehen – oder? Ihr habt ja sonst gar keine Verbindungen dazu, nichts Greifbares."

Laya: „Also teste ich mit meinem Tensor, ob negative Wesenheiten in dem Schutznetz des Chakras sind? Wenn er rechtsherum schwingt für „Ja", gibt es Wesenheiten. Und dann bitte ich die Person mit ihrem inneren Auge zu schauen, welche Wesenheiten vorhanden sind, welche Botschaft sie haben, was für innere Bilder die Menschen bekommen. Wenn die Botschaft übermittelt ist, bitte ich die geistige Welt, die Wesenheit(en) in die geistigen Reiche zu begleiten?"

GWS: „Genau. Und wenn sie dies in dem Moment nicht wahrnehmen können, so sollen sie sich selbst zurückziehen und dies in Ruhe für sich durchführen. Sie werden ihre Antworten bekommen."

Laya: „Wenn die Menschen jetzt gar nicht mehr interessiert sind, warum sie krank sind, sondern grundsätzlich immer positiv denken und positiv fühlen und in alle Störungen immer Licht und Liebe schicken, um sie aufzulösen, ist es dann noch wichtig zu wissen, warum sie krank sind?"

GWS: „Dies ist definitiv wichtig, weil einige Menschen sich mehrere Leben lang in diesen Prozessen befinden. Und von einem auf den anderen Moment eine Krankheit fallen zu lassen, soweit sind einige Menschen einfach nicht. Und wenn du ihnen dies so übermittelst, dass du respektvoll mit den Krankheiten umgehst und ihnen auch die Möglichkeit gibst, sich davon verabschieden zu können, indem sie wissen, warum sie dies haben, so können sie ab dem Moment sofort loslassen. Auch wenn es für dich persönlich nicht zutrifft."

Wir visualisieren uns vor uns und stellen die Frage, ob sich in unserem Wurzelchakraschutznetz eine oder mehrere Wesenheiten (z. B. der Kranke, der Süchtige, das Opfer) befinden. Sie werden von Menschen gebildet, wenn sie z. B. in Not sind, Armut, Krankheit, Angst, Gewalt, Missbrauch erleben. Schwingt der Tensor rechts herum, sind Wesenheiten vorhanden. Wir schauen mit unserem inneren Auge, welche Wesenheiten wir in unserem Wurzelchakraschutznetz sehen und welche Bilder, Stimmen, Gefühle, Gerüche, Geschmäcker oder Wissen uns im Zusammenhang mit unserem Wurzelchakra kommen. Wir fragen die Wesenheit(en), welche Botschaft sie für uns hat/haben.

Wir reinigen mit unserer Hand gegen den Uhrzeigersinn die Wesenheit(en) aus unserem Wurzelchakraschutznetz, werfen sie in die geistigen Reiche, energetisieren unser vorgestelltes Feld im Uhrzeigersinn mit der violetten Flamme der Transformation und bitten St. Germain, das positive Muster in uns zu materialisieren. Dann bewegt sich unser Arm und wir bitten die Wesenheit(en) sich mit den geistigen Freundinnen und Freunden in die geistigen Reiche zu begeben zu den Lichtwesen, die dort schon auf sie warten. Wenn unser Arm zur Ruhe gekommen ist, ist die Wesenheit (oder sind die Wesenheiten) in den geistigen Sphären angekommen. Wir bedanken uns und messen nach. Wir können das Wurzelchakra noch einmal reinigen, dann mit seiner Farbe (Rot) energetisieren, mit goldenem oder silbernem Licht stabilisieren und nachmessen. Auf diese Art und Weise testen wir auch die Schutznetze unserer anderen sechs Chakren durch. Dabei brauchen wir nicht zwischen den Chakrenschutznetzen der Chakren an der Körpervorderseite und der Rückseite unterscheiden, sondern arbeiten an einem Schutznetz für vorne und hinten zusammen.

Es ist, analog wie bei den Organen (Kapitel „4.13.3 Wesenheiten und Strukturen in den Organen"), auch möglich, dass sich Strukturen in den Chakrenschutznetzen befinden. Dabei können wir so vorgehen, wie bei den Wesenheiten beschrieben und zum Schluss die Struktur entfernen lassen.

4.18.5 Risse in den Chakrenschutznetzen

GWS: „Risse sind fast gleichzusetzen mit Narben. Risse sind akute Narben, die bitte auch so behandelt werden sollen. Ganz wichtig ist es, wie bei den akuten Narben, auf den Riss zuzuarbeiten, sodass er geschlossen wird. Und dies mit dem Pflaster der bedingungslosen Liebe zu bedecken."

Wir visualisieren uns vor uns und stellen die Frage, ob in unserem Wurzelchakraschutznetz Risse, Löcher und/oder Narben sind. Schwingt der Tensor rechts herum, heißt das „Ja". Dann scannen wir mit zwei Fingern ab, wo die Risse, Löcher und/oder Narben sind, streichen mit unseren Händen von beiden Seiten von außen auf die Risse, Löcher und/oder Narben zu, um sie schließen zu lassen. Wir halten unsere Hände darüber, um mit rosa Licht der bedingungslosen Liebe, Gold oder Silber zu stabilisieren und messen nach. Wir sollten nicht beliebig über Risse, Löcher und/oder Narben streichen, damit sie nicht aufreißen, sondern immer von den Seiten zur Mitte.

So können wir die anderen sechs Chakren auch auf Risse, Löcher und/oder Narben hin überprüfen und sie ggf. schließen lassen.

Eine Frau wurde schwanger ohne Geschlechtsverkehr, da in dem Chakraschutznetz ihres Sakralchakras ein Loch war. Eine Seele konnte durch das Loch in ihren Bauch gelangen und zu der Schwangerschaft führen.

4.18.6   Chakren mit gekippter Achse

Die Chakren sind wie drehende Lichträder vor und hinter unserem Körper. Das Wurzelchakra hat die Form einer Scheibe unter unserem Körper und das Kronenchakra darüber. Die Chakren haben eine Achse.

Laya: „Meine Chakren sind alle aus der Achse gekippt. Woran liegt das?"

GWS: „Das hat mit der neuen Anbindung an eine höhere Dimension zu tun. Dies kann jetzt Seelen immer öfter passieren, die die Dimensionsebenen des Öfteren wechseln und sich irgendwann immer in einer höheren Dimension aufhalten. Dieses Kippen bedeutet das „Auskippen von alten Informationen." Das ist ein Programm, das unterbewusst abläuft, damit du nicht noch mehr zu tun hast. So kannst du es auch gerne an deine Schüler weitergeben. Dann hat es nicht den negativen Anklang: „Um Gottes Willen, jetzt verrutschen auch noch meine Chakren." Bzw. die Kanäle verändern sich. Es hat mit den neuen Dimensionen zu tun und es wird nach und nach immer mehr neuere Informationen geben. Es ist wichtig, dass wir den Großteil der Menschheit auf eine bestimmte Ebene bekommen, auf der wir dann anders mit euch reden können, damit der Prozess der Zwölfstrang-DNS sich für euch endlich dem Ende naht."

Wir testen mit dem Tensor für jedes einzelne Chakra, ob die Achse gekippt ist. Falls das der Fall ist, fragen wir mit dem Tensor ab, ob die gekippte Achse in göttlicher Ordnung ist. Falls nicht, bitten wir die geistigen Freundinnen und Freunde, die Achse des Chakras in die richtige Position zu bringen. Unser Arm zeigt durch seine Bewegung die Aktivität der geistigen Freundinnen und Freunde an. Wenn er zur Ruhe gekommen ist, haben sie ihre Arbeit beendet. Alternativ können wir auch Rechtsdrehungen mit unserer Hand vor der Chakrenachse durchführen. Wir bedanken uns und messen nach. Dabei harmonisieren wir die Chakren auf der Körpervorderseite und –rückseite einzeln, falls vorhanden.

4.18.7 Kommunikation zwischen Chakra und Organ

Laya: „Ist es gut, dass ich teste, ob ein Organ mit einem Chakra kommuniziert?"

GWS: „Ja, es ist wichtig, dass die Chakren mit den Organen zusammenarbeiten."

Wir können untersuchen, ob ein Chakra mit dem in der Tabelle (Kapitel „4.18.1 Chakrentheorie") zugeordneten Organ oder Körperbereich kommuniziert, indem wir festlegen, dass eine Rechtsdrehung des Tensors bedeutet, dass sie miteinander kommunizieren und eine Linksdrehung, dass sie nicht miteinander kommunizieren. Liegt keine Verbindung vor, legen wir eine Hand über das Chakra und die andere über das Organ oder den Körperbereich, bitten die geistigen Freundinnen und Freunde um Verbindung, stabilisieren mit Gold oder Silber, bedanken uns und messen nach.

4.19 Drüsen

Das endokrine System ist für die Drüsen zuständig und hat Einfluss auf den Energiehaushalt und das Nervensystem, um die Abläufe im Körper zu steuern. Die Drüsen geben Hormone an den Blutkreislauf ab, die als biochemische Katalysatoren wirken und die Aufgabe haben, die Tätigkeit der verschiedenen Organe, Zellen und Chakren zu harmonisieren.

GWS: „Die Drüsen stellen den direkten Verbindungsdraht zur geistigen Welt her. Wenn jemand Diabetes hat, so heißt das, er lässt die Süße des Lebens nicht durch. Wenn die Schilddrüse nicht in Ordnung ist, so ist es oft das Thema, dass Fülle nicht auf diese Menschen zukommen kann, da sie sich in Sicherheit wiegen müssen und kein klares Selbstwertgefühl haben. So drücken diese Drüsen im Endeffekt Gefühle aus, die hier und jetzt wichtig sind. So solltet ihr diese Gefühle bewusst beobachten und ihnen auch Ausdruck verleihen. Denn darauf kommt es an. Über die Gefühle bekommt ihr einen Draht zu uns. Das ist das, was wir meinen, wenn wir sagen: „Der direkte Draht zur geistigen Welt."

Wenn Jemandem die Süße des Lebens fehlt, ist es dringend an der Zeit, die Gewohnheiten hier auf der Erde umzustellen; die Arbeits-, Lebens- und Essgewohnheiten sowie die Gewohnheiten des Gehens, des Handelns, des Redens, des Seins umzustellen. Dies ist definitiv ein kompletter Umbruch. Und so könnt ihr das auf die kompletten endokrinen Drüsen beziehen. Wie es dann im Einzelnen vorangeht, so fragt euch nach der Wichtigkeit. Die meisten Menschen werden sagen „natürlich die Arbeit". Der Nächste sagt „die Freizeit" und so weiter. Das entscheidet bitte nach eurer Ordnung. Das, was für euch die meiste Zeit einnimmt, steht an erster Stelle und das, was für euch die wenigste Zeit einnimmt, steht an letzter Stelle. Das, was für euch am Einfachsten umzusetzen ist, steht an erster Stelle. Sodann geht es darum, ein bewusstes Leben auf der Erde zu führen. Und die Menschen tun dies meist nicht. Sie sagen es zwar, aber es ist nicht so. Sonst hätten sie diese Erkrankung nicht. Es hat etwas mit Freude und Liebe empfinden zu tun. Denn wenn sie glücklich wären, hätten sie diese Erkrankung nicht. Sodann bildet eure Sinne wieder aus. Versucht eure Umgebung zu hören, zu riechen, anders wahrzunehmen, euch in euer Fühlen einzulassen. Dies ist ein Rundumpaket, das verändert werden sollte. Stellt eure Ernährung um. Trinkt viel klares Wasser. Und bittet uns, die geistige Welt, um Reinigung. Wandelt bewusst auf Mutter Gaia. Mutter Gaia wird es euch danken. Denn sie ist bereits eine alte Lady, die so gerne möchte, dass viele, viele, viele bewusste Seelen hier auf dieser Erde wandeln. Sprich, dass sie auch ihren Gang umändern, sodass diese Seelen Mutter Gaias Haut nicht mehr zerstören. Dass Mutter Gaia auch wieder ihre eigene Wahrnehmung hat. Und dass es so etwas wie Naturgewalten nicht mehr zu geben braucht, weil der Mensch verstanden hat, wie er mit der Erde umzugehen hat. In der ersten Phase der Umstellung kann es sein, dass die meisten Menschen noch Medikamente nehmen müssen. Medikamente können in dieser ersten Zeit einfach weiter genommen werden. Es ist nur wichtig, dass die Menschen sich geistig weiterbilden. Dass sie sich mit dem geistigen Heilen auseinandersetzen, die geistigen Sphären anders wahrnehmen, geistige Zeichen wahrnehmen. Dass sie unbedingt ihren Seelennamen bekommen und mit diesem Seelennamen arbeiten können. Sodass sich dann tatsächlich auch etwas verändert. Wenn ihr in einer alten Wohnung festsitzt, wo ihr nicht hingehört, so sucht euch umgehend, und wir sagen umgehend, eine neue Wohnung. Seid ihr an einer Arbeitsstelle, an der ihr euch nicht wohlfühlt, so meldet euch entweder krank oder sucht euch sofort eine andere Arbeitsstelle. Und wir meinen damit sofort. Wir möchten euch gerne fragen, wie lange möchtet ihr diese Krankheiten noch vor euch hertragen? Wie lange möchtet ihr euren Körper noch mit Medikamenten vergiften. Es ist an der Zeit, dies im Hier und Jetzt zu verändern. Wenn das neue Goldene Zeitalter kommt, ist es sehr, sehr wichtig, dass ihr in diesen ganzen Umbrüchen nicht mehr mitten drin seid, sondern dass dies bis zum Jahr 2012 bereits alles passiert ist. Damit ihr in Ruhe in diesen Zeitwechsel hineingehen könnt. Das macht die kritische Masse aus und diese kritische Masse brauchen wir für den Umbruch. Sodann, meine Freunde, wenn ihr dies lest, macht euch heran. Macht euch an das heran, was als Erstes auf euch zukommt und versucht, die Augen offen zu halten."

Jedes Chakra steuert die Energie einer Drüse. Drüsen halten uns auf allen Ebenen gesund. Und sie haben eine wichtige spirituelle Funktion. Jede Drüse ist mit einem großen, konzentrierten, universalen Kraftzentrum verbunden, das eine hochfrequente spirituelle Energie ausstrahlt. So wie wir mehr und mehr Zugang zu dieser höheren Energie bekommen, muss sich unser physisches, mentales, emotionales und spirituelles Leben verändern.

Zum Harmonisieren unserer Drüsen ist es wichtig, sehr fokussiert die geistige Welt und die Quelle von allem, um Unterstützung zu bitten. Da die Drüsen wichtige Funktionen haben, ist es gut, sie nach Möglichkeit jeden Tag zu harmonisieren.

Wir visualisieren uns vor uns und messen in unserer Visualisierung die entsprechende Drüse. Wenn der Tensor nicht kraftvoll rechts und rund dreht, können wir die geistigen Freundinnen und Freunde um Heilung bitten, die Drüsen durch unsere Handbewegung gegen den Uhrzeigersinn reinigen, im Uhrzeigersinn mit der entsprechenden Farbe energetisieren, mit Gold oder Silber stabilisieren, uns bedanken und nachmessen. Wir können das Reinigen auch weglassen, wenn wir das Gefühl haben, dass es nicht notwendig ist zu reinigen. Bei den Farben zur Energetisierung der Drüsen gibt es in den verschiedenen Schulen des geistigen Heilens sehr unterschiedliche Vorschläge. Ich wähle hier der Einfachheit halber die Farbe des zugeordneten Chakras. Zur Vereinfachung nenne ich im Folgenden das Stabilisieren mit Gold und lasse Silber weg.

Buchempfehlung: „Kleines Lehrbuch für Heiler" von Ted Andrews.

Nebennieren

Die Nebennieren liegen physisch in der Nähe der Nieren und sind energetisch dem Wurzelchakra zugeordnet. Auf Höhe des Wurzelchakras werden sie mit Rot und auf Höhe der Nieren mit Blau harmonisiert.

Sie produzieren Adrenalin, das mit dem Kampf- oder Flucht-Mechanismus des Körpers zu tun hat. Sie helfen auch bei der Entgiftung. Außerdem unterstützen sie die Nieren, was man daran erkennt, dass wir Flüssigkeit im Körper festhalten, wenn wir unter Stress stehen. Die Nebennieren spalten Nahrungseiweiß im Körper auf und kurbeln in Notzeiten den Stoffwechsel an. Sie dienen unserem Eigenerhalt und Selbstschutz. Sind sie überlastet, entstehen Sorgen und lang anhaltende Ängste.

„Das Leben trägt und nährt mich. Ich widme mich den wichtigen Angelegenheiten in meinem Leben."

Wir messen in der Visualisierung von uns mit dem Tensor die Nebennieren beim Wurzelchakra. Wenn der Tensor nicht kraftvoll rechts und rund dreht, bitten wir die geistigen Freundinnen und Freunde, die Nebennieren zu harmonisieren, führen mit unserer Hand zum Energetisieren der Nebennieren im Bereich des Wurzelchakras mit rotem Licht Drehungen im Uhrzeigersinn (Rechtsdrehungen) aus und stabilisieren mit Gold. Wir messen nach, ob der Tensor nun kraftvoll rechts und rund dreht. Zusätzlich können wir die Nebennieren dort untersuchen, wo sie physisch sind, nämlich bei den Nieren. Dreht der Tensor nicht kraftvoll rechts und rund, energetisieren wir die Nebennieren dort mit blauem Licht, stabilisieren mit Gold, bedanken uns und messen nach.

Eierstöcke bzw. Hoden

Die Eierstöcke sind energetisch dem Sakralchakra zugeordnet und können mit der Farbe Rosa harmonisiert werden. Die Hoden sind energetisch dem Wurzel- und Sakralchakra zugeordnet und können mit der Farbe Grün harmonisiert werden.

Diese Drüsen regulieren die Sexual- und Fortpflanzungsorgane. Die Hoden produzieren Samen und das Hormon Testosteron. Die Eierstöcke bilden jeden Monat ein Ovum (Ei) und produzieren Östrogen und Progesteron. Nach der Menopause reduziert sich die Produktion von Östrogen. Bei Blockaden können wir überprüfen, ob wir unsere Sexualität, unser Mann- oder Frau-Sein und ggf. die Partnerin oder den Partner lieben. Es könnte auch darum gehen, dass wir uns Kindern oder unserem inneren Kind widmen sollen. Ferner können Erkrankungen der Eierstöcke bzw. Hoden bei uns entstehen, weil noch Zwillings-, Drillingsseelen etc. bei uns sind (Kapitel „4.42 Zwillings-, Drillingsseelen etc."). Dann bitten wir die Seelen, sich mit den geistigen Freundinnen und Freunden zu den Lichtwesen in die geistigen Reiche zu begeben.

„Ich liebe meine Sexualität, den Kontakt zu Kindern und meinem inneren Kind."

Wir untersuchen die Eierstöcke bzw. Hoden an jeder Seite einzeln in der Visualisierung von uns. Wenn der Tensor nicht kraftvoll rechts und rund dreht, bitten wir die geistigen Freundinnen und Freunde, die Keimdrüsen zu harmonisieren, energetisieren in unserer Visualisierung mit Rechtsdrehungen unserer Hand, jede Seite einzeln, mit der zugehörigen Farbe, stabilisieren mit Gold, bedanken uns und messen nach.

Bauchspeicheldrüse

Die Bauchspeicheldrüse ist energetisch dem Solarplexuschakra zugeordnet und kann mit der Farbe Gelb harmonisiert werden.

Sie sondert u.a. das Hormon Insulin und Verdauungsenzyme ab, die den Blutzuckerspiegel im Körper regulieren. Sie spalten die Nahrung auf und wandeln sie in Kohlenhydrate, Fett, Eiweiß uvm. um.

„Ich finde immer die Zeit, die Süße des Lebens zu kosten (Diabetes) und lerne aus Erfahrungen."

Wir untersuchen die Bauchspeicheldrüse in der Visualisierung von uns. Wenn der Tensor nicht kraftvoll rechts und rund dreht, bitten wir die geistigen Freundinnen und Freunde, die Bauchspeicheldrüse zu harmonisieren, energetisieren sie in unserer Visualisierung mit Rechtsdrehungen unserer Hand mit Gelb, stabilisieren mit Gold, bedanken uns und messen nach.

Thymusdrüse

Die Thymusdrüse ist dem Herzchakra zugeordnet und kann mit der Farbe Grün harmonisiert werden.

Sie reguliert das Immunsystem, das Wachstum und ist an der Produktion weißer Blutkörperchen beteiligt. Wird sie überstimuliert, kann Arthritis entstehen. Ist sie unteraktiv, ist unser Immunsystem geschwächt und wir können dadurch Krankheiten wie z. B. AIDS und Krebs bekommen.

„Ich erkenne, dass sich mein Tun auf alle Ebenen meines Daseins auswirkt. Ich denke und fühle immer positiv."

Wir untersuchen die Thymusdrüse in der Visualisierung von uns. Wenn der Tensor nicht kraftvoll rechts und rund dreht, bitten wir die geistigen Freundinnen und Freunde, die Thymusdrüse zu harmonisieren, energetisieren sie in unserer Visualisierung mit Rechtsdrehungen unserer Hand mit Grün, stabilisieren mit Gold, bedanken uns und messen nach.

Schilddrüse

Die Schilddrüse ist dem Halschakra zugeordnet und kann mit der Farbe Blau harmonisiert werden.

Sie steuert die Stoffwechselrate und wirkt damit wie ein Thermostat auf den Körper. Schwächen der Schilddrüse entstehen, weil wir uns von anderen erniedrigt fühlen, z. B. in unserer Kindheit von unseren Eltern. Hyperaktivität führt zu einer Überfunktion der Schilddrüse; ein träger Stoffwechsel zu einer Unterfunktion, da wir unseren Selbstausdruck nicht leben.

„Ich denke und fühle immer in Fülle und bin erfüllt von einem gesunden Selbstwertgefühl. Ich lebe authentisch mich selbst und schöpfe meine Ausdrucksfähigkeit aus."

Wir untersuchen die beiden Schilddrüsenflügel und Nebenschilddrüsen getrennt voneinander in der Visualisierung von uns. Wenn der Tensor nicht kraftvoll rechts und rund dreht, bitten wir die geistigen Freundinnen und Freunde, die Schilddrüse zu harmonisieren, energetisieren sie in unserer Visualisierung mit Rechtsdrehungen unserer Hand mit Blau, stabilisieren mit Gold, bedanken uns und messen nach.

Hypophyse, Hypothalamus

Die Hypophyse, auch Hirnanhangdrüse genannt, befindet sich im Inneren der Schädelbasis, ist dem Dritten Auge zugeordnet und kann mit der Farbe Violett harmonisiert werden.

Sie hat Einfluss auf alle wichtigen Drüsen und das Immunsystem. Sie kontrolliert auch die Produktion von Muttermilch und Urin. Damit wir immer jünger werden, ist es wichtig, die Hypophyse so umzuprogrammieren, dass sie verjüngende Hormone abgibt. Sie verschließt sich bei Stress.

„Ich werde immer jünger."

Der Hypothalamus liegt im Zentrum des Gehirns oberhalb der Hypophyse, reguliert die Hypophyse, die Hormonausschüttung der Hypophyse, die Körpertemperatur, den Hunger, Durst, Geschlechtstrieb, Sehbahnen und kann ebenfalls mit der Farbe Violett harmonisiert werden.

„Meine Sehnsüchte sind perfekt ausbalanciert."

Wir untersuchen die Hypophyse und den Hypothalamus in der Visualisierung von uns zusammen. Wenn der Tensor nicht kraftvoll rechts und rund dreht, bitten wir die geistigen Freundinnen und Freunde, die beiden Drüsen zu harmonisieren, energetisieren sie in unserer Visualisierung mit Rechtsdrehungen unserer Hand mit Violett, stabilisieren mit Gold, bedanken uns und messen nach.

Zirbeldrüse

Die Zirbeldrüse ist dem Kronenchakra zugeordnet und kann mit der Farbe Weiß harmonisiert werden.

Sie wird auch Epiphyse genannt, befindet sich im Zwischenhirn und steht in enger Verbindung mit dem Nervensystem, den sexuellen Funktionen und unserer Offenheit gegenüber Wahrnehmungen jenseits der physischen Ebene.

Die Zirbeldrüse absorbiert Licht und strahlt Licht ab. Sie produziert das Hormon Melatonin und ist für die Fortpflanzung und die sogenannte innere Uhr (jahreszeitliche Stimmungsschwankungen) zuständig.

„Ich würdige meine sexuellen und metaphysischen Energien und nehme die Lichtenergien der Universen auf.“

Wir untersuchen die Zirbeldrüse in der Visualisierung von uns. Wenn der Tensor nicht kraftvoll rechts und rund dreht, bitten wir die geistigen Freundinnen und Freunde, die Zirbeldrüse zu harmonisieren, energetisieren sie in unserer Visualisierung mit Rechtsdrehungen unserer Hand mit Weiß, stabilisieren mit Gold, bedanken uns und messen nach.

4.20 Immunsystem

Um das Immunsystem zu stärken, ist es vor allem wichtig, das Herzchakra und die Thymusdrüse beim Herzchakra zu stärken (siehe dazu Kapitel „4.18.2 Harmonisierung der Chakren“ und Kapitel „4.19 Drüsen“).

Die GWS hat uns ein Zeichen gegeben, um das Immunsystem zu stärken. Es ist ein Kreis im Uhrzeigersinn gezeichnet. Darin befindet sich eine Welle mit drei Wellenbergen und drei Wellentälern von links nach rechts gemalt.

GWS: „Die Linie des Kreises soll die Welle berühren. Es ist ein Symbol zur Stärkung des Immunsystems des ganzen Körpers. Es reicht, wenn ihr dies vor eurem geistigen Auge malt. Wenn die Menschen es sich so schlecht merken können, können sie es sich auf ein Blatt Papier malen und sich den Zettel irgendwo hinlegen, wo es ihnen immer wieder in die Augen fällt. Ansonsten ist dies eine rein geistige Tätigkeit.“

Laya: „Warum haben Menschen **Aids**?“

GWS: „Aids ist eine Immunerkrankung. Euer Immunsystem reagiert von vorn bis hinten, von rechts nach links, von oben nach unten völlig anders. Sprich, ihr habt euren Zellen, vor allen Dingen eurem lymphatischen System, eine abstruse Information gegeben. Nämlich die Information: „Ich bin nicht gut genug. Ich bin zu klein. Ich bin es nicht wert, geliebt zu werden." Diese Information sorgt dafür, dass euer Körper auch dies in Resonanz erfährt."

Laya: „Warum haben Menschen **Autoimmunerkrankungen**?"

GWS: „Autoimmunerkrankungen sind Störungen des Immunsystems. Das, was wir dir heute am Anfang erzählten, mit den großen Kristallen und der liegenden Acht*, kann auch auf Autoimmunerkrankungen prophylaktisch wirken. Und Autoimmunerkrankungen, das hört sich so an, als ob es etwas wäre, das absolut nicht greifbar ist und was absolut nicht behandelbar ist. Oder was bestimmte Medikamente benötigt, an die ein normaler Mensch nicht herankommt. Also es ist nicht wirklich greifbar. Wie hört sich dieser Begriff für dich an, liebste Laya?"

Laya: „Sehr schlimm, alles geht kaputt, es gibt keine Rettung und der Mensch stirbt."

GWS: „Genau. Die Ursache liegt darin, das Immunsystem zu stärken und ganz bewusst zu schauen, wie es mit dem Antibiothekum ist. Wie ist es mit dem Penezelin? Wie ist es mit diesen vorbeugenden Maßnahmen, die z. B. euer Verdauungssystem ohne Ende angreifen. Die euer Lymphsystem noch milchiger und noch trüber werden lassen, die Blutgefäße verstopfen. Das eine hat das andere zur Folge. Es ist egal, wir hoffen, dass dies jetzt nicht zu platt klingt. Es ist tatsächlich egal, wie die Krankheit heißt. Es kommt auf das Bewusstsein dafür an. Bei Menschen, die eine solche Autoimmunerkrankung haben, ist es wichtig, tagtäglich das Immunsystem zu stärken, morgens, mittags, abends. Bis es in ihr Bewusstsein hereingetreten ist, dass es keine Krankheit ist, dass es keine komplizierte Autoimmunerkrankung gibt. Dass sich für sie ein komplett anderes riesiges Tor öffnet, nämlich das Tor der Gesundheit, der Gesundwerdung allgemein. Durch bestimmte Lebensumstellungen, über die wir schon viel in diesem Buch geschrieben haben, gesunde Lebensweise, gesunde Ernährung, Ordnung halten zu Hause usw."

* siehe Kapitel „6.14 Lymphsystem"

4.21 Zellheilung

Laya: „Wie können wir Menschen unsere Zellen heilen? Manche Menschen haben z. B. entartete Krebszellen."

GWS: „Nun wirst du auch bald Papier und bunte Stifte mitnehmen in deine Kurse. Bitte jeden einzelnen Klienten, eine einzelne Zelle aufzumalen und gib ihnen die Freiheit wählen zu können, ob sie ihre Zellen rund aufmalen, zackig oder wie auch immer. Und sie sollen ihre Zellen ausmalen mit den Inhalten, wie sie gerade ihre Zellinformationen sehen. Und dann sprecht ihr kurz darüber. Danach legt die Bilder in die Mitte und bittet St. Germain um seine Hilfe mit der violetten Flamme. Er wird in dem Moment diese Informationen verbrennen, verbrennen und gleichzeitig transformieren. Und dann bitte deine Klienten ebenfalls noch einmal ein Bild von einer gesunden Zelle zu malen. Und zum Schluss sprecht ihr noch einmal darüber."

GWS: „Wenn ihr euch schlecht in eurem Alltag fühlt, wenn ihr merkt, es geht nicht voran oder es steht still, so fragt eure einzelnen Zellen, was sie für Informationen für euch haben. In welchen Farben sie gerade erscheinen, was ihre Aufgabe ist. So könnt ihr natürlich auch Zellen aus einzelnen Organen befragen. Leberzellen sind zum Beispiel grundsätzlich andere Zellen als Herzzellen, Nierenzellen und so weiter. Wenn jemand so eine Störung in einem Organ hat, das, egal bei welcher Behandlung, bei welcher Heilsitzung, keinen Erfolg zeigt, so versuche diese Methode anzuwenden und gebe sie so auch weiter. Dies ist eine Methode, mit der jeder für sich daran weiter arbeiten kann. Und gebe deinen Klienten immer wieder mit, dass geistige Arbeit vollwertige Arbeit ist und dass sie unbedingt zu leisten ist, von dem, der dazu bereit ist, denn wir brauchen eure Hilfe."

Laya: „... und wir eure"

GWS: „So brauchen wir uns gegenseitig und es ist ein Geben und Nehmen und der Aufstieg wird so wunderbar sein, wie es sich hier bis jetzt noch kein Mensch hat erträumen lassen."

Eine Klientin hatte Brustkrebs. Ich habe sie gebeten, sich einen geschützten heiligen Raum vorzustellen. Sie sollte sich bequem hinsetzen und sich einen rosa Mantel um sich und ihren Raum vorstellen. Dann sollte sie sich einen großen Bildschirm vor sich stehend vorstellen, die Augen schließen, drei Mal hintereinander ein- und ausatmen. Sie sollte die inneren Augen öffnen, auf den Bildschirm schauen und erzählen, was sie sieht, was die Zellen in ihrer Brust machen, welche Farben sie haben. Wenn sie sprechen könnten, was sie sagen würden. Zum Schluss sollte sie sich und den Raum mit goldenem Licht umschließen, um geschützt zu sein. Diese Übung sollte sie täglich wiederholen. So hat sie sich selbst geheilt.

4.22 Blutreinigung

Laya: „Wie können Menschen ihr Blut reinigen?"

GWS: „Beschreibt mit eurem Becken eine liegende Acht im Uhrzeigersinn beginnend. Im Uhrzeigersinn pumpt das Herz frisches Blut in den Körper und gegen den Uhrzeigersinn fließt verbrauchtes Blut ins Herz. Wir gaben euch anfangs eine Übung mit der Acht. Ihr könnt euch vorstellen, dass euer Herz frisches Blut herauspumpt und sauerstoffarmes Blut wieder aufnimmt und erneuert. Und stellt euch vor, wie euer Körper dabei eine liegende Acht malt. Nun schickt durch diese Acht helles, klares, wunderschönes Blut, mit Energie gefülltes Blut, mit Lebensfreude gefülltes Blut, mit Liebe gefülltes Blut, mit Transformation gefülltes Blut. Trinkt dabei ein Glas Wasser und so reinigt ihr euch täglich selbst. Wenn diese

Übung in eine alltägliche Übung übergeht, wie das Zähneputzen oder das Haarekämmen, so wäre es wunderschön."

„Zur Blutreinigung soll die liegende Acht im Uhrzeigersinn mit dem Becken beschrieben werden. Es ist wichtig, dass du die Menschen wieder bewusst darauf schulst, auch in deinen Kursen, dass sie wissen, wie sie ihr Becken zu bewegen haben. Die liegende Acht im Uhrzeigersinn zu beschreiben bedeutet, dass der erste Kreis der Acht im Uhrzeigersinn verläuft und der zweite gegen den Uhrzeigersinn."

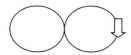

4.23 Entgiftung

Laya: „Wie können Menschen entgiften?"

GWS: „Beschreibt mit eurem Becken eine liegende Acht gegen den Uhrzeigersinn beginnend. Das Negative geht durch den Darm heraus und im Uhrzeigersinn holt ihr neue Energie durch die Speiseröhre wieder herein.

Bei der Reinigung des Blutes war es gerade so, dass diese Acht im Uhrzeigersinn gemalt wird. Bei der Entgiftung wiederum wird diese Acht gegen den Uhrzeigersinn gemalt. Und stellt euch aber jetzt nicht die Verbindung zum Herzen vor, sondern versucht jetzt eine Öffnung zu finden an eurem Körper. So könnt ihr zum Beispiel eure Ausscheidungsorgane nehmen, jeder so, wie er es möchte und versucht die Acht in diese Richtung linksherum offen zu lassen. Und sodann könnt ihr alle giftigen Stoffe aus eurem Körper heraus schwämmen. Trinkt dabei viel Wasser. Die Informationen gehen mit in den Urin und so ist diese Aufgabe dann voll und ganz erfüllt."

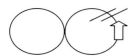

4.24 Anregen des Kreislaufs

Um den Kreislauf anzuregen, können wir uns vor uns visualisieren und bei unserer Visualisierung mit unserer Hand eine Acht im Uhrzeiger begonnen mit grünem oder rotem Licht beschrieben, wobei der erste Kreis im Kopf- und Oberkörperbereich und der Zweite gegen den Uhrzeigersinn im Unterkörperbereich bis zu den Füßen liegt.

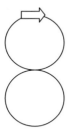

4.25 Ausleiten von materiellen Substanzen

Laya: „Wie können Menschen auf geistigem Wege Schwermetalle ausleiten?"

GWS: „So stellt euch im Geiste vor, dass an euren beiden Fußchakren unter den Füßen große Löcher sind. Und stellt euch einen Staubsauger mit zwei Rohren unter den Füßen vor. Dieser Staubsauger saugt aus euren Füßen bzw. aus eurem gesamten Körper die Schwermetalle heraus; immer mehr und mehr. Und stellt euch vor, wie dieser Staubsauger die Stufe 1 besitzt, wie er die Stufe 2 besitzt und wie er auch die Stufe 3 besitzt, je nachdem, wie ihr es aushalten könnt. Am Anfang werdet ihr noch nicht so viel wahrnehmen. Je öfter ihr diese Übung macht, umso mehr werdet ihr feststellen, dass die Stufe 3 eine energetisch sehr hohe Stufe ist und dass ihr danach auch müde seid, weil sich euer physischer Körper erst einmal erholen muss."

Laya: „Wie lange dauert es, eine Schwermetallbelastung auf geistigem Wege auszuleiten?"

GWS: „Bei einer mittelstarken Schwermetallbelastung sollte sie ein bis zwei Monate behandelt werden; bei einer schweren Belastung fast bis zu einem halben Jahr; bei einer leichten Schwermetallbelastung liegt alles unter einem Monat."

Laya: „Sollte eine Behandlung einmal am Tag durchgeführt werden?"

GWS: „Ja."

Wir testen mit unserem Tensor, ob in uns negative Schwermetalle, Impf-schäden, Medikamentenrückstände, negative Viren, negative Bakterien, negative Pilze, Parasiten, Gifte, negative Radioaktivität und/oder etwas anderes Negatives, das wir nicht erwähnt haben, vorhanden sind. Dreht der Tensor rechts herum für „Ja", stellen wir uns vor, dass zwei große Staubsaugerrohre von einem Staubsauger an unseren Fußsohlen sind. Die geistigen Freundinnen und Freunde stellen den Staubsauger auf Stu-fe 1 und es kribbelt an unseren Füßen. Sie stellen den Staubsauger auf Stufe 2 und es kribbelt bis zum Unterkörper. Die geistige Welt stellt den Staubsauger auf Stufe 3 und es kribbelt bis zu den Haarwurzeln. Mit ho-her Saugkraft saugen die geistigen Freundinnen und Freunde die negati-ven Stoffe, eins nach dem anderen, aus unserem Körper. Wir können auch durch Linksdrehungen unserer Hand die Ausleitung unterstützen und die negativen Stoffe zum Entsorgen z. B. in eine Kerzenflamme wer-fen. Wenn die Linksdrehungen unserer Hand von allein zur Ruhe ge-kommen sind, haben die geistigen Freundinnen und Freunde ihre Arbeit beendet. Wir bedanken uns und messen nach. Der Tensor wird links her-um drehen, da keine negativen Stoffe mehr in unserem Körper sind. Die geistige Welt stellt den imaginären Staubsauger aus und wir werfen ihn aus dem offenen Fenster. Draußen löst er sich auf und die negativen Substanzen verpuffen. Das wiederholen wir jeden Tag, bis der Tensor mehrere Tage hintereinander unsere Frage, ob negative Stoffe in unse-rem Körper sind, mit einem „Nein" beantwortet, ohne dass wir eine Aus-leitung haben vornehmen lassen.

Anstatt mit dem vorgestellten Staubsauger zu arbeiten oder zusätzlich mit ihm zu arbeiten, können wir die negativen Stoffe mit Linksdrehungen unserer Hand aus dem Körper ziehen und z. B. in einer Kerzenflamme entsorgen.

Ich war lange Zeit sehr müde. Als ich mit meinem Tensor getestet habe, ob negative Viren in mir sind, zeigte mein Tensor ein „Ja" an. Nachdem ich mit der Staubsaugermethode die negativen Viren aus meinem Körper habe ziehen lassen, war die Müdigkeit verschwunden. Bei Infekten und Infektionen ist es wichtig, negative Viren und Bakterien aus dem Körper ziehen zu lassen.

Ein Ausbildungsteilnehmer hatte Herzbeschwerden. Ich habe gemessen, dass die Ursache eine starke Belastung durch Schwermetalle und Gifte in einem vergangenen Leben war. Wir konnten sehen, dass er in einem vergangenen Leben als Alchemist Selbstversuche durchgeführt hat und sich so selbst vergiftet hat. Nachdem wir Erzengel Michael gebeten haben, alle negativen Verbindungen zu dem Leben zu durchtrennen, die geistigen Freundinnen und Freunde, das vergangene Leben zu heilen und zu transformieren und mit dem vorgestellten Staubsauger alle Schwermetalle und Gifte aus dem Körper aus vergangenen Leben zu ziehen, verschwanden seine Herzbeschwerden.

Häufig ist es sinnvoll zu testen, ob die negativen Substanzen (negative Schwermetalle, Impfschäden, Medikamentenrückstände, Gifte, negative Pilze, negative Bakterien, negative Viren, Parasiten, negative Radioaktivität und so weiter) aus vergangenen Leben noch unser Leben beeinflussen und sie aus dem Körper entfernen zu lassen.

4.26 Zuführen von materiellen Substanzen

Wir können mit dem Tensor testen, ob ausreichend Vitamine, Mineralstoffe, Nährstoffe und alles andere, was unser Körper braucht, in unserem Körper vorhanden sind. Falls unserem Körper etwas fehlt, bitten wir die geistigen Freundinnen und Freunde, die fehlenden Substanzen dem Körper zuzuführen. Wir energetisieren in die Visualisierung von uns mit Rechtsdrehungen unserer Hand Vitamine, Mineralien, Nährstoffe und alle anderen fehlenden Stoffe, die unser Körper braucht und wir nicht erwähnt haben, und bitten die geistigen Freundinnen und Freunde, sie uns zuzuführen. Wenn die Rechtsdrehungen unserer Hand von allein zur Ruhe gekommen sind, haben die geistigen Freundinnen und Freunde uns die fehlenden Substanzen zugeführt. Wir stabilisieren das Zuführen von positiven Substanzen durch Darüberstreichen mit unserer Hand, bedanken uns, messen nach und wiederholen dieses jeden Tag, bis unser Tensor anzeigt, dass unserem Körper nichts fehlt, bevor wir uns die fehlenden Substanzen haben zuführen lassen. So können wir uns auch Medikamente auf energetischem Wege zuführen lassen.

4.27 Auflösen von emotionalen Schwächen

Wir fragen mit unserem Tensor, ob bei uns der Zeitpunkt unserer Zeugung, die Zeit im Bauch unserer Mutter, unsere Geburt, unsere frühe Kindheit, unsere mittlere Kindheit, unsere späte Kindheit, unsere Pubertät, Enttäuschung in einer Liebesbeziehung, unser frühes Erwachsenenalter, unser Erwachsenenalter bis jetzt, bestimmte Menschen, denen wir begegnet sind, unser Vater, unsere Mutter, Geschwister, Abtreibung, Missbrauch, die Zeit im Kindergarten, Krankheiten, Krankheiten der Eltern, Krankenhausaufenthalte, Unfälle, die Zeit in der Schule, die Zeit unserer Ausbildung, unser Berufsleben, Verstrickungen mit anderen Menschen, unser eigenes Ego, unsere Gedanken oder Gefühle des Mangels (wie das Gefühl, verlassen worden zu sein, nicht geliebt worden zu sein), negative morphogenetische Felder, der Tod eines Menschen oder Tieres etc., zu Traumatisierungen geführt haben, die nicht aufgelöst sind. Wenn der Tensor rechts herum dreht für „Ja", ist das der Fall. Am besten fragen wir jeden Punkt einzeln ab. Wir reinigen mit unserer Hand gegen den Uhrzeigersinn die jeweiligen Traumatisierungen aus unserem vorgestellten Feld, werfen sie z. B. in eine Kerzenflamme und bitten die geistigen Freundinnen und Freunde, sie aufzulösen. Dann energetisieren wir unser visualisiertes Feld mit unserer Hand im Uhrzeigersinn mit der violetten Flamme der Transformation und bitten St. Germain, die Traumatisierungen aufzulösen, lassen unseren Arm schwingen und bitten die geistigen Freundinnen und Freunde zu tun, was zu tun ist, bis unsere Armbewegung von allein zur Ruhe gekommen ist, weil die geistige Welt ihre Arbeit beendet hat. Wir können schauen, was für innere Bilder, Gefühle, Gerüche, Worte, Klänge wir wahrnehmen und falls sie negativ sind, sie in unserer Vorstellung in positive wandeln. Wir bedanken uns und messen nach. Je genauer uns die Mangelthemen bewusst sind, je kraftvoller können die geistigen Freundinnen und Freunde sie in Licht und Liebe transformieren.

Horst Krohne schreibt in seinem Buch „Geistheilung mit dem >>Lebenskalender<<", dass über den Lebenskalender Traumatisierungen aufgelöst werden können. Der Lebenskalender beginnt ganz oben auf dem Kopf mit der Geburt und ist wie ein Band, das auf dem Kopf zum Haarwirbel und am Hinterkopf runter bis zum ersten Halswirbel verläuft, wo etwa 90 Jahre erreicht sind.

Ich frage oben auf dem Kopf den Zeitpunkt der Zeugung, die Zeit im Bauch der Mutter und die Geburt ab. Wir untersuchen die Lebenslinie mit unserem Tensor. Wenn er rechts und rund dreht, liegt keine Traumatisierung vor. Dreht er nicht rechts herum, liegt eine Traumatisierung vor. Dann reinigen wir die Lebenslinie mit unserer Hand gegen den Uhrzeigersinn, werfen die Traumatisierungen z. B. in eine Kerzenflamme, energetisieren die Lebenslinie mit unserer Hand im Uhrzeigersinn mit Grün für Heilung, Violett für Transformation, Rosa für bedingungslose Liebe, Weiß für Reinheit und Klarheit, streichen mit unserer Hand ein Band aus weißem Licht darüber und zum Stabilisieren ein Band aus Gold oder Silber. Dann halten wir unsere Hände vorne und hinten an das Dritte Auge auf Höhe der Augenbrauen und auf gleicher Höhe am Hinterkopf und lassen die Violette Flamme ins Dritte Auge und in das Gehirn fließen. Wir bitten die Seele, die Traumatisierungen loszulassen und die geistigen Freundinnen und Freunde, sie aufzulösen. Dann bedanken wir uns und messen wir nach, ob der Tensor nun überall rechts und rund dreht, weil alle Traumatisierungen aufgelöst sind. Falls das nicht der Fall ist, behandeln wir mit reinigen, energetisieren, stabilisieren und Hilfe der geistigen Welt nach.

Das gleiche können wir über die Lebenslinie für alle vergangenen Leben zusammen wiederholen. Am ersten Halswirbel können wir alle Übergänge in den Tod messen und harmonisieren lassen.

Eine Ausbildungsteilnehmerin sagte, dass sie immer Liebesbeziehungen mit Männern hätte, die sie dann finanziell unterstützen müsse. Ich sprach mit ihr über ihr Helfersyndrom. Wir baten die geistigen Freundinnen und Freunde ihr Helfersyndrom aufzulösen und Erzengel Michael, die Verbindung zu einem vergangenen Leben zu kappen, das mit der Thematik in Verbindung stand. Danach zog sie keine Männer mehr an, die sie dann finanziell unterstützen sollte.

Eine andere Ausbildungsteilnehmerin hatte starke psychische Probleme, sodass sie einen Aufenthalt in der Psychiatrie in Erwägung zog. Seitdem wir auf die beschriebene Weise ihre Traumatisierungen aufgelöst haben, geht es ihr sehr gut.

Ich rief eine Ausbildungsteilnehmerin an. Sie war gerade in einer Phase sehr großer Angst. Ich habe gemessen, dass der Auslöser ein Ereignis in ihrem achten Lebensjahr war und habe das Ereignis auflösen lassen. Sofort war ihre Angst weg und kam nicht wieder. Zum Auflösen habe ich ihr Feld mit Linksdrehungen meiner Hand reinigen lassen und mit Rechtsdrehungen mit der violetten Flamme und St. Germains Hilfe transformieren lassen. Mein Arm hat sich bewegt, weil ich spüren konnte, dass die geistigen Freundinnen und Freunde auf ihre Art das Ereignis und ihre Angst auflösten und dann hat sich mein Arm von oben nach unten bewegt, weil Erzengel Michael die Klientin mit seinem Schwert von dem Ereignis und ihrer Angst getrennt hat.

4.28 Seelenanteile integrieren

Laya: „Was ist der Unterschied zwischen Seele und Gefühl?"

GWS: „Es ist die Aufgabe der Seele, sich im Hier und Jetzt voll zu integrieren, voll zur Welt zu kommen. Denn ihr wisst ja, wenn ihr im Mutterleib seid, ist eure Seele ständig damit beschäftigt: Rein und raus, rein und raus zu gehen. Erst bei der Geburt beginnt der Prozess, dass die Seele sich mehr und mehr im Körper inkarniert. Und so dauert es bei einigen Menschen auf der Erde sehr lange, bis die Seele sich überhaupt vollständig inkarniert hat. Einige gehen sogar ganz von dieser Erde weg und haben sich in diesem alten Körper noch nie richtig inkarniert. Diese Anteile gibt es auch. So ist das Seelenleben ein Leben, das ihr von den Emotionen nicht richtig abgrenzen könnt, sondern das auch mit den Emotionen zusammenhängt. Denn wenn eine Seele sich hier auf dieser Erde inkarniert hat oder je mehr Seelenanteile sich inkarniert haben, umso mehr bedeutet es, dass die Seele Freude und bedingungslose Liebe hier auf dieser Erde inkarniert hat. Je weniger Seelenanteile ihr hier inkarniert habt, desto weniger lebt ihr die bedingungslose Liebe. Also seid ihr in der bedingten Liebe. Aber so könnt ihr das eine nicht unbedingt von dem anderen abgrenzen. Diese Erklärung ist sehr einfach und drückt die Wahrhaftigkeit aus."

Laya: „Können die Menschen testen, wie viel Prozent Seelenanteil sie integriert haben und den Anteil durch positive Affirmationen erhöhen?"

GWS: „Dein Experiment ist hervorragend und es wird auch weiterhin hervorragend sein. Dies wird dir in Gruppen gelingen, die bewusste und schon sehr heile Seelen sind. Die also nur noch ihre letzten Funken an Negativität auflösen. Es bedarf auch der Menschen, die mit diesem vielen Wissen lernen umzugehen. Die dies auch an anderen ausprobieren und dadurch ihre eigene Erfahrung machen. Die sozusagen dieses Wissen in sich integrieren, im positiven Sinne integrieren. Die eine weitere Herzensbildung durch ihre Erfahrung bekommen. In diesem Moment, in dem du dieses Experiment durchführst, wird sehr viel Liebe freigesetzt. Und es können noch nicht alle dieses Maß der bedingungslosen Liebe ertragen. Weil einige Egos noch so strukturiert sind, dass sie dies noch nicht aufnehmen möchten. Dieses Ego sagt ihnen dann ständig Grenzen, zeigt ihnen Grenzen auf."

Wir können mit unserem Tensor fragen, ob unsere Seele zu 100 % in uns inkarniert ist. Dreht er rechts und rund, heißt das „Ja". Dann können wir zum nächsten Kapitel übergehen. Wenn nicht, können wir abfragen, zu wie viel % unsere Seele auf der Erde inkarniert ist. Bei fast allen Ausbildungsteilnehmenden, die nicht 100 % Seelenanteil inkarniert haben, reicht es aus, folgende Affirmationen ggf. in Stärken wandeln zu lassen.

„Mein Leben auf der Erde ist leicht und freudvoll" (Wurzelchakra). „Meine Sexualität ist so, wie ich sie mir wünsche. Ich habe alle negativen Erinnerungen an die Vergangenheit und alle Urängste losgelassen und bin erfüllt von einem guten Urvertrauen" (Sakralchakra). „Mein Leben ist in Frieden und ich besitze ein gutes Selbstwertgefühl" (Solarplexuschakra). „Ich liebe mich und das höhere Selbst der Menschen" (Herzchakra). „Meine Gefühle sind positiv. Ich führe eine offene, friedvolle Kommunikation" (Halschakra). „Ich denke immer positiv. Ich ruhe immer gelassen in meiner Mitte" (Drittes Auge). „Ich bin verbunden mit den geistigen Freundinnen und Freunden und dem göttlichen Bewusstsein" (Kronenchakra).

Auf der höheren Ebene sind die geistigen Freundinnen und Freunde unser höheres Selbst und das Göttliche unser universelles höchstes Selbst.

Dreht der Tensor rechts und rund, leben wir das entsprechende positive Muster. Wenn nicht, reinigen wir das alte Muster in unserer Vorstellung von uns mit der Hand gegen den Uhrzeigersinn aus unserem Feld, werfen es z. B. in eine Kerzenflamme zum Entsorgen, energetisieren unser Feld mit der Hand im Uhrzeigersinn mit der violetten Flamme der Transformation und bitten St. Germain, das Positive in uns zu materialisieren.

Dann bewegt sich unser Arm und wir bitten die geistigen Freundinnen und Freunde zu tun, was zu tun ist. Ist der Arm zur Ruhe gekommen, hat die geistige Welt ihre Arbeit beendet. Wir bedanken uns und messen nach. Diese Arbeit wirkt sehr stark aus der bedingungslosen Liebe heraus.

Ich schlage vor, zusätzlich folgende weitere Affirmationen durchzutesten und falls energetische Schwächen bestehen, sie in Stärken wandeln zu lassen:

„Ich stehe unter göttlichen Schutz/ unter dem Schutz der Quelle aller Dinge. Das Leben unterstützt mich. Ich nehme mich so an, wie ich bin. Ich bin glücklich. Ich bleibe energetisch bei mir und mische mich nicht ungefragt in die Angelegenheiten der anderen ein. Ich liebe alles so, wie es ist. Was ich verändern kann, verändere ich, das andere berühre ich nicht. Ich bin frei von dem Verlangen, Recht haben zu wollen. Freude, Gesundheit, Liebe, Schönheit, Frieden, Erfolg, Wohlstand, Mut erfüllen mein Leben. Meine Beziehungen sind bereichernd. Meine Ernährung ist optimal. Mein Schlafplatz ist strahlungsfrei. Mein Arbeitsplatz bringt mir Leichtigkeit und Freude. Gerne gehe ich neuen Erfahrungen entgegen."

Wir bedanken uns und messen nach, ob unsere Seele nun zu 100 % in uns auf der Erde inkarniert ist. Dreht der Tensor rechts und rund, ist das der Fall. Wenn nicht, können wir unseren Arm schwingen lassen und die geistigen Freundinnen und Freunde bitten, unsere Seelenanteile 100 % zu integrieren. Wenn der Arm zur Ruhe gekommen ist, haben die Lichtwesen ihre Arbeit beendet. Wir bedanken uns und messen nach.

Wenn wir meinen, die Liebe und Anerkennung anderer zu brauchen, kann es hilfreich sein, dass wir uns selbst lieben und anerkennen und uns die Frage stellen, ob wir die Liebe und Anerkennung anderer wirklich brauchen. Ferner kann es sehr befreiend sein, wenn es für uns ohne Bedeutung ist, was andere über uns denken.

GWS: „Es ist so, dass, wenn jemand unter 50 % Seelenanteil hat und du es durch deine Art des Heilens auf 100 % abschließen kannst, so bedeutet dies nicht, dass dann 100 % auch gehalten werden. Natürlich hat dies auch noch damit zu tun, dass bei dieser Person dieser Spiegeleffekt dann nicht mehr so auftritt. Dass sie das Spiel erkennt, das dabei abgeht. Darauf kommt es an. Und du verhilfst ihr, indem du ihre Seelenanteile aufschließt, dass sie dieses Spiel schneller und schneller erkennt. So ist es aber wichtig, dieses im Alltag immer wieder zu überprüfen. Es kann bei dem einen oder anderen unendlich schnell gehen, sodass eine Behandlung ausreicht. Aber gehe nicht davon aus, sondern schaue, ob es eventuell noch etwas zu behandeln gibt. Deswegen ist es ja so wichtig, dass du es anderen Menschen beibringst, wie sie es selbst machen können. Die neuen Prinzipien des Heilens sollen ja nicht heißen, dass es da jemanden gibt, der es besser macht als die anderen. Sondern es soll so sein, dass jeder für sich erkennt, dass er sich selbst behandeln kann und darf. Und darin dann auch die Lösungen erkennt."

Laya: „Gehen manchmal Seelenanteile mit Verstorbenen mit?"

GWS: „Oh ja, das ist der Grund, warum viele Seelen mit dem Tod eines geliebten Menschen nicht fertig werden. Sie schicken ihre eigenen Seelenanteile mit in den Tod hinein. Deswegen gibt es manchmal Menschen auf der Erde, die nicht mehr lebendig sind, sondern wie der wandelnde Tod durch die Gegend gehen. Das sind Menschen, die nicht mehr hier sein möchten. Die Aufgabe ist es dann in dem Moment, die Seelenanteile wieder auf die Erde zu holen. Das spürst du auch. Es ist nicht immer einfach. Manche Seelenanteile gehen dann wieder auf die Erde. Nur wenn der Mensch weiter in seine alten Gewohnheitsmuster eintritt ist es so, alte Freundin, dass du ständig damit beschäftigt bist, die Seelenanteile wieder auf die Erde zu holen. Beziehungsweise dann wäre es wichtig den Menschen zu zeigen, wie sie selbst ihre Seelenanteile wieder auf die Erde holen können. Es ist einfach mit dem Tensor zu testen, wie viele Seelenanteile integriert sind oder wie viele gerade unterwegs sind. Dann helfen wir euch, die Seelenanteile wieder zu 100 % zu integrieren."

Eine junge Frau hatte eine sehr negative Liebesbeziehung, aus der sie sich nicht lösen konnte. Viele ihrer Seelenanteile waren bei dem Mann und nicht mehr bei ihr. Bei ihr wirkten noch negative karmische Verträge, Abhängigkeiten und Gelübde mit ihm. Nachdem sie aufgelöst waren und ihre Seelenanteile wieder bei ihr waren, konnte die junge Frau sich trennen und ein glückliches Leben führen.

Manchmal sind Seelenanteile von uns in anderen Ländern oder auf anderen Planeten oder Sternen oder bei Verstorbenen oder nahe stehenden Menschen zu finden. Dann reinigen wir sie mit unserer Hand gegen den Uhrzeigersinn dort weg, energetisieren sie mit der Hand im Uhrzeigersinn in unser Feld herein, lassen unseren Arm schwingen und bitten alle zuständigen großen reinen Wesen des Lichts zu tun, was zu tun ist. Wenn unser Arm zur Ruhe gekommen ist, bedanken wir uns und messen nach.

4.29 Der Wille, gesund zu sein

Wir testen mit unserem Tensor, ob wir gesund und glücklich sein wollen. Dreht er rechts und rund, ist das der Fall, sonst nicht. Im letzteren Fall können wir uns fragen, welchen Vorteil es für uns hat, krank zu sein oder zu leiden.

Gibt es jemanden, dem wir untreu werden, wenn wir gesund und glücklich sind?

Welche Gewohnheiten müssen wir aufgeben, wenn wir gesund und glücklich sind, und was machen wir anstatt dieser alten Gewohnheiten?

Wir reinigen mit unserer Hand gegen den Uhrzeigersinn das alte Muster aus der Visualisierung von uns und werfen es z. B. in eine Kerzenflamme. Wir energetisieren unser Feld im Uhrzeigersinn mit der violetten Flamme der Transformation (Kapitel „4.11 Violette Flamme) und bitten St. Germain in uns zu materialisieren, dass wir gesund und glücklich sein wollen.

Wir können mit allen unseren Sinnen beschreiben, wie es ist, wenn wir gesund und glücklich sind. Danach lassen wir unseren Arm schwingen und bitten alle anderen aus den geistigen Reichen zu tun, was zu tun ist. Unser Arm zeigt durch seine Bewegung die Aktivitäten der geistigen Freundinnen und Freunde an. Wenn er still steht, hat die geistige Welt ihre Arbeit beendet. Wir bedanken uns und messen nach.

4.30 Öffnen des Dritten Auges

GWS: „Achtet zu dieser Zeit ganz bewusst auf euren Gedankenfluss, denn zu viele negative Gedanken zum Beispiel können euer drittes Auge sekundenschnell verkleben. Und wir gaben dir, liebste Laya, bereits eine wichtige Übung an die Hand, nämlich, den rechten Zeigefinger zu nehmen und das dritte Auge sozusagen mit einem Kreis mehr und mehr in Bewegung zu bringen und zu schauen, wie schnell sich der Finger bewegt. Bei einem nicht verklebten dritten Auge ist diese Drehung extrem schnell. Und ein verklebtes drittes Auge wird mit der Zeit von der Bewegung her immer langsamer. Sodann hört irgendwann auf mit diesem Drehen und schüttelt den rechten Zeigefinger aus und führt dies insgesamt dreimal aus. Wichtig dazu ist auch noch zu sagen, dass, wenn ihr dies vollzogen habt, ihr euch entweder badet oder duscht oder den Kopf unter fast kaltes Wasser haltet, damit dieser Zustand auch eine Zeit lang stabilisiert bleibt."

Wir testen mit dem Tensor, ob unser Drittes Auge geöffnet ist. Dreht er rechts und rund, ist das der Fall, sonst ist es verklebt.

Wir visualisieren uns und speziell unseren Kopf und machen mithilfe der geistigen Freundinnen und Freunde mit unserem Zeigefinger in unserer Visualisierung bohrende Bewegungen im Uhrzeigersinn zwischen unseren Augenbrauen, um unser Drittes Auge zu reinigen und zu öffnen. Dann schleudern wir das, was unser Drittes Auge verstopft hat, z. B. in eine Kerzenflamme, wiederholen diese Übung zweimal, bedanken uns, messen nach und wiederholen diese Übung regelmäßig, bis unser Tensor stabil anzeigt, dass das Dritte Auge geöffnet ist, bevor wir es gereinigt und geöffnet haben. Nach jeder Öffnung können wir unseren Kopf unter kühles Wasser halten, duschen oder baden.

Es geht aber nicht darum, die Öffnung des Dritten Auges zu beschleunigen, wenn es noch nicht der richtige Zeitpunkt dafür ist, weil sonst negative Radioaktivität in unserem Körper entstehen kann. Wenn wir die beschriebene Öffnung durchführen lassen, öffnet die geistige Welt das Dritte Auge im richtigen Maße.

GWS: „Alles braucht seine Zeit. Die Menschen würden zu einem zu frühen Zeitpunkt anders mit Hellsichtigkeit, Hellhörigkeit umgehen. Warte bis zu dem Moment, wo es einfach so sein soll. Und genau darum geht es. Da liegen noch Erfahrungen dazwischen. Erfahrungen, die von der Seite der betreffenden Menschen aus noch zu erleben sind. Es gibt so etwas wie göttliche Gesetze, die sagen, es passiert dann und dann. Und dies kann niemand beeinflussen. Wenn es an der Zeit ist zu warten, dann ist warten dran.“

4.31 Vergebung

Laya: „Wie können wir andere innerlich um Vergebung bitten?“

GWS: „Dies ist eine wunderbare Frage. So stellt euch einen für euch geschützten Raum vor. Wenn ihr z. B. gerade im Wohnzimmer sitzt, so sind das die vier Wände, die euch jetzt begrenzen. Stellt euch diesen Raum vor, wie ihr ihn füllt mit dem Licht, das euch gerade in eure Gedanken kommt. So, wenn euch kein Licht erscheinen sollte, füllt ihn mit bedingungsloser Liebe, sprich mit der Farbe Rosa. Setzt euch selber in einen Sessel hinein oder wenn ihr mögt, nehmt den Meditationssitz ein und füllt diesen Raum mit bedingungsloser Liebe. So könnt ihr vorgehen, dass ihr einzelne Menschen oder gleich eine ganze Gruppe in diesen Raum hinein nehmt, bei denen ihr um Vergebung bittet. Wenn es aber noch Gespräche oder Diskussionen gibt mit den einzelnen Personen, so wäre es zu empfehlen, einzelne Personen mit in diesen Raum zu nehmen.

Stellt euch vor, wie sie auf einem Sessel Platz nehmen. Und schaut, in was für einem Abstand dieser Sessel zu euch steht. Und ob diese Person, wenn ihr sie beobachtet, sich überhaupt mit euch in einen Raum begeben mag, sich in diesen Sessel hinein setzt. Sonst lasst ihr diese Person stehen. Wenn ihr das Gefühl in dieser Ruhemeditation habt, dass auch euer Gegenüber eine friedliche Gesinnung euch gegenüber hat, so lasst euer Gefühl noch einmal aufkommen. Wenn auch das in Ruhe ist, so füllt diesen Raum weiter mit bedingungsloser Liebe und umgebt euch mit einem großen rosa Herz. Bittet uns, die geistige Welt, die Große Weiße Schwestern- und Bruderschaft um Transformation. Wenn es eine Person aus den geistigen Reichen gibt, der ihr zugetan seid, wie Schutzengel, Zwerge, wie auch immer, so könnt ihr diesen Engel oder dieses Wesen darum bitten. Oder ihr macht es über die große Firma und wir erledigen es für euch. Wir haben unsere Helfer, die wir dort aussenden und vielleicht fragt ihr auch einfach mal, wer denn gerade jetzt mit euch zusammen in diesem Raum ist. Und ihr werdet euren Geist hören, ihr werdet uns fühlen, ihr werdet uns vielleicht sogar sehen können vor eurem inneren Auge. Sodann können wir die Situation klären. Und so macht ihr das nach und nach oder ihr bittet vielleicht eine ganze Gruppe. Vielleicht merkt ihr selber bei den einzelnen Personen, dass manchmal zu viel vorliegt, dass die Wände zu hoch, zu dick sind. Dann empfehlen wir, mit den einzelnen Personen anzufangen. Und so bittet nicht zu viele Personen auf einmal um Vergebung, sondern lasst dies auch erst einmal auf euch wirken. Wenn ihr vielleicht einmal wieder das Gefühl habt, da ist noch eine Person, so geht dann langsam wieder in diesen Raum hinein. Zum Schluss hüllt ihr das Ganze in goldenes Licht, verabschiedet euch, öffnet Fenster und Türen in diesem Raum, trinkt Wasser und die Situation ist geheilt."

4.32 Karma

Karma besteht aus unseren positiven und negativen Handlungen, Worten und Gedanken. Unter Karma wird die unbewusste Erinnerung oder das Wissen um unvollendete Beziehungen, unerfüllte Wünsche und andere unvollendete Zyklen verstanden und das Verhaftetsein damit. Das Ausleben des Karmas bedeutet auf Grundlage von tiefen Erinnerungen oder Gefühlen zu handeln, die aus anderen Lebenszeiten in unser Gedächtnis eingegraben sind. Die Folgen der negativen Handlungen, Worte und Gedanken müssen wir wieder auflösen. In der Vergangenheit konnte das auch einige Leben später geschehen. Die Erde steigt auf und die Energie auf der Erde ist inzwischen so hoch, dass wir unserem negativen Karma häufig sofort begegnen, um es aufzulösen. Der Sinn des negativen Karmas ist es, dass wir lernen und uns weiterentwickeln. Wenn wir alles lieben was ist, brauchen wir keine Angst davor haben, dass wir mit unserem negativen Karma konfrontiert werden.

Das Karma ist mild. Eine Klientin war in einem vergangenen Leben ein Senator. Immer wenn sie den Daumen nach unten gehalten hat, musste ein Mensch sterben. In diesem Leben hat die Klientin im Alter eine gerissene Daumensehne.

Laya: „Dürfen geistige Heilerinnen und Heiler Karma bei anderen mit eurer Hilfe auflösen, wenn es möglich ist?"

GWS: „Wenn derjenige seine Einverständniserklärung dazu gibt, dann ja. Wenn du Gott um Gnade gebeten hast. Wenn du dich mit der geistigen Welt in Verbindung gebracht hast und es erscheint ein weißes gleißendes Licht, so hast du die Möglichkeit, Karma aufzulösen."

Laya: „Ist es vorher wichtig zu wissen, welches negative Karma jemand hat?"

GWS: „Dort können wir dir jetzt kein generelles Schema geben. Für einige ist es durchaus wichtig zu hören, warum sie ein gewisses Karma haben. Manche Menschen interessiert es gar nicht. Sie sagen: „In Ordnung, ich habe noch Karma". Dann lösen wir es jetzt auf und über diesen Fall sprechen wir jetzt. Sodann, wenn ihr negatives Karma habt und ihr möchtet es aufgelöst haben, so bittet auch hier Erzengel Michael um sein Schwert und versucht den Verbindungsfaden von ihm durchschneiden zu lassen. Oder wie Laya jetzt sagen würde, zu streicheln, je nachdem; aber Erzengel Michael ist ein sehr starker Engel. Und ihr werdet seine Energie spüren, sie geht euch durch und durch."

Die GWS hat ein Symbol zum Auflösen oder Harmonisieren von negativem Karma durchgegeben.

GWS: „Male einen Kreis im Uhrzeigersinn. In den Kreis male ein Dreieck im Uhrzeigersinn mit der Spitze nach unten. Oben an den Kreis male einen Strich von oben nach unten. Der Strich hört am Kreis auf."

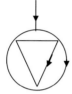

Nur bei negativem Karma muss gefragt werden, ob es aufgelöst bzw. harmonisiert werden darf. Bei allen anderen Störungen versuchen wir es und wenn es nicht sein soll, wird es uns nicht gelingen.

Wir halten unseren Tensor in das Kronenchakra unserer Visualisierung von uns und fragen, ob wir negatives Karma haben. Dreht der Tensor rechts herum heißt das „Ja", links herum bedeutet „Nein". Wenn wir negatives Karma haben, fragen wir, ob es aufgelöst werden darf. Wir schließen die Augen und schauen, ob wir ein gleißend weißes Licht sehen. Wenn das der Fall ist, darf unser negatives Karma aufgelöst werden. Wenn nicht, fragen wir, ob es harmonisiert werden darf und schauen innerlich wieder nach dem gleißend weißen Licht. Wenn wir das Licht nicht sehen und das negative Karma damit nicht harmonisiert werden darf, sollen wir etwas Wichtiges lernen, damit wir danach noch viel glücklicher sind.

Alternativ zum innerlichen Schauen nach dem gleißend weißen Licht können wir auch mit dem Tensor testen. Eine Rechtsdrehung bedeutet „Ja", eine Linksdrehung „Nein".

Wir stellen uns vor, dass wir vor uns stehen und malen das Symbol mit der Hand in das vorgestellte Feld von uns oder wir malen es auf Papier auf und halten es vor unser Herzchakra. Wir bitten Gott um Gnade, und die geistigen Freundinnen und Freunde, unser negatives Karma aufzulösen bzw. zu harmonisieren. Erzengel Michael durchtrennt mit seinem Lichtschwert uns von unserem negativen Karma. Unser Arm bewegt sich. Wenn der Arm still steht, haben die geistigen Freundinnen und Freunde ihre Arbeit beendet. Wir bedanken uns und messen nach. Wenn unser negatives Karma aufgelöst oder harmonisiert ist, reinigen das Symbol mit Linksdrehungen unserer Hand aus unserem vorgestellten Feld heraus und entsorgen es z. B. in einer Kerzenflamme. Wenn wir es auf Papier aufgemalt haben, verbrennen wir es.

Wir können auch fragen, ob andere uns gegenüber negatives Karma haben. Falls das der Fall ist, können wir mit der Hand gegen den Uhrzeigersinn das negative Karma der anderen aus unserem vorgestellten Feld heraus reinigen und es z. B. in einer Kerzenflamme entsorgen. Wir können mit der Hand im Uhrzeigersinn mit der violetten Flamme in unserem vorgestellten Feld materialisieren lassen, dass wir allen anderen vergeben haben. Unser Arm bewegt sich und wir bitten die geistigen Freundinnen und Freunde zu materialisieren, dass wir dem Anderen oder den Anderen nie begegnet sind und dass alles nie geschehen ist. Wenn unser Arm zu Ruhe gekommen ist, hat die geistige Welt ihre Arbeit beendet. Wir bedanken uns und messen nach.

Laya: „Was passiert, wenn Menschen Selbstmord begangen haben oder Frauen abgetrieben haben und ich die geistige Welt um Auflösung dieses negativen Karmas bitte?"

GWS: „Es ist deine Aufgabe, das mit Hilfe von Erzengel Michael und dem Göttlichen aufzulösen. Du kannst das und es ist in Ordnung so. Die Menschen müssen das Schlimme dann nicht mehr erleben!"

Eine Klientin hatte Hautkrebs, dessen Ursache negatives Karma aus einem vergangenen Leben war. Die geistigen Freundinnen und Freunde sagten, dass es wichtig ist, dass ich sie darauf vorbereite, dass es möglich ist, dass ihre Hülle diese Erde verlassen kann. Ferner sollten wir Erzengel Michael bitten, mit seinem Lichtschwert die Verbindung zu dem alten Leben zu durchtrennen, damit sie im nächsten Leben nicht das gleiche negative Karma noch einmal durchleben muss. Dies ist das Channeling dazu:

GWS: „Zu einer Zeit war sie eine Chefin in einer Metzgerei. In ihrem Leben gab es dann eine Wende, bei der es ihr bewusst wurde, dass es nicht ihre Aufgabe sein kann, weiterhin Tiere zu töten. Sie hat nicht nur das Fleisch verkauft, sondern sie hat auch die Tierhaut weiter verkauft. Und vor allem hat sie sich auch mit dieser Haut beschäftigt. D. h., sie hatte in ihrem Haushalt sehr viele tote Tiere an der Wand hängen. Sie hat sich sehr gerne auch in Leder gekleidet und so weiter. Sie ist auch in Gerbereien gefahren und hat dabei zugeschaut, wie diese Häute gefärbt wurden. D. h., sie hat sich mit dem tierischen Aspekt im physischen wie im emotionalen Bereich sehr stark auseinandergesetzt. Nur wurde sie immer sensibler. Sie hörte plötzlich, wie die Tiere am Schreien waren, wenn sie umgebracht wurden. Und sie empfand es auch nicht mehr als angenehm, diese Weiterverarbeitung immer mehr und mehr mitzubekommen. Und so ist sie regelrecht krank geworden in dem Leben. Sie ist auch insofern krank geworden, dass ihre Haut eine starke Erkrankung bekommen hat, weil sie sich auch immer selber mit den Tierhäuten beschäftigt hat und sie auch angezogen hat. So hat sie plötzlich das Leid von den Tieren auf sich übertragen. Und dieses Leid zu ertragen hat sie nicht mehr aushalten können, weil sie immer sensibler wurde. Ihr Mann hat sie überhaupt nicht verstanden. Er konnte ihre Meinung nicht teilen, weil das Geschäft immer gut lief. Sie haben auch sehr viele materielle Güter angehäuft. Sie hatten Ferienhäuser. Sie hatten große Autos gehabt und so weiter. Es war immer alles in Hülle und Fülle vorhanden, und als sie dann ihre Erkrankung bekam, ist sie sehr, sehr traurig daran verstorben. Sie hat alles gehabt, aber der Sinn, der dahinter stand, eben, dass man den Tieren Gutes zukommen lässt usw., diese Bewusstheit noch weiter zu entwickeln, dafür war ihr physischer Körper zu alt, als sie es plötzlich spürte. Und sie hätte dann nicht mehr diese Unterstützung gehabt von ihren Lieben in ihrer Familie. So war es dann, dass sie in dem Moment traurig und einsam gegangen ist. Natürlich konnte sie den Blick auf das wenden, was sie erschaffen hat, aber sie hat nicht für sich verstehen können, warum sie plötzlich diesen Sinneswandel in sich erfahren hat. Sie hat diesen Sinneswandel bis zur letzten Sekunde ihres Todes verflucht. Denn vorher war ihr Leben gut, so wie es lief.

Um dies nicht mit in ein anderes Leben zu nehmen, wäre es gut, wenn sie noch einmal in dieses Gefühl hinein geht, wo sie dort so einsam verstorben ist und Erzengel Michael bittet, diese Verbindung zu kappen. Aber wenn du sie behandelst, kannst du diese Dinge tun, ohne dass du ihr die ganze Geschichte erzählst. Wenn sie es möchte, gehe noch einmal in die Geschichte hinein, weil sie jetzt an einem kritischen Punkt steht."

Ich habe von jemandem gehört, der seit fünfzehn Jahren im Wachkoma liegt und habe die geistigen Freundinnen und Freunde nach der Ursache gefragt, damit ich weiß, wie ich als geistig Heilende vorgehen kann.

Laya: „Warum liegt er seit 15 Jahren im Wachkoma?"

GWS: „Das, was er dort erlebt, ist eine rein karmische Verbindung. Bzw. ein karmischer Knoten, den er dort auflöst. Weil er einmal in einem anderen Leben in einer Regierungsposition gelebt hat und sich darum gekümmert hat, dass sehr, sehr viele Menschen unglücklich geworden sind durch seine Befehle. Er hat tatsächlich sehr viele harte Befehle nach außen weiter gegeben. Diese Härte ist in diesem Leben voll und ganz auf ihn zurückgekommen. Es ging nicht nur um ein paar Menschen, sondern es ging um mehrere Tausende von Menschen. D. h., er hat sehr viel negatives Karma abzuarbeiten in dem, was er dort jetzt gerade erlebt. Er ist in einem Wachkoma, d. h., er ist wach von seinem Bewusstsein her. Und seine Seele hat es sich zur Aufgabe gemacht, genau dies jetzt erleben zu dürfen, indem er einfach mal nichts tut. Diese Handlungen in diesem einen Leben sind so schief gelaufen, sind so negativ gelaufen, dass er in seinen Handlungen, dadurch, dass seine Hände und seine Beine sich auch nicht bewegen können, erst mal nichts verkehrt oder nichts negativ machen kann. Und das ist die Funktion des Wachkomas. Deswegen ist es noch wichtig, dass er jetzt noch auf der Erde ist und dies wird auch noch eine geraume Zeit für ihn dauern. Es geht nicht darum, ihn dort herauszuholen. Das ist nicht die Aufgabe. Sondern er soll erst einmal bleiben, wo er gerade ist. Er fühlt sich wohl und aufgehoben da, auch wenn ihr von außen dies meist nicht so seht und denkt, dass ein Wachkomapatient ein kranker Fall ist. Er aber fühlt sich so richtig wohl, weil er ganz, ganz viel negatives Karma dadurch abbaut. Wir betonen noch einmal, es ging nicht um ein oder zwei Menschenleben, sondern es ging um mehrere tausend Menschenleben.“

Ein Ausbildungsteilnehmer hatte Schmerzen in den Knien, wenn er Fleisch aß. Ich habe die innere Antwort bekommen, dass er in einem vergangenen Leben Tieren etwas Schlechtes angetan hat. Wir haben die geistigen Freundinnen und Freunde gebeten, die Verbindung zu dem Leben zu durchtrennen. Danach waren seine Schmerzen in den Knien weg. Die Knie stehen für Demut.

Eine Ausbildungsteilnehmerin hat von jemandem ein Knie behandelt. Danach tat ihr Knie weh. Ich habe gemessen, dass sie eine negative karmische Verbindung hatte zu der Person, die sie behandelt hat. Daraufhin habe ich Erzengel Michael und die geistigen Freundinnen und Freunde gebeten, diese karmische Verbindung aufzulösen. Danach waren die Schmerzen in ihrem Knie weg.

Karma muss nicht mit negativen Dingen zusammen hängen, sondern es kann noch eine Sehnsucht oder eine starke Anziehung an einen Menschen bei uns vorliegen. Wir können allgemein immer fragen, ob noch dementsprechendes Karma bei uns aus den vergangenen Leben oder diesem Leben wirkt und es ggf. auflösen lassen. Bei negativem Karma müssen wir immer Gott um Gnade bitten!

4.33 Morphogenetische Felder

Laya: „Bei vielen Menschen sind negative morphogenetische Felder vorhanden. Wie können wir damit umgehen?"

GWS: „Welche morphogenetischen Felder fühlst du bei deinen Klienten?"

Laya: „Wenn schon die Oma Brustkrebs hatte und die Mutter Brustkrebs hat, dann hat die Tochter sehr viel Angst, dass sie auch Brustkrebs bekommt und dann manifestiert sich dies bei ihr häufig auch."

GWS: „Also genetische Informationen würdet ihr dazu sagen. Nun sei es mal vorab so erklärt, dass es diese genetischen Informationen gar nicht gibt. Dies alles ist etwas, was ihr Menschen euch erdacht habt, um weiter in Angst leben zu können. Dennoch, wenn dieses Feld jetzt da ist, so kann man, wenn jemand es überhaupt nicht weg bekommt, mit einer Zeichenmethode auch morphogenetische Felder aufmalen lassen mit Farben, Formen, Bildern. Wenn es vor dem geistigen Auge möglich ist, ist es natürlich hervorragend. Einige Menschen brauchen dazu aber auch etwas Handgreifliches. Einen Stift, ein Blatt Papier, um es sehen zu können. Das soll jetzt kein Kunstwerk werden, das über Tage hinweg entsteht, sondern nur eine kurze Skizzierung. Wie sieht es aus? Welche Farbe hat es, welche Form hat es, welches Bild taucht gerade auf? Wenn du fertig bist, kannst du das Bild zerknüllen und in den Mülleimer werfen.

Und nun könnt ihr auch wieder St. Germain um seine Hilfe bitten, dieses morphogenetische Feld verbrennen zu lassen und bittet um die Transformation. Auch Erzengel Raphael hilft dabei. So könnt ihr es in die grüne Flamme werfen. Dies ist ebenfalls noch eine Möglichkeit. Und bittet um Transformation und lasst daraus ein kleines Ritual entstehen. Zündet auch hier eine Kerze an. Und so könnt ihr eure morphogenetischen Felder einfach ablegen und verbrennen. Ihr könnt mit der grünen und der violetten Flamme arbeiten in der Reihenfolge, wie ihr es möchtet. Ihr könnt auch nur eine Flamme nehmen. Meistens ist es danach auch wichtig, den gesamten Körper noch einmal in seiner Aura zu glätten. Danach malt noch einmal ein positives Bild dieses morphogenetischen Feldes."

Negative morphogenetische Felder können negative Einflüsse von Vorfahren sein, das negative Feld bei der Arbeit, in unserer Familie, durch unsere Nachbarn, um nur einige Beispiele zu nennen.

Wir können, um negative morphogenetische Felder allgemein aufzulösen, Stift und Papier zur Hand nehmen und sie aufmalen oder wir lassen sie vor unserem inneren Auge entstehen. Dann können wir Erzengel Raphael bitten, mit der grünen Flamme alles zu heilen und St. Germain, mit der violetten Flamme, das Feld aufzulösen. Wir reinigen mit unserer Hand gegen den Uhrzeigersinn das negative morphogenetische Feld aus unserem vorgestellten Feld heraus und entsorgen es z. B. in einer Kerzenflamme. Dann energetisieren wir unser vorgestelltes Feld mit unserer Hand im Uhrzeigersinn mit der violetten Flamme und bitten St. Germain zu materialisieren, dass wir den Menschen nie begegnet sind und das alles nie geschehen ist. Unser Arm bewegt sich und wir bitten die geistigen Freundinnen und Freunde zu tun, was zu tun ist. Steht der Arm still, hat die geistige Welt ihre Arbeit beendet. Wir bedanken uns und messen nach. Falls wir das Feld auf Papier aufgemalt haben, können wir das Papier verbrennen oder zerknüllt in einen Mülleimer werfen. Wir können unsere Aura ausstreichen (Kapitel „4.17.1 Ausstreichen der Aura") und uns ein positives Bild dieses morphogenetischen Feldes aufmalen oder es uns vorstellen. Danach können wir testen, ob weitere negative morphogenetische Felder bei uns wirken.

Eine Klientin hatte Eierstockkrebs. Sie war durch ein negatives morphogenetisches Feld an ihre Familie gebunden, in der es viele Krebsfälle gab. Dieses Feld haben wir die geistigen Freundinnen und Freunde auflösen lassen. Als sie gezeugt worden ist, wurde unbemerkt mit ihr ein Zwilling gezeugt, der sofort verstarb. Die Seele war noch bei ihr. Das ist bei sehr vielen Menschen der Fall. Wir haben die geistigen Freundinnen und Freunde gebeten, die Zwillingsseele in die geistigen Reiche zu begleiten. Das waren die Ursachen für ihre Erkrankung. Sie hat die Zwillingsseele zurückgeholt, weil sie sich dann nicht allein fühlt und die Seele sich warm in ihrer Gebärmutter und ihren Eierstöcken anfühlt. Sie hat gelernt, selbst zu testen, ob die Zwillingsseele bei ihr ist oder nicht. Falls die Seele bei ihr ist, hat die Klientin gelernt, die Seele selbst in die geistigen Reiche begleiten zu lassen. Sehr viele Betroffene holen ihre Zwillingsseelen etc. zurück und lernen dann selbst, die Seelen ggf. wieder in die geistigen Reiche begleiten zu lassen.

Laya: „Ist es möglich, die morphogenetischen Felder von Familien aufzulösen?"

GWS: „Das hängt vom Grad der Spiritualität der einzelnen Menschen ab. Es hängt davon ab, auf welcher Ebene sich die Menschen aufhalten. Bei spirituell weit entwickelten Menschen wird es möglich sein, morphogenetische Felder aufzulösen. Du kannst dies natürlich ganz klar mit deinem Tensor erfragen. „Ist hier ein persönliches morphogenetisches Feld vorhanden?" Nur, es geht auch darum, denjenigen zu fragen, ob es ihm Recht ist, es aufzulösen. Oder ihn zu fragen, ob er es sich selber anschauen möchte. Und entweder kann er das bei dem Aufstellen tun. Oder sonst führe ihn zurück in eine Meditation, wo er in einem für sich abgeschlossenen sicheren Raum sitzt, wo er sich wohlfühlt. Er soll dir sagen, in welchem Raum das sein soll. Gib ihm nichts vor. Er kann sich dies dann auf einem großen Bildschirm anschauen. Aber sei bitte ein bisschen zurückhaltend und frage ihn, ob er mit Bildmeditationen schon einmal gearbeitet hat. Bitte auch wieder Erzengel Raphael mit der grünen

Flamme und St. Germain mit der violetten Flamme, die morphogenetischen Felder zu verbrennen."

Eine Ausbildungsteilnehmerin wollte sich das morphogenetische Feld ihrer Ahnenreihe ansehen. Erst sah sie nur grau. Ich habe sie ermutigt weiter zu schauen. Dann konnte sie sehen, was das Thema war und was sie gebunden hat. Sie ist die Erstgeborene und von dem negativen Muster ihrer weiblichen Vorfahren geprägt, dass alle Männer Versager seien. Deshalb hatte sie keinen Freund. Wir haben Erzengel Michael und die geistigen Freundinnen und Freunde gebeten, die Verbindung zu ihrer Ahnenreihe zu dem Thema aufzulösen. Nachdem die Verbindung gelöst war, fühlte sie sich frei und lebt nun in einer stabilen Beziehung zu einem Mann. So ist sie auch frei, die Geschichten ihrer lebenden Familienangehörigen bei ihnen zu lassen, ohne sich einzumischen und ohne zu leiden.

Bei fast allen Menschen wirken negative Einflüsse von Vorfahren. Die meisten Störungen kommen aus der vierten Generation vor uns, obwohl wir sie nicht kennen. Häufig frage ich zu dem, was ich gerade behandele, ob ein negativer Einfluss von Vorfahren wirkt.

Ein Klient von mir hatte Verstopfung, seitdem er auf der Erde ist. In dem Fall musste ich auch seine betroffenen Vorfahren heilen lassen, siehe Kapitel „4.13.2 Organstörungen und genetische Informationen".

Wir halten den Tensor in das Kronenchakra unserer Visualisierung von uns und fragen, ob es einen negativen Einfluss unserer Vorfahren auf uns gibt. Dreht der Tensor rechts herum für „Ja", können wir fragen ob es ausreicht, dass wir uns aus der Vorfahrenlinie herauslösen lassen. Falls das der Fall ist, reinigen wir mit der Hand gegen den Uhrzeigersinn die negative Verbindung aus unserem vorgestellten Feld heraus und entsorgen sie z. B. in einer Kerzenflamme. Dann energetisieren wir unser Feld im Uhrzeigersinn mit der violetten Flamme der Transformation und bitten St. Germain zu materialisieren, dass wir den Menschen nie begegnet sind und das Ganze nie geschehen ist. Unser Arm bewegt sich und wir bitten alle anderen aus den geistigen Reichen zu tun, was zu tun ist. Wenn der Arm zur Ruhe gekommen ist, haben sie ihre Arbeit beendet. Wir bedanken uns und messen nach.

Falls wir unsere Vorfahren mit heilen lassen müssen, damit wir gesund und glücklich sind, stellen wir uns vor, dass alle betroffenen Vorfahren an einen Seil festhalten, wir stehen vorne. Wir reinigen die negativen Muster mit der Hand gegen den Uhrzeigersinn aus dem vorgestellten Feld von allen Beteiligten heraus und entsorgen sie z. B. in einer Kerzenflamme. Dann energetisieren wir alle Beteiligten in unserer Vorstellung mit Rechtsdrehungen unserer Hand im Uhrzeigersinn mit der violetten Flamme der Transformation und bitten St. Germain, in allen Betroffenen das Positive zu materialisieren. Unser Arm bewegt sich und wir bitten die geistigen Freundinnen und Freunde zu tun, was zu tun ist. Ist der Arm zur Ruhe gekommen, haben sie ihre Arbeit beendet. Wir bedanken uns und messen nach.

Es gibt auch positive morphogenetische Felder. Eine Ausbildungsgruppe war wirklich sehr stark. Das positive morphogenetische Feld der Gruppe war stark genug, die erdgebundenen Seelen in Verdun, Stalingrad und dem 11. September, in die geistigen Reiche begleiten zu lassen.

4.34 Erbkarma

GWS: „Es gibt kein Erbkarma, sondern es hat zu tun mit den morphogenetischen Feldern, die über den Familien sind. Morphogenetische Felder stellen Themen dar, die es auch in Familien gibt. Jeder von euch entscheidet sich zu bestimmten Themen hier auf der Erde. Nach und nach werden natürlich einige Themen aufgelöst. Da du dich dafür nicht interessierst, was in deiner Familie eigentlich vonstattengeht, fühlst du auch keine Verbindung. Je mehr morphogenetische Felder jemand über sich oder um sich hat, umso stärker ist die Verbindung auch zur Familie. Im Endeffekt ist es wichtig, dass ihr alle wieder zu einer großen Familie zusammen wachst. Sprich, ihr habt dann wieder Verbindungen zu Menschen, die nicht zu eurer physischen Familie gehören. Sondern zu denen ihr sagt, ja, mit diesen Personen fühle ich mich verbunden. So kommen Seelenanteile wieder zueinander. Und darauf kommt es im Endeffekt an."

4.35 Karmische Abhängigkeiten

Es gibt unselige Verbindungen zwischen zwei Menschen, die aus vielen früheren gemeinsamen Leben herrühren. Oftmals sind es Beziehungen zwischen heutigen Eltern und Kindern. Immer, wenn wir in schwierigen Familienbeziehungen stecken, wenn es darum geht, uns von unseren Eltern zu lösen, oder wenn die Geschwisterbeziehung problematisch ist, sollten wir an karmische Abhängigkeiten denken. Diese Abhängigkeiten bewirken, dass jemand nicht in der Lage ist, seinen eigenen Weg zu gehen, sondern von einem Familienmitglied oder der ganzen Familie blockiert wird, ohne dies zu wissen. Es geht um Machtausübung bis hin zu Erpressung, wohlbemerkt unbewusst und oft sehr subtil.

GWS: „Bei karmischen Abhängigkeiten geht es darum zu schauen, welche Spiegel bekomme ich im Alltag vor die Nase gesetzt. Dort gibt es bestimmte Situationen und bestimmte Menschen, die immer mit den gleichen Themen auf mich zukommen. Wie gehe ich mit diesen Themen um und warum sind diese Themen vorhanden. Je mehr ein Thema von außen auf euch direkt zukommt, desto mehr könnt ihr erkennen, dass dies tatsächlich auch eine karmische Verbindung ist. Ihr könnt dem im Hier und Jetzt ein Ende schaffen. Bittet Erzengel Michael darum, mit seinem Schwert eine Linie zu durchtrennen zwischen den beiden Personen. Und sodann sind karmische Abhängigkeiten auch aufgelöst."

Laya: „Sollte ich karmische Dinge auch für die ganze Sippe auflösen lassen?"

GWS: „Nein, es geht nur darum, für sich selbst diese Dinge aufzulösen. Was die Familie daraus macht, ist eine andere Sache. Ganz oft stellt ihr die Frage, ob das auch für die ganze Familie gilt, aber ihr werdet die ganze Zeit feststellen, je mehr ihr euch von den Dingen trennt und ihr euch bewusst trennt, so trennt ihr euch auch in erster Linie von eurer Familie. Das, was eure Familie ausmacht, mit dem gleichen Namen, den ihr auch tragt. Aber dies ist auch ein Vorteil. Denn so kommen neue Menschen auf euch zu, andere Menschen, die andere Lebensqualitäten leben. Und das ist ja, worauf es euch eigentlich ankommt. Warum ihr dieses ganze Thema überhaupt erst angefangen habt. Denn Menschen aus der, wir sagen es absichtlich, alten Familie, aus der Geburtsfamilie, sind oft Familienmitglieder, die dieses nicht auflösen möchten. Und es ist ihr eigener Wille, dies so zu entscheiden und es in diesem Leben vielleicht auch so zu Ende zu leben. Aber ihr selber habt euch entschieden, dass es anders laufen soll. Und so ist es auch gut. So arbeitet an euch.

Ihr sprecht auf der Erde von einem sogenannten Helfersyndrom. Und dieses Helfersyndrom gilt für sehr, sehr viele Menschen. Sie sagen aus Leidenschaft, sie möchten gerne anderen Menschen helfen. Nur ist es wichtig, erst bei sich zu schauen, bevor man anderen Menschen hilft. Erst dann, wenn ihr für euch spüren könnt, dass ihr selbst heil seid, könnt ihr anderen Menschen helfen, aber nicht anders herum. So vertrödeln einige Menschen auf der Erde wahrlich ihre Zeit damit; sie fallen abends müde ins Bett. Sie können nichts anderes mehr machen. Sie sind nur noch müde. Aber stellt euch vor, im Goldenen Zeitalter ist es so, dass wenn das neue Bewusstsein voll auf das physische Bewusstsein übertragen ist, dass ihr fit sein werdet, wenn ihr bei den Dingen bleibt, die ihr für euch tun möchtet. Natürlich soll dies nicht anregen zu einem egoistischen Dasein. Darum geht es auch nicht. Aber es geht auch nicht darum, sich zu verausgaben für andere Menschen. Schaut bitte, dass euer eigenes Glas auch immer voll ist. Sonst könnt ihr nämlich nichts geben."

Laya: „Wollt ihr uns ein Symbol zum Auflösen karmischer Abhängigkeiten geben?"

GWS: „Das Zeichen zur Auflösung von karmischen Abhängigkeiten und karmischen Verträgen ist ein Dreieck mit der Spitze nach unten im Uhrzeigersinn gemalt. Darum wird ein Kreis im Uhrzeigersinn gezeichnet. Über dem Kreis befindet sich ein senkrechter Strich von oben nach unten gemalt. Sodann nehmt dieses Zeichen, entweder malt ihr es in dem Moment auf oder ihr stellt es euch in eurem Geist vor und so kann Erzengel Michael weiter daran arbeiten."

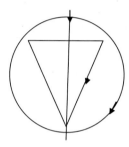

Wir testen mit unserem Tensor in dem Kronenchakra der Visualisierung von uns, ob negative karmische Abhängigkeiten bei uns wirken. Werden sie aufgelöst, besteht kein Zwang mehr, mit einem Menschen in Kontakt zu sein, mit dem noch etwas zu erledigen ist. Sondern es wird einfach erledigt. Wenn negative karmische Abhängigkeiten bei uns vorliegen, können wir das Symbol in unsere visualisierte Aura mit unserer Hand malen. Wir bitten die geistigen Freundinnen und Freunde, die karmischen Abhängigkeiten aufzulösen. Unser Arm zeigt durch seine Bewegung die Hilfe der geistigen Welt an. Steht er still, haben sie ihre Arbeit beendet. Auch können wir zusätzlich unseren Arm symbolisch von oben nach unten bewegen und Erzengel Michael bitten, mit seinem Lichtschwert die karmischen Abhängigkeiten zu trennen. Wir bedanken uns und messen nach. Dann reinigen wir das Symbol mit Linksdrehungen unserer Hand aus der Aura heraus und werfen es z. B. in eine Kerzenflamme.

Eine Klientin erzählte vieles, was sie in ihrer Familie belastete. Nachdem wir die karmischen Abhängigkeiten aufgelöst haben, bleibt sie völlig entspannt bezüglich der dramatischen Geschichten ihrer Eltern und Geschwister, weil ihr bewusst ist, dass diese Geschichten nichts mit ihr zu tun haben.

4.36 Karmische Verträge

Karmische Verträge sind Verträge zwischen zwei oder mehreren Seelen. Es können Verträge sein, die im jeweiligen Leben hilfreich und gut waren. Es können aber auch Verträge sein, die im Hier und Jetzt negative Auswirkungen haben und die Seele belasten. Es geht um seelische Traumata wie Ermordung, Folter, verhungern. Die Schmerzen, unter denen jemand in diesem Leben leidet, können ihren Ursprung in einem weit zurückliegenden Leben haben. Erst, wenn die karmischen Verträge aufgelöst sind, werden die Schmerzen vergehen. Karmische Verträge können mit dem gleichen Symbol aufgelöst werden wie karmische Abhängigkeiten.

Bei einer Ausbildungsteilnehmerin lag ein negativer karmischer Vertrag vor. Mein Tensor zeigte an, dass er nicht aufgelöst werden durfte. Ich konnte testen, dass sie in einem vergangenen Leben Machtmissbrauch betrieben hat. Nachdem ihr das bewusst geworden ist, durfte der Vertrag aufgelöst werden.

Bei einer anderen Ausbildungsteilnehmerin gab es negative karmische Verträge in ihrer Ahnenreihe, dass das erstgeborene Kind ein Junge sein muss, und dass alle in der Ahnenreihe erfolglos sein müssen. Sie als Erstgeborene ist eine erfolgreiche Professorin. Sie konnte spüren, dass sie ihre weiblichen Anteile ablehnte und das Muster hatte, sich den Erfolg hart erkämpfen zu müssen. Die Ausbildungsgruppe hat, mit Hilfe der geistigen Freundinnen und Freunde, beide negativen karmischen Verträge auflösen lassen und sie konnte die Fülle in den Bereichen wahrnehmen.

Eine Ausbildungsteilnehmerin hatte Verspannungen in der Halswirbelsäule. Wir haben einen karmischen Vertrag bei ihr aufgelöst. Ihr wurde in der französischen Revolution der Kopf abgehackt. Seitdem der Vertrag aufgelöst war, hatte sie keine Verspannungen in der Halswirbelsäule mehr und ihre Hellsichtigkeit und ihr Hellwissen haben sich sehr verstärkt.

Als meine Mutter im sechsten Monat mit mir schwanger war, ist sie eine große Treppe von oben bis unten herunter gekugelt. Die Seele meiner Mutter und meine Seele hatten einen karmischen Vertrag geschlossen, diesen Unfall zu inszenieren, um mehr Achtung vor dem Leben zu entwickeln. D. h. meine Seele hat dem Ganzen zugestimmt.

Wir halten den Tensor in das Kronenchakra unserer Visualisierung von uns und fragen, ob ein oder mehrere negative karmische Verträge bei uns vorliegen. Sind die negativen karmischen Verträge aufgelöst, wirken nur noch den Seelenverträgen, die benötigt werden, um in die fünfte Dimension aufzusteigen (siehe Kapitel „8.2 Höhere Dimensionen"). Zeigt uns unser Tensor mit einer Rechtsdrehung an, dass negative karmische Verträge bei uns wirken, malen wir das Symbol zum Auflösen karmischer Abhängigkeiten und karmischer Verträge mit der Hand in unsere visualisierte Aura von uns. Das Symbol gilt für beides gleichermaßen. Wir bitten Erzengel Michael um das Durchtrennen der Verbindung mit seinem Lichtschwert, bewegen unseren Arm von oben nach unten. Dann bitten wir die geistigen Freundinnen und Freunde, die negativen karmischen Verträge aufzulösen. Wir können auch Erzengel Raphael um Heilung der körperlichen Symptome und St. Germain um Transformation bitten. Unser Arm zeigt durch seine Bewegung die Aktivität der geistigen Freundinnen und Freunde an. Steht er still, hat die geistige Welt die negativen karmischen Verträge aufgelöst. Wir bedanken uns und messen nach. Wir reinigen das Symbol mit Linksdrehungen unserer Hand aus unserer visualisierten Aura von uns heraus und entsorgen es z. B. in einer Kerzenflamme.

Bei einer Klientin habe ich in einem Erstkontakt eine Fernbehandlung durchgeführt. Es lag ein negativer karmischer Vertrag bei ihr vor. Sie wurde in einem vergangenen Leben gefoltert, indem immer mehr Wasser in ihren Körper gefüllt wurde. Deshalb mag sie in diesem Leben kein Wasser trinken. Wasser ist sehr gesund. Mein Tensor hat mir angezeigt, dass es zu keiner Auflösung des Vertrages gekommen ist. Dazu habe ich die geistigen Freundinnen und Freunde gefragt.

Laya: „Warum ist bei der Klientin keine Heilung geschehen?"

GWS: „Sie kann sich von diesen Gedankenmustern noch nicht lösen. Wir haben anfangs viel über das Wasser erzählt. Es hat damit zu tun, dass sie etwas auf sich zukommen lassen soll. Genauso ist es mit dem Wasser auch. Das Wasser kommt einfach. Sie versucht immer noch, es zu kontrollieren. Und dann ist es natürlich auch schwer für uns, aus der geistigen Welt, wenn wir dieses auflösen sollen, sie aber die Hand wie ein Schutzschild davor hält. So können wir damit auch nicht arbeiten. Bitte sie, sich vorzustellen, dass sie ihre Hände als Schutzschild aufgebaut hat und sich dann vorzustellen, dass ihre Hände zur Seite gehen und sich vielleicht auf den Rücken legen. Sie kann sich dieses Auf–sich-zukommen lassen auch tatsächlich vorstellen. Dann können wir natürlich heilen."

4.37 Flüche, Verwünschungen und Schwarze Magie

GWS: „Flüche und Verwünschungen fallen ebenfalls in den Bereich der morphogenetischen Felder. Dies ist auch ein Grund, warum Familien zusammenhalten. Warum es Familien überhaupt gibt. Sie können ebenfalls so aufgelöst werden, wie wir es über die morphogenetischen Felder gesagt haben."

Auch in der heutigen Zeit haben Flüche und Verwünschungen nichts von ihrer zerstörerischen Kraft verloren. Auch heute gibt es gewissenlose Menschen, die Flüche und Verwünschungen aussprechen und die über das Wissen verfügen, sie wirksam werden zu lassen. Flüche und Verwünschungen, die nicht nur einzelne Menschen betreffen, sondern ganzen

Sippen Verderben bringen, indem sie sich mit jeder Generation weiter vererben, sogenannte Erbflüche.

Laya: „Wollt ihr uns ein Symbol zum Auflösen von Flüchen geben?"

GWS: „Male einen Stern mit sechs Zacken im Uhrzeigersinn und darum einen Kreis im Uhrzeigersinn. Dieser Kreis berührt die Zacken des Sterns nicht und in der Mitte des Sterns ist ein kleiner Punkt, genau mittig. Zwei Zacken des Sternes sind unten. Sodann ist dies das Zeichen."

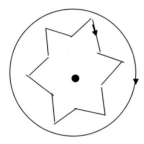

Wir halten unseren Tensor in das Kronenchakra unserer Visualisierung von uns und fragen, ob bei uns Flüche, Eide und/ oder Verwünschungen wirken. Dreht der Tensor rechts herum, heißt das „Ja". Dann malen wir das Symbol zum Auflösen von Flüchen etc. mit unserer Hand in die visualisierte Aura von uns. Wir bitten Erzengel Raphael mit der grünen Flamme um Heilung und St. Germain mit der violetten Flamme, das Feld zu verbrennen und die geistigen Freundinnen und Freunde, die Flüche, Eide und/ oder Verwünschungen aufzulösen. Unser Arm zeigt durch seine Bewegung die Arbeit der geistigen Welt an. Steht der Arm still, haben sie ihre Arbeit beendet. Wir bedanken uns und messen nach. Dann reinigen wir das Symbol aus unserer vorgestellten Aura von uns mit Linksdrehungen unserer Hand heraus und werfen es z. B. in eine Kerzenflamme.

Auch sollten wir mit dem Tensor testen, ob wir andere verflucht haben. Falls das der Fall ist, bitten wir um Vergebung und die geistigen Freundinnen und Freunde, alle Flüche aufzulösen, die wir erzeugt haben. Wir reinigen alles aus unserem vorgestellten Feld von uns mit der Hand gegen den Uhrzeigersinn heraus, entsorgen es z. B. einer Kerzenflamme, energetisieren unser Feld im Uhrzeigersinn mit der violetten Flamme der Transformation und bitten St. Germain, alle Resonanzen dazu in Licht und Liebe zu transformieren. Unser Arm bewegt sich und wir bitten alle anderen aus der geistigen Welt zu tun, was zu tun ist. Steht der Arm still, haben die geistigen Freundinnen und Freunde ihre Arbeit beendet. Wir bedanken uns und messen nach.

Bei manchen Menschen wirken starke Flüche und ihr Leben ist nicht im Fluss. Nach Auflösung der Flüche entsteht dann Fülle in ihrem Leben. Wenn ich in den Ausbildungsgruppen testen lasse, wer von der Kirche verflucht wurde und wer im Namen der Kirche andere verflucht hat, erhalten fast alle in beiden Fällen die Antwort „Ja".

Maskierte Flüche sind Flüche, die ausgesprochen wurden, um jemanden an seinem spirituellen Wachstum zu hindern, ihn in seinem Fortkommen als Heilerin oder Heiler zu hindern oder es gar unmöglich zu machen. Sie können viele Leben zurückliegen und dennoch unser heutiges Leben beeinflussen. Sie heißen maskierte Flüche, da sie nicht angezeigt werden, wenn wir nach Flüchen fragen. Wir können auf die uns bekannte Weise fragen, ob maskierte Flüche bei uns wirken. Wenn das der Fall ist, malen wir das Symbol zum Auflösen von Flüchen in unsere Aura und bitten die geistigen Freundinnen und Freunde, den maskierten Fluch oder die maskierten Flüche aufzulösen. Unser Arm bewegt sich. Steht er still, hat die geistige Welt ihre Arbeit beendet. Wir bedanken uns und messen nach. Danach reinigen wir das Symbol mit der Hand gegen den Uhrzeigersinn aus unserem vorgestellten Feld heraus und entsorgen es z. B. in einer Kerzenflamme.

Weiter gibt es doppelt maskierte Flüche und auch noch mehrfach maskierte Flüche, die uns an unserem spirituellen Wachstum hindern sollen. Doppeltmaskierte Flüche werden nicht angezeigt, wenn wir nach maskierten Flüchen fragen usw. Auch diese können wir abfragen und auflösen lassen.

Bei einer Klientin war es mir erst nicht möglich gewesen, ihre maskierten Flüche aufzulösen. Erst nachdem wir ihre Gelübde aufgelöst haben, konnten die maskierten Flüche aufgelöst werden.

In meinen Ausbildungsgruppen liegen bei den meisten Teilnehmenden maskierte Flüche etc. vor. Wenn wir all diese negativen Dinge, auch aus vergangenen Leben, nicht auflösen, können wir nicht kraftvoll als Heilende arbeiten und unseren spirituellen Weg nicht kraftvoll gehen.

Wichtig ist es auch immer, mit dem Tensor zu testen, ob **Schwarze Magie** bei uns wirkt.

Laya: „Bitte gebt uns ein Symbol, um Schwarze Magie aufzulösen."

GWS: „Nehmt das Euro-Zeichen, um Schwarze Magie aufzulösen."

Laya: „Wurde das Eurozeichen für unser Geld materialisiert, um die Schwarze Magie bei uns aufzulösen?"

GWS: „Ja."

Wir testen mit dem Tensor, ob bei uns Schwarze Magie wirkt. Falls das der Fall ist, malen wir das Euro-Zeichen € in unsere vorgestellte Aura von uns. Wir bitten die geistigen Freundinnen und Freunde, die Schwarze Magie aufzulösen. Unser Arm schwingt, weil wir fühlen können, dass die geistige Welt arbeitet. Wenn der Arm zur Ruhe gekommen ist, haben sie die Schwarze Magie aufgelöst. Wir bedanken uns und messen nach. Dann reinigen wir das Symbol mit der Hand gegen den Uhrzeigersinn aus unserer vorgestellten Aura und entsorgen es z. B. in einer Kerzenflamme.

4.38 Gordische Knoten

Gordische Knoten sind unangenehme Ereignisse in vergangenen oder in diesem Leben, die im Hier und Jetzt zu Ängsten führen, wenn eine ähnliche Situation auftritt. Hat ein Kind z. B. Angst vor Wasser und lehnt es kategorisch ab, schwimmen zu lernen, so kann davon ausgegangen werden, dass die Seele dieses Kindes in einem Vorleben einmal eine unangenehme Erfahrung mit dem Element Wasser gemacht hat. Sobald dieses Kind sich einem Gewässer nähert, um es zu betreten, erinnert sich die Seele an das schreckliche Erlebnis des Ertrinkens und erzeugt große Angst, um das Kind daran zu hindern, in dieses Wasser zu gehen. Gordischer Knoten wird der Tag genannt, an dem sich die Angst manifestiert hat, also nicht der Tag, an dem das Ereignis stattgefunden hat. Von diesem Moment an wird die Angst in jedem weiteren Leben auftreten, wenn sie nicht aufgelöst wird.

Ein Beispiel dafür ist die Hexenverfolgung.

GWS: „Wenn diese Menschengruppe schon allein an Hexen denkt oder sich hinein fühlt, dann läuft es diesen Menschen schauernd über den Rücken. Sie verspüren große Angst. Sie sehen in ihrem Inneren Bilder: Z. B. wie sie bei lebendigem Leibe verbrannt worden sind, geschlagen, gefoltert und so weiter. Menschen, die ein besonderes Wissen in sich tragen, das man mit Weisheit gleichsetzen könnte, wurden garantiert verfolgt, wie die meisten von euch. Denn sonst würde euch das Thema nicht interessieren. Es ist demzufolge auch ein Spiegel von euch. Sodann ist es wichtig, aus diesem Feld heraus auch in die Handlung zu gehen. Nicht zu verweilen in diesen Dingen. Bittet die geistige Welt um Hilfe. Saint Germain ist mit seiner violetten Flamme gerne behilflich, diesen Gedanken auszulöschen und zu transformieren. Bittet darum, so wird euch gegeben."

Wenn ich in meinen Ausbildungsgruppen testen lasse, ob die Teilnehmenden in vergangenen Leben z. B. als Hexe oder Hexer verbrannt worden sind, bekommen fast alle ein „Ja" angezeigt. Die Menschen, die an einer Ausbildung in geistreichem Heilen teilnehmen, haben auch schon in vergangenen Leben besonderes Wissen in sich getragen und sind dafür von den Menschen, denen dieses Wissen nicht zur Verfügung stand, verbrannt, gefoltert, ermordet, erniedrigt worden. Die heutigen Formen dieser Gewaltausübung Menschen gegenüber, die anders sind als die breite Masse, sind Mobbing, Kündigung, Verfluchen, Ausgrenzen, um nur einige zu nennen.

Ferner sollten wir testen, ob wir in der Vergangenheit andere als Hexe oder Hexer umgebracht haben. Falls das der Fall ist, können wir Gott um Vergebung bitten und die geistigen Freundinnen und Freunde auf die bekannte Weise bitten, dieses aufzulösen.

Ich erzählte den geistigen Freundinnen und Freunden meine Geschichte, dass ich auf einer Autobahn bei einer Baustelle mit meinem Auto von der Fahrbahn abgekommen und ins Schleudern geraten bin. Es ist nicht zu einem Massenunfall gekommen, weil sich zu der Zeit kein Auto in meiner Nähe befand.

GWS: „Einmal diese tiefe Angst erlebt zu haben, ist doch ein sehr wichtiger Effekt. Es gibt zum Beispiel sehr viele Wesenheiten hier auf der Erde, die dieses Angstgefühl nicht kennen. Die sich aufgrund dessen z. B. totfahren. Deswegen sind ein bis zwei solcher Erlebnisse im Leben gut. Es bringt nichts, sie auflösen zu wollen. Es ist gut, wenn ihr mit uns verbunden seid, aber wir brauchen euch auch hier auf der Erde. Deswegen ist es wichtig, dass ihr im Leben nicht wie ein Zug daran vorbei fahrt, sondern im Hier und Jetzt verankert seid. Dafür ist dieser Gordische Knoten wichtig. Dem einfach eine positive Bedeutung zu geben, wenn euch so etwas passiert. Wenn große Angst daraus entsteht, so ist es natürlich nicht gesund. So gilt es, diese morphogenetischen Felder der Angst aufzulösen, das schon. Aber wenn sich derjenige bewusst sein kann, was daraus als Konsequenz entstanden ist, so kann man es doch einfach stehen lassen."

Wir halten den Tensor in das Kronenchakra unserer Visualisierung von uns und fragen, ob ein oder mehrere Gordische Knoten unser Leben beeinflussen. Dreht der Tensor rechts herum für „Ja", wenden wir uns nach innen um wahrzunehmen, was das erste ist, was uns erscheint, wenn wir an Gordische Knoten denken. Wir reinigen die Gordischen Knoten mit der Hand gegen den Uhrzeigersinn aus unserem vorgestellten Feld von uns und werfen sie z. B. in eine Kerzenflamme. Dann energetisieren wir unser Feld mit der Hand im Uhrzeigersinn mit der grünen Flamme und bitten Erzengel Raphael um Heilung, dann mit der violetten Flamme und bitten St. Germain um Transformation. Unser Arm schwingt und wir bitten alle anderen aus den geistigen Reichen zu tun, was zu tun ist. Steht der Arm still, haben sie ihre Arbeit beendet. Wir bedanken uns und messen nach.

Eine Ausbildungsteilnehmerin hatte Platzangst. Sie konnte z. B. nicht in Fahrstühlen fahren. Ich habe sie gebeten, ihren Arm ausgesteckt vor ihr Herzchakra zu halten und sich vorzustellen, dass sie Fahrstuhl fährt. Mein Tensor hat angezeigt, dass sie Platzangst hatte. Ich habe gemessen, dass ihre Geburt und ein negatives Ereignis aus einem vergangenen Leben transformiert werden mussten. Ich habe mir beides noch einmal angesehen und gefühlt und davon berichtet. Dann haben die geistigen Freundinnen und Freunde die negativen Ereignisse und die damit verbundenen Gefühle aufgelöst. Danach hat sie wieder daran gedacht, in einem Fahrstuhl zu fahren und mein Tensor hat angezeigt, dass sie bei dem Gedanken, im Fahrstuhl zu fahren, entspannt ist. Später bestätigte sie mir, dass Platzangst aus ihrem Leben verschwunden ist.

4.39 Außerirdische Implantate

GWS: „Implantate haben euch überhaupt erst geholfen, das Projekt Erde zu starten. Es muss ja von irgendwo her Wesen gegeben haben, die einen Krieg anzetteln wollten. Und da dies damals nicht möglich war, dass sie selbst kommen konnten, haben sie sich entweder Wesen von der Erde geholt oder sie sind herabgestiegen und haben euch genau beobachtet. Später dann sind Wesen auf die Erde gekommen, die weiter das Krieg Spielen geübt haben. Damit sie sich vermehren konnten, haben sie mehr und mehr Implantate in andere Körper eingebaut. Das haben sie des Nachts durchgeführt. Dieses war eine sehr kritische Zeit, eine sehr dunkle Zeit. Es hatte nichts mit weißer Magie zu tun, überhaupt gar nichts. Und sodann ist es wichtig, wenn ihr eure Implantate bearbeitet, so bearbeitet nicht zu viele Implantate auf einmal. Denn sie haben über viele Leben hinweg eure Persönlichkeit gesteuert, euren ätherischen Körper gesteuert. Und so ist es wichtig, sie einzeln zu bearbeiten. Zu schauen, welche Bilder auftauchen, auch wenn die Bilder teilweise schrecklich sind. Aber es ist wichtig, diese Bilder zu bearbeiten, zu verarbeiten und definitiv wegzuschicken und zu vergessen. Wenn wir jetzt etwas abgehackt reden, so ist es das, was Implantate im Grunde genommen ausmachen. Implantate sind Implantate. Sie haben nichts von bedingungsloser Liebe; sie haben teilweise noch nicht einmal bedingte Liebe in sich. Wir sind generell dankbar dafür, dass es sie gegeben hat und ihr Menschen solltet auch dafür dankbar sein, dass sie da waren und zum Teil jetzt noch da sind. Sodass es euch nach und nach immer weiter möglich sein wird, durch euren eigenen Schleier hindurchzusehen. Sodann macht euch kein schlechtes Gewissen, wenn es darum geht: „Warum habe ich überhaupt ein Implantat?". Es gehörte mit zum Plan dazu. Das sei von unserer Seite in Frieden und Liebe dazu gesagt.

Ihr bekommt keine neuen Implantate. Diese Energien haben keine Kraft mehr. Die Alten werden aufgelöst, und wenn sie komplett aufgelöst sind, bei dem einen oder anderen Wesen, wird es dann auch so sein, dass dieses Wesen eine bestimmte Verbindung zu anderen Sternen und Planeten haben wird. So kann es sein, dass man dann wieder liebevoll Kontakt zueinander aufnimmt. Wirklich liebevoll, bedingungslos, in einem göttlichen Kontakt von Freund zu Freund. Deshalb ist es wichtig, diese alten Implantate loszulassen und loszuwerden."

Laya: „Sind hier jetzt Wesen von anderen Planeten?"

GWS: „Sie können zuschauen."

Laya: „Kann ich mit meinem Tensor testen, ob Wesen anderer Planeten in meiner Nähe sind?"

GWS: „Ja."

Laya: „Geht es bei außerirdischen Implantaten immer um Persönlichkeitsdefizite oder können sie auch mit anderen Themen in Verbindung stehen?"

GWS: „Dies hat nicht nur mit der eigenen Persönlichkeit zu tun, sondern es hat auch etwas mit einem Gruppenbewusstsein zu tun. Es gibt bestimmte Gruppen von Menschen, die damals des Nachts zu Außerirdischen gebracht worden sind. Die Außerirdischen fanden zum Beispiel nur einen Teil von euch Menschen interessant - nicht alle. Und so haben sie ein bestimmtes Gruppenbewusstsein herangezogen. Also hat dies nicht nur mit einer Persönlichkeit zu tun, sondern auch mit einer gewissen Seelengruppe. So tauschten sich diese Menschen über einige Dinge aus, die es in bestimmten Büchern nicht zu lesen gibt, weil jedes Erleben in dieser geistigen Welt oder auf einem anderen Planeten für jeden anders war."

Laya: „Ich bitte euch, mir zu helfen, außerirdische Implantate bei mir zu entfernen."

GWS: „Schaue dir deinen Körper von oben bis unten an. Wo spürst du ein Implantat?"

Laya: „im Magen"

GWS: „Gehe in den Magen hinein und erzähle uns, welches Bild siehst du, wenn du in deinen Magen siehst?"

Laya: „ein Seil"

GWS: „Was möchte dir dein Magen sagen?"

Laya: „Dass ich entspannt leben soll."

GWS: „Ja, genau. Mache eine Pause, mache ein wenig Urlaub. Es geht darum, dass dir das, was du tust, immer noch Spaß macht. Ohne den Faktor, dass du meinst, du hättest kaum freie Zeit. Darum geht es nicht. Teile dir deine Zeit so ein, dass du auch tatsächlich freie Zeit hast. Wir möchten, dass du deine Arbeit auch in den nächsten Jahren noch machen kannst.

Nun stell dir vor, wie du mit beiden Händen dieses Seilende fasst und heraus ziehst, mehr und mehr. Bitte uns dabei um Hilfe. Wir schicken all unseren Segen in dieses Seil hinein. Und so ziehe es heraus, bis nichts mehr kommt und sodann wirf es aus dem Fenster hinaus. So möchten wir jetzt St. Germain mit seiner violetten Flamme bitten, zu helfen. Dass er noch einmal alles ausbrennt, was in dieser Region offen ist. Und sodann halten wir unsere Hände jetzt vor deinen Magen und hinter deinen Magen. So möchten wir Isis* bitten, dass die Kraft weiter in dir erwacht und du deine Macht wahrnimmst und mit dieser Macht anderen Menschen hilfst. Sodann, es ist vollbracht."

Wir können unseren Tensor in das Kronenchakra unserer Visualisierung von uns halten und fragen, ob es ein oder mehrere außerirdische Implantate in uns gibt. Wenn das der Fall ist, können wir die Anzahl abfragen. Dann fragen wir für jedes einzelne Implantat, wo es sich im Körper befindet. Dreht der Tensor rechts herum für „Ja", schauen wir mit unserem inneren Auge, wie das Implantat aussieht. Dann fragen wir, was das Implantat uns sagen möchte. Wenn es uns seine wichtige Botschaft mitgeteilt hat, reinigen wir das Implantat mit der Hand gegen den Uhrzeigersinn aus unserem vorgestellten Körper heraus und werfen es z. B. in eine Kerzenflamme. Wir energetisieren unser Feld im Uhrzeigersinn mit der violetten Flamme und bitten St. Germain, das Positive in uns zu materialisieren. Unser Arm schwingt und wir bitten die geistigen Freundinnen und Freunde zu tun, was zu tun ist. Wenn der Arm zur Ruhe gekommen ist, bedanken wir uns und messen nach. Ferner können wir bei Bedarf unsere Aura ausstreichen (Kapitel „4.17.1 Ausstreichen der Aura") und Löcher in unser Aura schließen lassen (Kapitel „4.17.8 Schließen der Löcher in der Aura"). Vielleicht können wir spüren, dass es sich für uns leichter anfühlt in dem Bereich. Dann bedanken wir uns bei den geistigen Freundinnen und Freunden, dass wir Gnade und Segen erfahren haben.

Wir können uns vor nichtmanifestierten Wesen schützen durch einen magentafarbenen Mantel mit gelben Sternen und Kapuze, der bis zur Erde reicht.

Laya: „Sollen wir außerirdische Implantate und Gelübde nur je eins in einer Sitzung auflösen?"

GWS: „Wie machst du es, liebste Laya?

Laya: „Ich löse immer alles sofort auf, und wenn etwas geblieben ist, behandele ich es später noch einmal nach."

GWS: „Bei den Dingen mache es von deinem Gegenüber abhängig. Wenn du spürst, dass die Person ein etwas langsameres Tempo hat, es noch verarbeiten möchte, so kannst du es gerne auf mehrere Behandlungen verteilen. Aber grundsätzlich wird dieser Schleier, der um euch herum ist, immer dünner und dünner. Und ihr könnt schon sehr klar dahinter schauen, was wo wie abgeht. So ist es überhaupt kein Problem, mehrere Dinge gleichzeitig aufzulösen. Denn ihr seid ja nicht mehr in den alten Leben. Ihr könnt es als Geschichte sehen. Mache es bitte abhängig von dem, der dir dort gegenüber steht oder sitzt, ob er es auch vertragen kann. Weil es ja immer noch sehr viele Menschen gibt, die für deine Art der Behandlung und des Arbeitens überhaupt noch nicht offen sind. Dies ist auch gut so. Dies ist absolut in Ordnung so. Es ist ja gerade erst am Anfang."

* Ich war die Isis des alten Ägyptens. Als ich gestorben bin, hat sich meine Seele in verschiedene Teile aufgespalten. Deshalb könnt ihr noch an-

deren begegnen, die auch Isis waren. Von der höheren Ebene aus sind wir alles, was existiert. Damit können alle in das morphogenetische Feld von Isis und allen anderen gehen und die Kräfte nutzen.

4.40 Gelübde

GWS: „Für ein Buch der Neuen Zeit ist es nicht wichtig, die Formen der Gelübde aufzuschreiben, denn derjenige, der ein Gelübde in sich fest manifestiert hat, wird wissen, worum es geht. Es geht einfach nur darum für denjenigen, seine Augen zu schließen und sich zu fragen, welche Gelübde er abgelegt hat. Da ist einmal zu fragen, ist es ein Gelübde, sind es mehrere Gelübde. Einfach die Anzahl abzufragen. Dies lässt sich zum Beispiel mit dem Tensor ausmessen.

Ihr sollt euch nicht länger in diesen vergangenen Formen aufhalten. Ihr solltet es euch einmal anschauen und dann auflösen und gut ist es. Und so ist es dann auch tatsächlich aufgelöst. Wenn jemand tatsächlich meint, er braucht im Nachhinein noch eine Psychotherapie über Gelübde, so ist es dann in dem Moment sein Weg. Aber die meisten Menschen, die dieses Buch hier lesen, werden nicht diesen Weg einschlagen. Sie wissen ganz genau, da ist etwas in mir, das muss aufgelöst werden, jetzt bekomme ich die Lösung, jetzt kann ich es mir angucken und so und so löst es sich auf. Mehr ist dazu nicht zu sagen, weil es nichts nützt, daraus eine große Geschichte zu machen. Große Geschichten macht ihr in eurem Erdenleben genug. Und viele Geschichten bekommt ihr nicht aufgelöst, weil ihr immer so in diesen Geschichten seid und euch nicht von ihnen lösen könnt. So schaut weiter in das, was das Hier und Jetzt betrifft und lieber in das, was eure Ziele für die Zukunft sind."

GWS: „Wir können euch ein Zeichen geben: Zur Auflösung von Gelübden male einen Kreis und einen Kreis daneben und unter die Kreise setzt du Zacken. Die Kreise berühren sich nicht. Die mittlere Zacke ist zwischen den Kreisen. Oben setzt du einen Balken oder einen Strich darüber. Dies dient als Verschluss, dass die alten Gelübde sich auflösen können und aufgelöst sind. Halte dieses Zeichen auf Herzhöhe und sage den Satz: „Ich löse im Hier und Jetzt mein altes Gelübde auf." Bittet uns um Hilfe und auch St. Germain, denn auch er hat was mit alten Gelübden zu tun. Und sodann ist es getan."

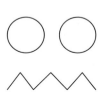

Laya: „Sollen die Menschen dieses Zeichen in die Luft oder auf Papier zeichnen?"

GWS: „Es ist abhängig von dem Typ Mensch, den du vor dir hast. Wenn er etwas sichtbar braucht, ist es wichtig, es auf Papier aufzumalen. Wenn jemand es auch vor seinem geistigen Auge aufmalen kann, ist es ebenso in Ordnung."

Laya: „Sollen diejenigen, die es auf Papier aufmalen, dieses Papier verbrennen oder wegwerfen?"

GWS: „Um ein Gelübde endgültig aufzulösen, wäre es sogar wichtig, dieses Zeichen dann zu verbrennen."

In verschiedenen vergangenen Leben haben wir negative Gelübde in uns erzeugt, die uns davon abhalten sollten zu erkennen, wer wir wirklich sind. Nun können wir sie loslassen, wenn wir dazu bereit sind. Dazu können wir eine Kerze anzünden.

Wir halten den Tensor in das Kronenchakra unserer Visualisierung von uns und fragen, ob wir ein oder mehrere negative Gelübde abgelegt haben, die noch wirken. Dreht der Tensor rechts herum, heißt das „Ja", links herum bedeutet „Nein". Durch unsere klare Absicht lassen wir keine anderen Drehungen zu. Dann können wir testen, wie viele negative Gelübde wir abgelegt haben. Um ein Gelübde aufzulösen, können wir schauen, welche Geschichte oder welches Bild vor unserem inneren Auge entsteht. Wir können in diesem Leben beginnen und dann in den Leben zurückgehen. Wenn bei uns negative Gelübde wirken, können wir entweder das Symbol auf Papier aufmalen und es auf Herzhöhe von uns halten oder wir malen es mit unserer Hand in die visualisierte Aura von uns und sagen z. B. den Satz: „Ich löse im Hier und Jetzt mein altes Gelübde auf." Unser Arm schwingt und wir bitten die geistigen Freundinnen und Freunde zu tun, was zu tun ist. Ist der Arm zur Ruhe gekommen, hat die geistige Welt ihre Arbeit beendet. Wir bedanken uns und messen nach. Haben wir das Symbol aufgezeichnet, verbrennen wir es. Wenn wir es uns vorgestellt haben, reinigen wir es mit unserer Hand gegen den Uhrzeigersinn aus unserer vorgestellten Aura heraus und entsorgen es z. B. in einer Kerzenflamme.

Eine Ausbildungsteilnehmerin hatte eine kranke, schmerzende Stelle am Fuß. Dahinter steckte ein Gelübde, nicht vorwärts zu gehen. Nachdem das Gelübde aufgelöst war, waren die Schmerzen im Fuß weg.

Ein Ausbildungsteilnehmer testete ein Gelübde bei sich aus diesem Leben. Er war geschieden und durch seine Wut auf seine Ex-Ehefrau verhinderte er energetisch die Trennung des Ehevertrages und damit des Gelübdes „für immer zusammen zu bleiben, bis dass der Tod sie scheide". Er dachte, dass er Recht hat, dass seine Ex-Ehefrau sich falsch verhalten hat. Alle Menschen haben immer gleich viel Recht. Solange wir Recht haben wollen, können wir nicht frei sein. Nachdem wir seine Wut und das Gelübde mithilfe der geistigen Freundinnen und Freunde aufgelöst haben, fühlte er sich erleichtert und seine aktuelle Ehe ist nun harmonischer.

Wenn ich in den Ausbildungsgruppen mit dem Tensor die Gelübde „für immer allein zu sein" und „für immer zu bleiben" testen lasse, bekommen die meisten bei beiden Gelübden ein „Ja". Ferner haben die meisten

Kursteilnehmenden in vergangenen Leben in Klöstern gelebt und Armuts-, Keuschheits-, Schweigegelübde abgelegt und das Gelübde sich unterzuordnen.

4.41 Besetzungen

GWS: „Ihr könnt Menschen mit Besetzungen in erster Linie an ihrer Haltung erkennen. Wenn du dir diese Menschen in der Gesamtheit anschaust, so ist jemand, der extrem nach vorne gebeugt geht, jemand, der sich auch körperlich gesehen chronisch klein macht und Besetzungen hat. Es hat sich jemand auf ihn drauf gesetzt, abgesetzt, hat ihn besetzt. Denn eine Person, die nicht besetzt ist, wird aufrecht gehen können. Dies ist zum Beispiel ein physischer Hinweis.

Wenn jemand Besetzungen auf emotionaler Ebene hat, bekommt er ständig ein Thema vor Augen geführt, immer und immer wieder. Und diese Person merkt, dass es einfach nicht weiter geht. Sie gerät jedes Mal an ihre Grenzen. Und diese Grenzen machen sie langsam traurig, wütend, aggressiv, alle negativen Gefühle, die ihr so kennt.

Darum möchten wir euch bitten, eure Ziele genauer zu definieren. Was möchtet ihr? Alle eure Ziele in eurem Leben haben Konsequenzen. Alle! Und überlegt euch auch, was es für Konsequenzen für euch haben könnte. Wenn euch etwas besetzt - ein Gefühl besetzt - zum Beispiel wie Ärger, wie Wut, fragt euch, warum besetzt es mich? Es möchte euch etwas zeigen. Es möchte euch einen Spiegel vor die Nase halten. Darum ist es wichtig, diesen Spiegel zu erkennen und alle eure Lebensbereiche einmal durchzugehen. Warum besetzt euch dieses Gefühl der Wut? Hängt es mit eurem privaten Bereich, mit eurem beruflichen Bereich, mit Familienmitgliedern, mit Freundinnen und Freunden zusammen und so weiter. Geht all diese Felder durch und schaut - ihr könnt es sogar mit eurem Tensor messen, woran es liegen könnte. Geht immer in dieses Gefühl hinein. Wenn ihr dann für euch herausgefunden habt, wo dieses Gefühl hingehört, so versucht es entweder mit der Person oder mit dem Feld zu klären. Wenn ihr an diese Person denkt, so könnt ihr es rein gedanklich lösen. Dabei geht es nur um die Blockade von eurer Seite. Versucht nicht herauszufinden, woran es bei dem anderen liegen kann, sondern seht, wie es bei euch ist. Was wird benötigt, um diese Wut aufzulösen? Ist es das erste Gespräch oder eine gute Tat an dem anderen? Vielleicht wird ein anderes Gedankenmuster in euch benötigt. Vielleicht reicht es aus, die Tätigkeit mit mehr Freude auszuüben. Vielleicht geht es um mehr Besinnung im Leben. Das ist die emotionale Ebene, auf der Besetzungen sein können.

Wenn ihr besetzt seid, so möchtet ihr viele Dinge hier auf der Erde immer perfekt machen. Ihr möchtet sie richtig machen. Und dies ist nun mal nach Ansicht von uns, aus der geistigen Welt, einfach nicht möglich. Es geht im Leben nicht um richtig und falsch. Auch wenn wir manchmal von dem richtigen Weg oder dem direkten Weg sprechen, geht es darum nicht. So könnt ihr dies als morphogenetische Felder bezeichnen, die euch in dem Moment auch besetzen können.

Auch negativ belastete Wesenheiten möchten euch etwas mitteilen. Diese Informationen sind genauso wertvoll wie die von positiven Wesenheiten. Sodann, wenn eine Wesenheit partout nicht von eurer Seite weichen will, so hat diese Information damit zu tun, dass diese Wesenheit auch tatsächlich bei euch bleiben möchte, weil sie etwas Besonderes zu sagen hat. Und wenn sie das euch dann mitgeteilt hat, findet keine Resonanz mehr statt, findet kein magnetisches Verhältnis mehr statt. Bittet dazu unsere Helfer um Reinigung und um Klärung. Wir gaben euch bereits die Techniken."

Laya: „Sollen positive Wesenheiten bei den Menschen bleiben oder sollen wir die geistige Welt bitten, alle Wesenheiten an den Ort zu begleiten, an den sie nach Urgesetzen gehören?"

GWS: „Sobald eine Wesenheit eine Information losgeworden ist, braucht sie nicht mehr da zu sein. Die Menschen, die nachfragen, sind meist sehr stark im Kopf. Es sind Menschen, die ständig Abwechslung brauchen, von A nach B hüpfen und so weiter."

Laya: „Habe ich Besetzungen?"

GWS: „Es sind keine negativen Wesenheiten bei dir. Sie haben bei dir keine Chance. Du trainierst deinen Geist so sehr. Du trainierst deinen physischen Körper genauso, wie deinen Ätherkörper so sehr, dass diese negativen Wesenheiten überhaupt keine Gelegenheit haben, sich bei dir festsetzen zu können. Du musst dir vorstellen, sie verbrennen sich fast die Finger an dir, so hell ist es bei dir."

Laya: „Was ist der Unterschied zwischen Wesen in Organen und Besetzungen?"

GWS: „Wesenheiten in Organen bedeuten, dass sie kurzzeitig, bis zu ein oder zwei Jahren, die Organe belagern werden.

Unter Besetzungen verstehen wir auch Besetzungen aus älteren Leben oder Besetzungen, die gekommen sind, seitdem die Seele sich einen Körper in diesem jetzigen Leben gesucht hat. Die Besetzung war aber schon über mehrere Jahre anwesend. Es können auch neue Besetzungen in diesem Leben kommen, aber sie existieren schon sehr lange. Dies könnt ihr grundsätzlich als Besetzungen ansehen.

Es ist auch möglich, von lebenden Menschen besetzt oder „verrückt" zu werden. Wenn ein Mensch merkt, dass er aus seiner eigenen Emotionalität heraus nicht handeln kann, nicht handlungsfähig ist, sein eigenes Herz nicht mehr spürt, dann könnt ihr auch von Besetzungen sprechen. Manchmal sind es Rollen, die aus alten Leben wieder an die Oberfläche gekommen sind. Manche Menschen wundern sich und sagen: „Ja, wenn ich mit meinem Nachbarn rede, wenn ich innerhalb der Familie rede, kann ich ganz frei reden, aber wenn ich z. B. mit meinem Chef zusammen komme, dann ist es, als ob ich eine Klappe vor dem Mund hätte und mich gar nicht dazu äußern kann." So ist es wichtig, dort zu prüfen."

Z. B. Verstorbene können uns besetzen. Wenn es jemand war, der seine Angehörigen im Diesseits unterdrückt hat, wird er es im Jenseits wahrscheinlich weiterhin tun. Mütter, die ihre Kinder früh verloren haben, halten diese manchmal fest, sodass die Kinderseelen nicht in die ihnen gemäße Dimension wechseln können. Wenn jemand nach dem Tod eines Nahestehenden nicht trauern kann, kann die Ursache sein, dass die Wesenheit sich noch bei der besetzten Person aufhält.

Negative nichtmanifestierte Wesenheiten können z. B. verstorbene Vorfahren, Wesen aus unseren vergangenen Leben, Wesen von anderen Planeten und Sternen oder andere Verstorbene sein, die z. B. an der Erde festgehalten haben, anstatt in die geistigen Reiche zu wechseln.

Ich habe bei einer Klientin versucht, die Chakren zu harmonisieren, was nicht möglich war. Nachdem ich die Besetzungen von ihr in die geistigen Reiche habe begleiten lassen, war es einfach, die Chakren zu harmonisieren. Fast immer, wenn ich mit geistigen Heilweisen etwas harmonisieren lassen möchte und es nicht möglich ist, verhindern Besetzungen den Erfolg. Wenn die geistigen Freundinnen und Freunde durch mich die Besetzungen in die geistigen Reiche begleitet haben bzw. die Schwäche in Stärke gewandelt haben, ist die Ausgangsstörung mit aufgelöst.

Wir können visualisieren, dass wir vor uns stehen. Dann halten wir den Tensor in das Kronenchakra unserer Visualisierung von uns und fragen, ob es bei uns Besetzungen gibt. Dreht der Tensor rechts herum für „Ja", können wir fragen, wie viele Besetzungen wir haben; z. B.: „Sind es mehr als fünf?". Dreht der Tensor rechts herum für „Ja", grenzen wir die Zahl durch Abfragen weiter ein bis wir wissen, wie viele Besetzungen wir haben. Wenn wir die Anzahl unserer Besetzungen herausgefunden haben, können wir alle durchfragen.

Ist Besetzung Nummer eins ein nichtmanifestiertes Wesen? Falls das der Fall ist, können wir, um dem Thema ihrer Botschaft näher zu kommen fragen, ob sich die Besetzung in unserer Aura, in unseren Chakren etc.

aufhält. Es können auch mehrere negative nichtmanifestierte Wesen sein. Danach können wir uns mit unserem inneren Auge die Besetzung anschauen und sie fragen, was sie uns sagen will. Wir reinigen das alte Muster mit unserer Hand gegen den Uhrzeigersinn aus unserem vorgestellten Feld und werfen es z. B. in eine Kerzenflamme. Dann energetisieren wir unser vorgestelltes Feld mit der Hand im Uhrzeigersinn mit der violetten Flamme und bitten St. Germain, das Positive in uns zu materialisieren. Unser Arm bewegt sich und wir bitten die geistigen Freundinnen und Freunde, das negative nichtmanifestierte Wesen in die geistigen Reiche zu begleiten, zu den Lichtwesen, die dort schon auf das Wesen warten. Wir können auch Erzengel Michael bitten, die Besetzung mit seinem Lichtschwert von uns zu trennen und in die geistigen Reiche zu führen. Dabei können wir ihn unterstützen, indem wir die Seele mit guten Gedanken begleiten und sie darin bestärken, sich ohne Angst in die geistigen Reiche zu bewegen, wo liebevolle Lichtgestalten sie erwarten. Wenn der Arm zur Ruhe gekommen ist, hat die geistige Welt ihre Arbeit beendet. Wir bedanken uns und messen nach. Danach können wir uns in einen magentafarbenen Mantel, mit gelben Sternen und Kapuze hüllen, der bis zur Erde reicht, um vor negativen nichtmanifestierten Wesen geschützt zu sein.

Falls Besetzung Nummer eins kein nichtmanifestiertes Wesen ist, kann es sein, dass wir mit einem Menschen verstrickt sind. So können wir z. B. von unserem Chef besetzt sein, wenn wir Schwierigkeiten mit ihm haben. Falls wir mit jemandem verstrickt sind, können wir Erzengel Michael bitten, mit seinem Schwert die Verstrickung zu durchtrennen und unterstützend unseren Arm von oben nach unten bewegen. Wir können die Verstrickung aus unserem vorgestellten Feld mit der Hand gegen den Uhrzeigersinn reinigen und sie in z. B. einer Kerzenflamme entsorgen. Dann bewegen wir unsere Hand im Uhrzeigersinn mit der violetten Flamme der Transformation und bitten St. Germain in uns zu materialisieren, dass wir tief entspannt sind, wenn wir an die Person denken. Unser Arm bewegt sich und wir bitten alle anderen aus den geistigen Sphären zu tun, was zu tun ist. Wenn der Arm zur Ruhe gekommen ist, haben sie ihre Arbeit beendet. Wir bedanken uns und messen nach.

Um uns vor Verstrickungen mit Menschen zu schützen, können wir uns eine rote Lichtsäule mit Fenstern um uns vorstellen. Wir können heraus schauen und es kommt keine negative Energie herein.

Falls Besetzung Nummer eins ein negatives Gefühl von uns ist, können wir die geistigen Freundinnen und Freunde unterstützen, indem wir uns in helles Licht und Eigenliebe hüllen. Wir reinigen mit unserer Hand gegen den Uhrzeigersinn das negative Gefühl aus unserem vorgestellten Feld und entsorgen es z. B. in einer Kerzenflamme. Dann energetisieren wir unser visualisiertes Feld mit der Hand im Uhrzeigersinn mit der violetten Flamme der Transformation und bitten St. Germain, das positive Gefühl in uns zu materialisieren. Danach zeigt unser Arm durch seine Bewegung an, dass die geistigen Freundinnen und Freunde tun, was zu tun ist, um die emotionale Besetzung aufzulösen. Wenn der Arm still steht, sind sie fertig. Wir bedanken uns und messen nach.

Laya: „Wenn ich bei einer Klientin von mir Besetzungen auflösen lasse, kommen sie immer wieder. Das ist nur bei der Klientin so. Woran liegt das?"

GWS an die Klientin: „Ja, du hast Besetzungen. Die Zeit ist reif dafür, sie aufzulösen. Die Besetzungen hängen mit alten Familienangehörigen zusammen, die sich sehr wohl bei dir fühlen. Sie sind bereits in der geistigen Welt. Bittet St. Germain, diese Besetzungen aufzulösen und arbeitet mit seiner violetten Flamme daran. Dann frage wieder nach, falls noch jemand da sein sollte, wer es ist und was diese Person möchte. Schließe dabei deine Augen und warte auf Bilder, die in dir aufsteigen werden. Dann verabschiede dich von der Person und warte ab, was passiert. Es ist möglich, dass sich dies noch etwas länger hinzieht, hab Geduld. Dies hängt auch mit der Krebserkrankung in deinem Gesicht zusammen."

Eine Ausbildungsteilnehmerin hatte plötzlich extreme Schmerzen im Ischias. Ihr Onkel in Australien hatte sich gerade erhängt. Er hatte sie besetzt. Nachdem die Besetzung aufgelöst war, waren ihre Schmerzen im Ischias weg.

Ich wollte eine Klientin während eines Telefonats behandeln. Mein Tensor zeigte kaum etwas an. Von der Klientin, die vorher bei mir war, war eine Besetzung in meinem Raum. Nachdem ich das negative nichtmanifestierte Wesen in die geistigen Reiche habe begleiten lassen, waren meine Tensor-Anzeigen wieder deutlich.

Eine Klientin war mit ihrem Lebenspartner verstrickt. Ich konnte die Verstrickung nicht auflösen lassen. Mein Arm hat sich nicht bewegt, um die Arbeit der geistigen Freundinnen und Freunde anzuzeigen. Erst als wir die Botschaft herausgefunden haben, dass ihr Lebenspartner sehr viel Angst hat, die Klientin zu verlieren, konnte die Verstrickung aufgelöst werden.

4.42 Zwillings-, Drillingsseelen etc.

Es kann sein, dass bei unserer Zeugung gleichzeitig ein Zwilling (ein Drilling usw.) gezeugt worden ist, der unbemerkt verstarb. Die Seele kann noch bei uns sein und unser Leben sehr negativ beeinflussen. So war bei einem Ausbildungsteilnehmer eine Zwillingsseele und er hatte ein Hodenkarzinom entwickelt. Wir haben die Seele gebeten, mit den geistigen Freundinnen und Freunden in die geistigen Reiche zu gehen. Die GWS sagte, dass sich der Hodenkrebs nicht entwickelt hätte, wenn die Zwillingsseele vorher in die geistige Welt geleitet worden wäre.

Laya: „Ist es wichtig zu testen, ob Zwillings-, Drillingsseelen etc. vorhanden sind und sie ggf. in die geistige Welt begleiten zu lassen?"

GWS: „Ja, dies ist sogar sehr wichtig. Sie können im Nachhinein bei einem Mann Prostatabeschwerden oder bei einer Frau Gebärmutterbeschwerden hervorrufen. Wie wir euch sagten, wenn es um Geschlechts-krankheiten geht, liebste Laya, kannst du dich noch daran erinnern?"

Laya: „Genau."

GWS: „So ging es ja um die neuen Kinder der Neuen Zeit. Es ist wichtig, die Kinder der Neuen Zeit um sich zu scharen oder eventuell selbst ein Kind, in die Welt zu setzen. So erweitern wir das Ganze noch um die Frage, ob eventuell noch eine Zwillings-, Drillingsseele oder wie auch immer, vorhanden ist, die schon von Geburt an vorhanden ist. Die noch ihre Daseinsberechtigung bis zu dem Moment hatte."

Wir halten den Tensor in das Kronenchakra unserer Visualisierung von uns und fragen die geistigen Freundinnen und Freunde, ob eine Zwillingsseele bei uns ist, bzw. eine Drillingsseele, Vierlingsseele etc. bei uns ist. Es ist möglich, dass keine Zwillingsseele, aber eine Drillingsseele bei uns ist, da die Zwillingsseele schon in den geistigen Reichen ist. Zeigt der Tensor mit einer Rechtsdrehung ein „Ja" an, können wir die Wesen (es kann auch ein Wesen sein) mit der Hand gegen den Uhrzeigersinn aus unserem vorgestellten Feld reinigen und in die geistigen Reiche werfen. Wir energetisieren unser vorgestelltes Feld mit der Hand im Uhrzeiger-sinn mit der violetten Flamme und bitten St. Germain in uns zu materiali-sieren, dass wir die Seele oder die Seelen ganz losgelassen haben. Unser Arm schwingt und wir bitten die geistigen Freundinnen und Freunde, die Seele oder die Seelen in die geistigen Reiche zu den Lichtwesen zu be-gleiten, die dort schon auf die Seelen warten. Steht der Arm still, ist die Seele bzw. sind die Seelen nicht mehr bei uns. Wir bedanken uns und messen nach. Wir können die Seele(n) auch begleiten, indem wir ihr/ihnen beschreiben, wie schön die geistigen Reiche sind. Mehr dazu steht in dem Kapitel „4.45 Heimführung orientierungsloser Seelen".

Eine Ausbildungsteilnehmerin hat bei sich gemessen, dass eine Zwillings-seele bei ihr war. Sie war aber nicht bereit, den Zwilling von den geisti-gen Freundinnen und Freunden in die geistigen Reiche begleiten zu lassen, da sie sich sonst einsam gefühlt hätte. Die Ausbildungsteilnehmerin machte sich bewusst, dass die Zwillingsseele dann nicht an andere Orte gehen kann, um ihr eigenes Leben zu führen und sich weiter zu entwickeln. Sie ließ die Zwillingsseele los und die tiefe Traurigkeit, die die Ausbildungsteilnehmerin schon sehr lange gefühlt hat, verschwand. Eine Seele ist möglicherweise wütend auf uns, wenn wir sie festhalten, sodass sie nicht gehen kann, um ihr eigenes Leben zu führen. Das hatte bei der Ausbildungsteilnehmerin die Traurigkeit ausgelöst.

Der geistigen Welt ist etwas entglitten. Sie haben es sich als Beziehung der bedingungslosen Liebe vorgestellt, wenn den Menschen ein Zwilling an die Seite gestellt wird. Da die Menschen aber in der bedingten Liebe leben, führt diese Konstellation zu einer Hassliebe und damit zu Krankheit. Nun sind die Menschen so, dass die meisten sich die Zwillingsseelen etc. wiederholen, die sie in die geistigen Sphären haben begleiten lassen, da sie sich dann nicht allein fühlen und die Seele sich so schön warm z. B. in der Gebärmutter anfühlt. Deshalb es ist wichtig, dass die Menschen lernen, selbst zu testen, ob eine Zwillingsseele etc. bei ihnen ist und sie ggf. in die geistigen Reiche begleiten zu lassen.

4.43 Dualseelen

Seelen, die sich sehr lieben, entschließen sich, gemeinsam in einem Menschen zu inkarnieren. Sie haben die Vorstellung, dass es wunderbar sein muss, gemeinsam in einem Menschen zu leben. Leider stellt sich sehr schnell heraus, dass es für die Seelen und schon gar nicht für den Menschen ein guter Zustand ist. Die Menschen, die von diesem Phänomen betroffen sind, sind innerlich zerrissen, können sich nicht entscheiden. Es fällt ihnen schwer, irgendeine endgültige Entscheidung zu treffen. Sie stoßen von einem Tag auf den anderen ihre Pläne um und können am nächsten Tag nicht begreifen, warum sie es getan haben.

Es sind zwei Seelen, die sich das Leben schwer machen. Diese Menschen sind unglückliche Geschöpfe, die dringend Hilfe brauchen. In meinen

Kursen gibt es weit mehr Betroffene, als ich erwartet hatte. Bei einer Ausbildungsteilnehmerin waren sogar drei Seelen in ihr.

Eine Ausbildungsteilnehmerin stand sehr unter Stress, sodass z. B. ihre Magenschleimhaut immer gereizt war. In ihr befand sich eine Dualseele. Wir haben eine der Dualseelen in die geistigen Reiche begleiten lassen. Sie wusste genau, dass eine männliche und eine weibliche Seele in ihr waren und sie wollte, dass die weibliche Seele in die geistigen Reiche geht. Nachdem die weibliche Seele weg war, war sie überglücklich. Der ganze Stress war weg. Sie weinte vor Freude, dass sie in ihrem fortgeschrittenen Alter so eine Befreiung erleben durfte.

GWS: „Das wird ihr den Druck nehmen. Diese Seelen haben ja auch ihre Aufgaben, die sie erledigen möchten, auch wenn sie keinen Körper haben. Sie bewohnen den einen oder anderen Körper und meinen, sich dann da ausbreiten zu können. Diese Menschen sind in ständigem Stress und wissen eigentlich gar nicht, warum das so ist. Sie wollen sich mal ruhig hinsetzen und gerade das funktioniert bei ihnen nicht. Sie sind in Gedanken schon wieder ganz wo anders. Die Dualseelen oder Zwillingsseelen sind mit ihrem ganzen Sein anwesend. Sie sind dann nicht am geistigen Heilen interessiert, sondern an ganz anderen Dingen. Denn sie möchten ja für sich den Aufstieg ins Licht oder sie möchten zumindest aus dieser Ebene herauskommen, in der sie sich gerade aufhalten. Dies ist ja nicht unbedingt eine angenehme Ebene. Und es gibt auch Dualseelen oder Zwillingsseelen, die unendlich gerne reisen. Deshalb sind die Menschen, die gerade inkarniert sind, auch sehr rastlose Menschen. Sie wollen von einem Ort zum anderen reisen und können nur sehr kurz an einem Ort bleiben, weil sie sich sonst nicht wohlfühlen können.

Die Dual- und Zwillingsseelen können sich auch weiterentwickeln, wenn sie nicht an einem Menschen haften. Die Seelen halten sich auf einer Ebene auf, die nicht unbedingt angenehm ist und sie brauchen jemanden, der sie schützt. Das tut so ein Körper, egal welcher Körper. Es ist dann auch nichts Besonderes, dass genau die Seele anhaftet, sondern sie brauchen einen Körper, mehr nicht. Manche Menschen bilden sich etwas darauf ein, dass sie diese Dual- oder Zwillingsseele in sich haben. Aber es ist nichts Besonderes, sondern eher ein Störfaktor. Manche Menschen müssen sich dann erst an den Zustand gewöhnen, dass sie dann alleine sind. Aber es heißt für sie, dass sie sich im Hier und Jetzt besser aufhalten können. Das ist ein großer Schritt. Es ist aber wichtig für diese Zeit, dass diese Bewusstseinsprozesse mehr und mehr gefördert werden. Siehst du, liebste Laya, wie wichtig dieser Vorgang ist. Manche Menschen weigern sich, ihre Zwillings- oder Dualseele gehen zu lassen, weil sie diesen Halt spüren. Weil sie nicht alleine sein wollen, was sie in Wirklichkeit auch nicht sind. Aber sie bilden sich ein, dass sie alleine wären, wenn sie diese z. B. Zwillingsseele nicht hätten. Sie sind manchmal auch Verträge eingegangen, warum sie hier auf diese Erde gekommen sind, nur z. B. im Zusammenhang mit einer Zwillingsseele."

In den meisten Frauen lebt eine männliche Seele und in den meisten Männern eine weibliche.

Wir sollten alle Verträge auflösen (Kapitel „4.36 Karmische Verträge"), sodass jede und jeder ihrem bzw. seinem eigenen Prozess nachgehen kann und sich selbst nicht vergisst. Jedes Festhalten ist Ego. Diese Verbindung zu der Seele sollte in Anerkennung aufgegeben werden.

Ein Ausbildungsteilnehmer war eine Dualseele. Ich habe die geistigen Freundinnen und Freunde zu ihm befragt.

GWS: „Nicht nur Seelen sitzen auf der „Hühnerleiter", um auf die Erde zu kommen. Sondern es sind auch Seelen, die diesen Kinderweg gar nicht mehr gehen wollen. Die gerne wieder in diesen Körper kommen wollen und zum jetzigen Zeitpunkt hier auf der Erde sein wollen. Die bei der einen oder anderen Person anklopfen, um zu fragen, ob dies eventuell noch möglich sei."

Laya: „Dass die beiden Seelen zu zweit in einem Körper leben?"

GWS: „Ja, genau."

Laya: „Aber das ist nicht sinnvoll oder?"

GWS: „Nein, das ist nicht sinnvoll. Es gibt jedoch Fälle, wo dieses sinnvoll ist. Wo die Dualseele die beständige Seele unterstützen kann. Ja, dieses ist möglich. Aber diese andere Seele müsste dazu einwilligen. Das ist nun einmal höherer Wille und höherer eigener Wille und höherer göttlicher Wille. Dies ist ganz wichtig. Aber in den meisten Fällen ist es so, dass viele Seelen hier auf die Erde kommen wollen. Und sie klopfen gerne mal bei Menschen, die hoch aufgeladen sind, an die Tür. Vor allem bei den Menschen, die sich gerade in einem starken Umbruch befinden. Wo sich das Leben von null auf hundert wendet. Gerade da fragen sie an, da die Dualseelen ja merken, wie bewusst plötzlich das Leben wird. Und genau an diesem Leben möchten sie teilhaben."

Wir halten den Tensor in das Kronenchakra unserer Visualisierung von uns und fragen die geistige Welt, ob wir eine Dualseele sind. Dreht der Tensor rechts herum für „Ja", fragen wir, ob die Nebenseele die Hauptseele unterstützt und es somit in göttlicher Ordnung und Wille der Hauptseele ist, dass die Nebenseele mit in dem Körper lebt. Dreht unser Tensor links herum für „Nein", nehmen wir Kontakt zu der Seele auf, die nach Ermessen des Göttlichen und der geistigen Welt in unserem Körper leben soll und fragen sie, ob sie bereit ist, alleine in unserem Körper zu leben. Eine Rechtsdrehung unseres Tensors bedeutet „Ja". Wenn sie nicht bereit ist, sprechen wir mit der Seele und überzeugen sie von dem Nutzen des Lebens auf der Erde. Wenn sie bereit ist, fragen wir die Seele, die nach Ermessen des Göttlichen und der geistigen Freundinnen und Freunde in die geistigen Reiche gehen soll, ob sie bereit ist, in die geistigen Reiche begleitet zu werden. Wenn sie nicht bereit ist, wecken wir ihr Interesse an dem Leben in den geistigen Sphären. In der Regel erklärt sich die betreffende Seele bereit, den geistigen Freundinnen und Freunden in die geistigen Reiche zu folgen. Falls eine der beiden Seelen sich weigert, versuchen wir es später wieder. Wenn beide Seelen bereit sind, reinigen wir die Seele, die nach göttlichen Urgesetzen in die geistigen Reiche gehört, mit unserer Hand gegen den Uhrzeigersinn aus unserem vorgestellten Körper und werfen sie in die geistigen Reiche. Dann energetisieren wir mit der Hand im Uhrzeigersinn die Seele, die nach göttlichen Urgesetzen in unseren Körper gehört und bitten die geistigen Freundinnen und Freunde in uns zu materialisieren, dass die Seele unseren Körper ganz ausfüllt und die Seelenanteile zu 100 % in uns materialisiert sind. Unser Arm bewegt sich so lange, bis die dafür vorgesehene Seele die himmlischen Sphären erreicht hat. Wir bedanken uns und messen nach. Dann messen wir, ob die dafür vorgesehene Seele den Körper ganz ausfüllt. Falls das nicht der Fall ist, bitten wir die geistige Welt, die Seele ganz in den Körper zu führen. Unser Arm zeigt durch seine Bewegung die Aktivität der geistigen Freundinnen und Freunde an. Steht er still, haben sie ihre Arbeit beendet. Wir bedanken uns und messen nach. Wenn die Seele, die nun unseren Körper ganz ausfüllt, ihre Seelenanteile nicht zu 100 % integriert hat, können wir vorgehen, wie in Kapitel „4.28 Seelenanteile integrieren" beschrieben ist. Wenn wir eine Dualseele sind und die zweite Seele noch in uns bleiben soll, da sie die Hauptseele unterstützt, können wir später wieder nachfragen, ob wir die Nebenseele nun in die geistigen Reiche begleiten lassen können.

4.44 Walk-In-Seelen

Mit Walk-In-Seele ist die Konstellation gemeint, dass eine Seele den Körper verlässt und in dem Moment eine andere Seele in den Körper geht. Häufig werden für diesen Wechsel Unfälle oder Operationen gewählt. Dieses sollte immer freiwillig geschehen. Die Person kann danach eine ganz andere sein.

Die klassische Konstellation für den Seelenwechsel ist, dass die Zeit für eine Seele reif ist, den Körper zu verlassen, wenn sie gelernt hat, was sie lernen sollte. Dann darf sie so nicht mehr in dem Körper leben. Wenn sie nicht sterben möchte und einer anderen Seele ermöglichen möchte in einem Körper zu leben ohne Geburt und ohne z. B. die Kindheit zu durchlaufen, erklärt sie sich mit dem Seelenwechsel einverstanden. Dann wechselt die Seele, die in dem Körper ist, in die geistigen Reiche und die andere Seele kommt in den Körper und macht gemäß dieser Zeit weiter. Viele wissen aber nicht, dass ihre Zeit beendet ist. Sie halten dann mit Gewalt am Körper fest, weil sie nicht gehen wollen. Dann sollten wir als geistig Heilende mit den Seelen sprechen. Wir beschreiben der Seele, die nach göttlichen Urgesetzen in die geistigen Reiche gehört, wie schön die geistigen Reiche sind und der Seele, die nach göttlichen Urgesetzen in dem Körper leben soll, wie gut das Leben auf der Erde im Goldenen Zeitalter ist.

Ein Ausbildungsteilnehmer war eine Walk-In-Seele. Sechs Wochen nach seiner Geburt musste er operiert werden. Es wurden drei Zentimeter aus seinem Darm entfernt. Die Seele, die damals in dem Körper war, war zu schwach. Sie hätte die Operation nicht überlebt. Also hat während der Operation ein Seelentausch stattgefunden. Die schwache Seele hat den Körper verlassen und eine starke Seele ist in den Körper gekommen. Nur deshalb lebt der Ausbildungsteilnehmer.

Ein anderer Ausbildungsteilnehmer beschrieb, dass sich sein Leben plötzlich komplett änderte, als er 26 Jahre alt war. Er war ein bis zwei Jahre orientierungslos, zog an einen anderen Ort, wechselte seinen Freundeskreis und lernte einen anderen Beruf. Die Ursache dafür war ein Seelenwechsel in ihm gewesen.

Manchmal kommt es vor, dass eine Seele versucht, eine schwache unglückliche Seele aus einem Körper zu vertreiben. Dann sollten wir als geistig Heilende mit der Seele sprechen, um dies zu unterbinden. Und es kommt vor, dass eine Seele gegen ihren Willen von einer anderen Seele aus dem Körper vertrieben wurde. In einem Ausbildungsteilnehmer hat ein unfreiwilliger Walk-In-Seelenwechsel stattgefunden. In ihm lebte eine weibliche nette Seele. Er lebte von Harz IV und war sehr unzufrieden. Deshalb konnte eine freche Samurai-Seele die weibliche Seele aus ihm vertreiben. Wir sollten bewirken lassen, dass unfreiwillige Seelenwechsel rückgängig gemacht werden. Dazu sollten wir vorher die Seele, die aus dem Körper vertrieben wurde fragen, ob sie in den Körper zurückkommen möchte. Falls nicht, können wir mit ihr reden und ihr beschreiben, wie schön das Leben auf der Erde im Goldenen Zeitalter ist.

Wir halten unseren Tensor in das Kronenchakra unserer Visualisierung von uns und fragen, ob wir eine Walk-In-Seele sind. Dreht der Tensor rechts herum, bedeutet das „Ja". Dann können wir uns mit dem Tensor durchfragen, wann und warum der Seelenwechsel stattgefunden hat. Ferner können wir fragen, ob der Seelenwechsel in göttlicher Ordnung war. Falls er nicht in göttlicher Ordnung war, können wir die vertriebene Seele fragen, ob sie bereit ist, in den Körper zurückzukommen und den Seelenwechsel von den geistigen Freundinnen und Freunden rückgängig machen lassen. Wir reinigen mit unserer Hand gegen den Uhrzeigersinn die Seele, die nach göttlichem Willen in die geistigen Reiche gehört, aus der Vorstellung von uns heraus und werfen sie in die geistigen Sphären. Wir energetisieren die Vorstellung von uns mit der Hand im Uhrzeigersinn und bitten die Seele, die nach göttlichen Urgesetzen in unseren Körper gehört, in unseren Körper zu kommen und unseren Körper ganz auszufüllen. Unser Arm schwingt und wir bitten die geistigen Freundinnen und Freunde, alles zu tun, was zu tun ist. Wenn der Arm zur Ruhe gekommen ist, haben sie ihre Arbeit beendet. Wir bedanken uns und messen nach.

Wir können testen, ob von der Seele, die nun in uns lebt, die Seelenanteile zu 100 % integriert sind und falls nicht, wie in Kapitel „4.28 Seelenanteile integrieren" beschrieben, sie inkarnieren lassen.

Falls wir aggressiv sind und nicht wissen warum, können wir testen, ob eine Walk-In-Seele uns angreift, um unsere Seele aus unserem Körper zu vertreiben und die geistigen Freundinnen und Freunde bitte, das zu unterbinden.

4.45 Heimführung orientierungsloser Seelen

Wenn Menschen gestorben sind und nicht wissen, dass sie gestorben sind oder nicht von der Erde loslassen wollen, sind sie als geistige Wesen um uns herum. Sie benötigen dann Hilfe, um an den Ort zu gehen, an den sie nach Urgesetzen gehören. Dieser Ort ist bei einigen das Licht und bei anderen sind es Zwischensphären, in denen sie noch etwas lernen sollen. Deshalb begleite ich Seelen allgemein in die geistigen Reiche. In Erdnähe erzeugen sie eine schwere Energie auf der Erde.

GWS: „Die meisten Seelen fühlen sich allein, obwohl sie sich in den geistigen Sphären aufhalten. So ist es wichtig, dass sie jemanden an die Hand nehmen. Zwei oder drei, wo sie das Gefühl haben, diese Seelen gehören zu ihnen, und dass sie dann als Gruppe an diesen Ort gehen, wo sie hingehören. Manche Wesenheiten möchten sich gerne in einer Höhle verkriechen. So sollen sie dies tun. Manche Wesenheiten möchten gerne ins Licht wandern, so sollen sie dies tun. Manche Wesenheiten möchten sich gerne auf eine Wiese mit wunderschönen Blumen begeben. So sollen sie sich dorthin bewegen. Manche Wesenheiten möchten sich gerne auf einen Stuhl setzen, der an einem Ort steht, an dem sie gerne sein möchten. So sollen sie dies tun. So begleite du sie dorthin. Du kannst ihnen alle diese Beispiele erzählen. Mach es ihnen sozusagen schmackhaft. Dass es dort wunderschön ist, wo sie hingehen möchten. Und so gib ihnen von unserem Freund St. Germain ein wunderschönes Zeichen mit. Setze ihnen allen einen kleinen lilafarbenen Schmetterling auf den imaginären Kopf. Und sodann hilft St. Germain mit. Er macht ihnen das Wandeln etwas leichter, das Fliegen noch etwas leichter. Denn selbst Wesenheiten, Seelen, die fliegen können, die unabhängig entscheiden können, an welchem Ort sie sich aufhalten möchten, haben manchmal Schwierigkeiten, locker zu fliegen. Auch sie fühlen teilweise noch die Schwere der Erde. Und so möchten wir auch weiterhin darum bitten, dass ihr Mutter Gaia mit einbezieht. Mutter Gaia wird helfen und wird diesen Wesen einen Schubs von unten geben wie mit einem Trampolin. So ist es wie ein Sprungbrett nach oben. So können diese beiden kleinen Dinge euch noch dabei helfen, wenn ihr Seelen begleiten möchtet."

Laya: „Wie können wir erdgebundene nichtmanifestierte Seelen in die geistigen Reiche begleiten?"

GWS: „Das Wichtigste ist, diese Wesenheiten entweder sehen zu können, fühlen zu können, schmecken zu können, riechen zu können. Welche von diesen Sinnen würdest du dir aussuchen für diese Aufgabe?"

Laya: „Mein Tensor zeigt sie mir an, also ist es Hellfühlen."

GWS: „Ja. So suche dir als Ritual heraus, zu welcher Tageszeit du es tun möchtest. Wir geben zu bedenken es zu tun, wenn ihr euch besonders stark fühlt, kraftvoll seid. Also nicht, wenn ihr schon müde seid. Dann braucht ihr nicht mit diesen Wesen zu kommunizieren. Sie leben ständig in eurer Umgebung und sind ständig dabei, eure Energie abzuzapfen, je mehr Energie, je heller ihr werdet. Je heller ihr seid. Also sucht euch die passende Tageszeit dazu aus. Und wenn ihr dann diese Wesen fühlt, so könnt ihr auch mit dem Tensor fragen, wie viele da sind. Wäre es für dich wichtig zu wissen, wer da ist, ich glaube nicht, oder?"

Laya: „Nein."

GWS: „Nein. Da es sehr viele Seelen sind, ist es besser, gleich eine ganze Gruppe ins Licht zu führen. Und so sprichst du mit jedem Einzelnen und sagst: „Wer will heute mit in diesen Kreis, der ins Licht kommt." Und dann erzählst du schöne Dinge über das Licht: „Hier ist es warm, hier ist es hell, hier ist die göttliche Welt, hier herrscht keine Angst, hier herrscht Frieden, hier herrscht Freude, hier herrscht kein Mangel, hier herrscht Überfluss. Hier sind die wunderschönsten Töne zu hören. Hier sind die wunderschönsten Farben zu sehen und Klänge zu vernehmen. Hier sind die wunderschönsten Früchte zu genießen. Hier ist das tollste Gemüse, das man essen kann. Hier gibt es Lichtnahrung. Es gibt alles, was körperlose Wesen hier brauchen. Hier gibt es Betten, in denen man schlafen kann. Hier gibt es Spielzeug, mit dem man spielen kann. Hier gibt es tolle Fahrzeuge, mit denen man von einer Sphäre in die andere reisen kann." All dies erzählt ihnen. So könnt ihr einen Kreis schließen. Und stell dir auch vor, wie du rechts und links jemanden an der Hand hast. Und in diesem Kreis verabschiedest du sie von dem Hier und Jetzt auf dieser Erde und dann schickst du sie ins Licht."

Laya: „Stimmt es, dass es denen gut geht im Licht? Oder gibt es auch Menschen, die auf der Erde ein schwieriges Egoleben geführt haben und dann auch in der göttlichen Welt sehr leiden?"

GWS: „Was meinst du, warum es diese Zwischenebenen noch gibt?"

Laya: „Damit die Menschen in den Zwischenebenen weiter lernen, wenn sie nicht in sich angekommen und glücklich sind."

GWS: „Nicht jeder Mensch, der hier auf diese Erde gekommen ist, kann es akzeptieren, dass er gegangen ist. Oder dass er gegangen wurde. So hat er in dieser Zwischenebene noch einmal die Möglichkeit, Revue passieren zu lassen. Er kann sogar geistig noch einmal auf Situationen zurückgreifen und so weiter. Es gibt da Helfer auf der höheren Ebene, die ihn dabei unterstützen. Und so ist es dann, dass dieses Wesen mit dem Helfer zusammen entscheidet, ins Licht zu gehen. Wir brauchen euch aber auch dafür, weil es so sehr viele Seelen sind, die nicht entscheidungsfreudig sind. Das ist das Problem der heutigen Zeit. Es möchte keiner mehr Verantwortung übernehmen. Ihr Menschen hier auf der Erde zum Teil nicht. Und diese Seelen auf der Zwischenebene sind nicht anders. Das ist der Grund, warum sie sich dort auch aufhalten. Also müsst ihr ihnen eine Entscheidungsfreudigkeit entgegenbringen und sie sind auch dankbar dafür. Aber es ist nicht der Sinn einer Seele, sofort unbedingt ins Licht aufzusteigen. Das muss nicht bei jedem so sein. Diese Seelen auf der Zwischenebene lernen sehr viel. Und ihr Menschen, die ihr hier seid, erlebt natürlich auch sehr viel mit den Menschen, die dort auf der Zwischenebene sind. So ergänzt sich das eine mit dem anderen. Reicht es dir als Antwort?"

Laya: „Wenn die Seelen im Licht sind, sind sie dann einfach glücklich und rein und entwickelt?"

GWS: „Wenn sie sich zum Licht entschieden haben, sind sie dort glücklich, ja."

Laya: „Werden manche wiedergeboren, wenn sie möchten?"

GWS: „Ja."

Laya: „Darf ich nur erdgebundene Seelen an den Ort schicken, an den sie nach Urgesetzen gehören. Also Seelen, die als Menschen gelebt haben und dann nicht weitergegangen sind?"

GWS: „Ja."

GWS: „Versuche es in deinem Raum, in dem du dich aufhältst. Führe einen Test durch. Schau einmal für dich, ob sich erdgebundene Seelen dort aufhalten."

Laya: „Hier sind welche."

GWS: „Ja. Was möchtest du jetzt als Nächstes machen?"

Laya: „Jetzt hattet ihr ja gesagt, ich soll nicht nur eine Seele ins Licht schicken, sondern gleich eine ganze Gruppe, auch aus dem Grund, weil viele Menschen gerne in Gruppen sind. Jetzt weiß ich aber nicht, ob die ganze Gruppe an den gleichen Ort will. Also hier ist zum Beispiel gerade B., der neben mir gewohnt hat, Schwerstverbrecher war und sich erhängt hat. Er hat mir zurzeit der französischen Revolution, als ich eine Patrizierin in einem Kloster für Reiche war, den Kopf abgehackt. Er hat hier neben mir gewohnt und seine Seele ist hier immer noch. Der war zum Beispiel ein Einzelgänger. Den könnte ich nicht mit einer ganzen Gruppe ins Licht schicken."

GWS: „Ja. Also dann frage einfach offen in den Raum herein: „Wer von euch möchte sich mit jemand anderem verbinden?" Du weißt ja nicht die ganzen Geschichten, die hinter den einzelnen Seelen stecken. Und dieses ist auch nicht wichtig für den Moment. Dein Verstand wäre nur am Denken dabei und darum geht es ja nicht in dem Moment."

Laya: „Jetzt nehme ich gerade eine Gruppe wahr und dann bitte ich die Gruppe, euch und Erzengel Gabriel an den Ort zu folgen, an den sie gehören?"

GWS: „Ja, genau, bitte die Große Weiße Schwestern- und Bruderschaft. Damit aktivierst du alle."

Laya: „Die Erzengel auch?"

GWS: „Ja. Führe es gerade in diesem Moment durch."

Laya: „Ich nehme jetzt diese Gruppe wahr und nehme wahr, dass sie sich wegbewegen von hier. Ich kann das sehen und wahrnehmen."

GWS: „Was siehst du gerade?"

Laya: „Dass sie sich von hier wegbewegen. Dort ist eine Gruppe, die zusammenpasst. Sie bewegen sich weg von hier in eure Reiche. Ich sehe, dass sie immer weiter weggehen und spüre, dass die Energie hier immer leichter wird. Jetzt fühlt es sich leicht an."

GWS: „Jetzt teste noch einmal für dich aus."

Laya: „Jetzt ist B. noch hier."

GWS: „So hast du jetzt gerade auch speziell die Gruppe weggeschickt, genau. So bitte nun noch alle Einzelwesen darum. So sage auch in den Raum: „Ich möchte bitten, dass sich alle Einzelwesen in die geistigen Sphären zurückziehen."

Laya: „„Ich bitte alle Einzelwesen, sich in die geistigen Sphären zurückzuziehen." Jetzt hülle ich alle Einzelwesen in viel Licht und Liebe und bitte euch Einzelwesen, dass ihr euch in die geistigen Sphären zurückzieht. Und ich bitte die Große Weiße Schwestern- und Bruderschaft, sie dorthin zu begleiten. Ja, das kann ich spüren. Ich spüre, dass es immer leichter wird. Jetzt kann ich schon spüren, dass sie in sehr schönen Sphären sind. Jetzt sind sie weg."

GWS: „Sodann, und diese Übung wiederholst du täglich."

Wir messen mit dem Tensor, ob erdgebundene nichtmanifestierte Seelen dort sind, wo wir uns gerade aufhalten. Oder wir fragen für einen anderen Ort ab, an dem wir uns momentan nicht aufhalten, wie z. B. für unser Schlafzimmer. Dabei können wir für einen Ort mit dem Tensor testen, an welchem Ort z. B. in einem Raum sich das Wesen genau befindet. Zeigt unser Tensor an, dass erdgebundene nichtmanifestierte Seelen anwesend sind, bitten wir die Seelen, sich zusammenzutun (falls es mehrere sind) und sich in die geistigen Sphären zurückzuziehen, zu den Lichtwesen, die dort schon auf sie warten, da sie nicht mehr im menschlichen Körper sind. Wir können ihnen beschreiben, dass in den geistigen Sphären die göttliche Welt ist, keine Angst herrscht, Frieden herrscht, Freude herrscht, Fülle herrscht. Es ist ein Ort, an dem sie sich wohlfühlen. Es gibt dort die wunderschönsten Farben und Klänge, die wunderschönsten Früchte und das tollste Gemüse, Lichtnahrung, Betten, Spielzeuge und tolle Fahrzeuge, mit denen sie von einer Sphäre in die nächste reisen können. Es gibt alles, was körperlose Wesen sich wünschen. Wir können den Seelen sagen, dass, wenn eine Seele entschlossen ist, in die geistigen Sphären zu gehen, sie alle anderen Seelen mitnehmen soll. Wir bitten die geistigen Freundinnen und Freunde, den Seelen den Weg in ihr Paradies zu zeigen. Erzengel Michael löst mit seinem Lichtschwert das Festhalten der Seelen. St. Germain setzt ihnen einen lilafarbenen Schmetterling auf den Kopf, damit sie leichter fliegen können. Mutter Gaia gibt ihnen einen Schubs nach oben. Unser Arm wird durch seine

Bewegung die Aktivität der geistigen Freundinnen und Freunde anzeigen. Wenn er stillsteht, sind die orientierungslosen Seelen in den geistigen Sphären angekommen. Wir bedanken uns bei den geistigen Freundinnen und Freunden und den Seelen und messen nach.

Wir können es auch der geistigen Welt überlassen, was sie tun und als Kontaktstelle fungieren. Wir führen die erdgebundenen Seelen mit unserem Fokus in die geistigen Reiche, bis wir mit unserem inneren Auge sehen, dass sie dort angekommen sind. Zusätzlich können wir uns eine Lichtsäule vorstellen, in der die orientierungslosen Seelen sich in die geistigen Sphären bewegen. Wir bedanken uns und messen nach.

Wichtig ist es, diese Arbeit mit einem offenen Herzen, mit Liebe und Mitgefühl für diese verwirrten oder unbewussten Seelen durchzuführen, sodass wir kein Gefühl des belästigt Seins aufkommen lassen. Wenn wir diese Arbeit regelmäßig durchführen, dienen wir damit der Evolution und uns selbst.

Eine Klientin hatte Schlafstörungen. Nachdem ich alle erdgebundenen körperlosen Seelen aus ihrem Schlafzimmer in die geistigen Reiche habe begleiten lassen, konnte sie gut schlafen.

Negative nichtmanifestierte Wesen können nicht nur Verstorbene sein, die an dem Ort festgehalten haben, sondern auch Vorfahren, die bei uns sind oder Wesen von anderen Planeten und Sternen oder nichtmanifestierte Wesen, die wir aus vergangenen Leben kennen und die bei uns sind.

4.46 Geisteschirurgie, Organe materialisieren
Ich habe an einem Gruppenchanneling teilgenommen, aus dem Atlantis-Kartenset die Karte Hohepriesterin gezogen und folgende Frage gestellt.

Laya: „Wie können wir Menschen Organe materialisieren und erweitern?"

GWS: „Jede von euch hat eine Karte gezogen. Was für eine Karte hast du gezogen, liebste Freundin?"

Laya: „Hohepriesterin"

GWS: „Die Hohe Priesterinnen im alten Atlantis hatten keine Probleme Organe zu manifestieren. Du realisierst du auch schon. Das können wir sehen. Jetzt zum Vorgang, wie Organe erweitert werden. Jedes Organ besteht aus Zellen. Die Zellen vom Herzen sind andere Zellen als die Zellen, die eine Leber oder ein anderes Organ hat. Wenn ihr z. B. das Herz erweitern möchtet, so stellt euch in eurem Geist vor, wie ihr Herzzellen in die Materie bekommt. Stellt es euch vor, wie ihr es gerne möchtet. D. h., nicht aus dem medizinischen, rein irdischen Aspekt heraus, sondern wie sieht für jede Einzelne von euch eine Herzzelle aus? Das kann für jede, die hier sitzt, anders sein. Dann fügt ihr diese Zellen aneinander. Organe haben bestimmte Formen. Da wäre es wichtig, dass ihr diese Formen einhaltet. Dass ihr ein wenig Anatomiekenntnisse habt. Die habt ihr ja alle. Von daher könnt ihr dann die Zellen einzeln aneinander setzen bis das Organ ganz ist. Dann könnt ihr es in eurem Körper oder im Körper des Anderen implantieren.

Hohepriesterinnen haben das immer zu einem Ritual werden lassen. Sie haben das meist nicht zwischen Tür und Angel gemacht, sondern haben dazu eine Kerze angezündet. Sie haben sich in Ruhe hingesetzt und sich darauf konzentriert und es als einmaliges Ritual durchgeführt, ein Organ zu erweitern, wenn dort tatsächlich Mangel sein sollte.

Und sie haben in deinem Fall, liebste Freundin, auch Handbewegungen durchgeführt. Du kannst es dadurch verstärken, dass du einzelne Zellen sozusagen aneinander setzt, von deiner Vorstellung her und in die Form hineingehst. Z. B. hat das Herz auch Herzohren. Dann setzt du ihnen noch diese Ohren auf. Und je nach dem, ihr schaut einfach. Das Herz ist so groß wie eure Fast. Wo kommen dort die Ohren hin. Bzw. wie könnt ihr dieses Bild aneinander fügen. So passiert die Erweiterung.

Es ist so, dass eine Hohepriesterin sich dann zum Abschluss selbst erst einmal stark gereinigt hat. Wenn ein Organ materialisiert wird, braucht es von euch, von eurem energetischen Körper her, sehr viel Energie. Deshalb ist es wichtig, nach einer Organmaterialisation Wasser zu trinken oder ein bis zwei Minuten dafür Zeit zu haben, sich in Ruhe zurücksetzen zu können. Ihr spürt, dann kommt auch wieder neue positive Energie in euch zurück. Organe zu schaffen, zu kreieren, zu materialisieren, ist etwas, das zurzeit besonders viel Energie von euch braucht, weil die Materie ein Stück weit träge ist, wenn so heftige Ereignisse auf der Erde passieren.

Was das Ganze noch positiv erweitert ist, dass ihr eure Sinne noch mit hinein nehmt. Wenn ihr sie hören könnt, sie riechen könnt, sie schmecken könnt, sie fühlen könnt, passiert es in der Materie noch ein Stück weit schneller. Aber das wisst ihr."

Eine Klientin hatte eine Blasensenkung. Ich konnte die Störung mit meinem Tensor messen. Also habe die geistigen Freundinnen und Freunde gebeten, durch mich die Bänder zu kürzen. Dann habe ich innerlich zugeschaut, wer kommt und wie sie arbeiten. Die Klientin konnte ein Ziehen während der Operation spüren. Nachdem die geistigen Freundinnen und Freunde mit dem Kürzen der Bänder fertig waren, konnte ich mit meinem Tensor messen, dass keine Senkung mehr vorhanden war. Ich habe die Blase dann noch einmal energetisch behandelt. Einige Wochen später traf ich sie wieder. Sie bestätigte mir, dass die Senkung dauerhaft weg war. Auch bei Gebärmuttersenkungen gibt es große Erfolge mit Geisteschirurgie. Manchmal sind Nachbehandlungen notwendig. Sehr häufig wird Geisteschirurgie im Zahnbereich eingesetzt, um neue Zähne entstehen zu lassen. Geisteschirurgie wirkt immer. Die geistigen Freundinnen und Freunde dürfen aber immer nur so weit gehen, wie es der behandelte Mensch verkraften kann. Manchmal würde die Person eine wichtige Lernerfahrung nicht durchlaufen, wenn die Störung aufgelöst wäre. Auch in dem Fall dürfen die geistigen Freundinnen und Freunde eine Geisteschirurgie nicht gleich vollständig durchführen.

Eine Ausbildungsteilnehmerin hatte viele Myome. Die Ausbildungsgruppe hat mit ihren Fingern gescannt, wo die Myome sind, ist energetisch mit den Fingern in die Materie des Körpers eingedrungen und hat die Myome entfernt. Danach waren die Myome weg.

In meinem rechten Auge hatte sich ein grauer Star gebildet. Hier das Channeling, wie ich es mit Geisteschirurgie behandeln kann:

GWS: „Stelle Dir vor, wie der komplette Augapfel rechts herausgenommen wird von dir und mithilfe der geistigen Chirurgie wieder in Ordnung gebracht wird. Der graue Star setzt sich wie ein graues Netz um den Augapfel. Manifestiere dort weiße Farbe und setze ihn dann wieder ein. In Akutfällen führst du diese Arbeit täglich durch!"

Eine Ausbildungsteilnehmerin hatte keine Gebärmutter mehr. Wir haben ihr in der Ausbildung eine neue materialisieren lassen. Nun hat sie, wie das Ultraschallbild anzeigt, wieder eine Gebärmutter.

4.47 Spontanheilung

Die Spontanheilungsmethode kann bei Unfällen angewandt werden. Entweder gehe ich in die Vergangenheit und bitte die geistigen Freundinnen und Freunde, den Unfall ungeschehen zu machen. Dann schaue ich innerlich zu, wie etwas anderes als der Unfall in der Vergangenheit geschehen ist, sodass es nicht zu dem Unfall gekommen ist. Oder, falls die Unfallfolgen z. B. durch eine Operation behandelt worden sind, gehe ich in die Zeit der Behandlung und bitte die geistigen Freundinnen und Freunde, bei der Behandlung zu helfen, sodass sie mit einem ganz gesunden Körperteil abgeschlossen wird. Ich schaue innerlich zu, wer aus den geistigen Reichen kommt und wie sie die Behandlung, z. B. die Operation, zu einem erfolgreichen Abschluss führen. Mit diesem gesunden Körper in meiner Vorstellung komme ich dann wieder ins Hier und Jetzt zurück, messe nach und bedanke mich. Falls der Unfall nicht operiert worden ist, kann ich auch ich in die Zukunft wechseln, in die Zeit, in der die Unfallschäden ausgeheilt wären und komme mit dem gesunden Körper ins Hier und Jetzt zurück, bedanke mich und messe nach. Für Spontanheilungen gilt das gleiche wie für Geisteschirurgie. Die geistigen Freundinnen und Freunde dürfen immer nur so weit gehen, wie der behandelte Mensch es verkraften kann. Manchmal würde die Person eine wichtige Lernerfahrung nicht durchlaufen, wenn die Störung aufgelöst wäre. Auch in dem Fall dürfen die geistigen Freundinnen und Freunde eine Spontanheilung nicht gleich vollständig durchführen. Ferner hängt der Heilerfolg von unserem Bewusstseinsgrad und unserem Glauben an den Erfolg ab.

Eine Ausbildungsteilnehmerin konnte ihre Hand nicht schließen aufgrund eines Unfalles. Nachdem sie die Spontanheilungsmethode angewendet hat, konnte sie die Hand wieder schließen.

Wenn an dem Unfall zwei oder mehr Personen beteiligt sind, ist es ein Karma-Ausgleich. Das negative Karma ist damit ausgeglichen, dass die vom Schaden betroffene Person hat. Wenn jemand einen Unfall allein hat, ist es ein „Umfall". D. h. es wird eine Veränderung im Leben der Person geben (siehe Kapitel „6.22 Unfälle").

4.48 Schnelltest
Wir können mit dem Tensor testen, was bei uns harmonisiert werden möchte. Hier ist eine mögliche Testliste zusammengestellt:

Abhängigkeiten zu Menschen, karmische Abhängigkeiten, Abtreibung, Allergien, älter werden, Arbeitsplatz, Armut, Atmung, Aura, Auslöser, Störung von außen, Bakterien, Berufsleben, Besetzung, Bewegungsmangel, Beziehung zum anderen Geschlecht, Beziehungen, Bindegewebe, Blutslinie, Chakren, Drama lieben, Drüsen, Dualseele, Eigenliebemangel, einmischen in die Angelegenheiten der anderen, Einsamkeit, Elektrosmog, Elternthema, Embryo, negative Emotionen wie Wut oder Angst oder Trauer, Entscheidungsschwierigkeiten, Entzündungen, Erdstrahlen, Erdung, Angst vor Erfolg oder Misserfolg, schlechte Ernährung, Existenzängste, Familie, körperliche Fehlhaltung, Finanzen, Flexibilität, Flüche, Folter, fehlende Freundschaften, Freude, Geburt, negative Gedanken oder Gedankenrennen, nicht in der Gegenwart sein, keine Verbindung zur geistigen Welt, dem höheren Selbst oder dem Göttlichen, fehlende Gelassenheit, Geld, Gelübde, genetische Faktoren, Verweigerung der Annahme des eigenen Geschlechts, Glaubenssätze, nicht gesund sein wollen, Gifte (Quecksilber, Zahnfüllungen wie Amalgam, Goldzähne, Insektizide, Sprays, Pestizide, Farben und Lacke, Umwelttoxine), Gordische Knoten, Handystrahlen, Haut, schiefe Hüfte, Immunsystem, Impfschäden, außerirdische Implantate, Unterdrückung der eigenen Individualität, Infektion (Viren, Bakterien, Hefe, Pilze), Ursache der Störung im Inneren, inneres Kind, mangelnde Intuition, Karma, Kinderkrankheiten, Kinderlosigkeit, Kindheit (frühe, mittlere, späte), kollektives Unbewusstes, Körperflüssigkeiten, körperliche Schwäche, Körpersysteme, Konflikte, Konfliktsucht, Krankheit, Krebs, Lärm, Lebensaufgabe, ungesunde Lebensweise, Lymphdrüsen, Machtmissbrauch, Mangel, Manipulation, maskierte und mehrfach maskierte Flüche, Medikamentenschäden, mentaler Stress, Mikroorganismen, Mineralien, Missbrauch, morphogenetische Felder, Mutter, Nahrung, Narben, Nebenchakren, Neonlicht, Nervensystem, Organe, Perfektionismus, physische Traumata z. B. durch einen Unfall, Pilze, Platz im Leben, Recht haben wollen, Respekt mir selbst und anderen gegenüber, Sauerstoff, mangelnder Schlaf, Schlafplatz, es schwer haben wollen, Schock, Schulden, Schule, Schuldgefühle, Schwäche, Schwarze Magie, Schwermetalle, Schwüre, abgespaltene Seelenanteile, Sehnsucht nach dem Seelenpartner, Selbstbewertung, Selbstheilungskräfte, Selbstliebe, Selbstmord, Selbstvergebung, Selbstvertrauen, mangelnde Selbstwahrnehmung, mangelndes Selbstwertgefühl, unterdrückte Sexualität, Sohn, spirituelle Störung, Sterben, Stress, Stress mit anderen Menschen, mangelnde eigene Struktur (Organisation, Zeiteinteilung), Süchte, Täter/Opfer, Tochter, Tod, Traumata, Trigger, zu wenig trinken, Übersäuerung, Überzeugungen, umgebracht in vergangenen Leben, Umwelteinflüsse, Umwelttoxine, Unabhängigkeit, Unentschlossenheit, Unfall, Unfruchtbarkeit, Unklarheit, unterschiedliche Beinlängen, Unverträglichkeiten, Vater, Veränderungen zulassen können, Verbindung der Gehirnhälften, Verbindung Körper-Seele-Geist, Verbindung zu anderen Universen (Planeten, Sternen), verbrannt, vergangene Leben, Vergewaltigung, vergiftet, idealisierte Verschmelzungssehnsucht, Versprechen, verstandesdominiert, Verstrickungen, karmische Verträge, Verwandte, Verwünschungen, verzeihen, negative Viren, fehlende Vitamine, Vorfahren, Walk-In-Seele, Wasser, weiblich-männlich, Wirbelsäule (Muskeln, Sehnen, Bänder, Bindegewebe), Wohnhaus, Zähne, Zeckenbisse, Zeit im Bauch der Mutter, Zeugung, Zwänge, Zwillingsseelen etc.

Dieser Schnelltest kann z. B. eine Hilfe sein, die Ursachen von Störungen auszutesten. Wichtig dabei ist es auch zu testen, ob die Beziehungen zwischen einzelnen Themen positiv sind. Wenn der Tensor links herum dreht, sind sie negativ. Dann können wir solange „transformiert" sagen, bis der Tensor rechts herum dreht, weil die Beziehungen positiv sind. Durch das Wort „transformiert" übertragen wir eine gute Schwingung auf das Thema.

Ein Ausbildungsteilnehmer hat ausgetestet, welche Aufgaben in seiner Französisch-Abiturklausur gestellt werden. Seine Tests waren richtig und er hat eine „Eins" geschrieben.

Eine Schülerin hat während einer Mathematikklausur mit dem Tensor die Richtigkeit ihrer Rechenergebnisse überprüft und sie solange korrigiert, bis der Tensor mit Rechtsdrehungen für „Ja" alle Ergebnisse bestätig hat. So hat sie eine „Eins" bekommen.

Als ich als Software-Programmiererin gearbeitet habe, habe ich bei Programmierfehlern häufig mit dem Pendel die Stelle des Fehlers im Programmcode gesucht und so schneller gefunden.

4.49 Gruppenreinigungsritual

Laya: „Wie können wir zu Beginn eines Ausbildungswochenendes eine Reinigung durchführen?"

GWS: „Ein positiver Kurs wird dadurch entschieden, welche Teilnehmer es gibt. Wer mit welchen Energien anreist. Vielleicht solltest du eine Art Reinigungsritual durchführen, bevor du deine Kurse beginnst, auch wenn er in Folge durchgeführt wird. Ein Reinigungsritual, was Chakren usw. noch nicht aufgreift, sondern einfach das zur Reinigung dient. Die Menschen sollen bitte Wasser trinken. Wenn du merkst, dass z. B. jemand in starker Unruhe ist oder innerlich noch gar nicht angekommen ist, bitte ihn, sich zu Erden, sich hierher zu holen.

Was auf jeden Fall immer reinigt ist Wasser. Wir sind die Große Weiße Schwestern- und Bruderschaft und wir sind die geistige Welt. Aber jeder fühlt sich von einem anderen Wesen angesprochen. So sage jedem Einzelnen, er soll sich entweder seine geistigen Führer zur Seite wünschen oder einfach ein Tier, das ihn beschützen mag, das ihm Halt gibt. Vielleicht haben aber auch einige von ihnen den Bezug zu Feen, Elfen, Wichteln, Zwergen und so weiter. Was es nicht alles für Freunde gibt in unseren Reichen. Ihr würdet staunen, wenn ihr das alles sehen könntet.

Die Teilnehmer können sie sich vorstellen, wenn sie wollen und dann kann die Reinigung beginnen. Ihr könnt euch vorstellen, wie eine Dusche das Wasser über euch gießt. Ihr könnt euch vorstellen, wie ihr in einer Badewanne liegt und in Verbindung mit Wasser und Meersalz seid."

5 Die Erde Mutter Gaia

5.1 Reinigen von Räumen

Laya: „Wie kann ich einen Raum energetisch reinigen?"

GWS: „Wenn du in einen Raum hineinkommst und du fühlst Schwermut in diesem Raum, so stelle dir vor, dass du einen Staubsauger unter deinem Arm hast mit einem riesengroßen Rohr. Und diesen Staubsauger schaltest du an und sagst dir in dem Moment: „Ich sauge alle negativen schlechten Energien aus diesem Raum heraus in meinen Staubsauger hinein." Und stell dir vor, wie du diesen Staubsauger richtig stark festhältst. Denn du musst ihn gut festhalten, wenn ein Raum negative Energien hat. Danach öffnest du das Fenster, aber erst danach. Und sodann wirfst du den Staubsauger aus dem Fenster hinaus. Dann misst du mit deinem Tensor nach, wie sich der Raum jetzt anfühlt für dich. Du gehst in deine eigenen Gefühle hinein. Dann nimmst du dir wieder eine Art Staubsauger. Nur dieses Mal hat der Staubsauger eine andere Funktion. Er bringt nämlich andere Energie hinein. Und das ist die Energie der bedingungslosen Liebe, sprich rosa Farbe. Unendlich viel rosa Farbe. Bring sie in alle Ecken hinein. Die rosa Farbe kommt aus dem Staubsauger heraus. Und sodann kannst du diesen Raum wieder messen mit deinem Tensor, ob du dies fühlst. Und dann müsste der Raum gereinigt sein."

5.2 Lokale Erdheilung

Laya: „Ist es wichtig, dass wir Orte auf Mutter Gaia heilen?"

GWS: „Es ist sogar sehr wichtig, dass ihr Menschen helft, Mutter Gaia zu heilen. Dies kann sich auf Schlafplätze oder auch auf Essensplätze beziehen. Je nachdem, wo ihr das Gefühl habt, dass Störungen vorliegen. Dort können dann Heilungen geschehen."

Laya: „Ist es notwendig, dass wir unterscheiden, ob Erdstrahlen, verschobene Erdplatten, Narben auf Mutter Gaia, Erdschlote, Meteoriten, Currynetze, Hartmannnetze, Gesteinsverwerfungen, Gesteinsbrüche und/oder Elektrosmog, Handystrahlen vorhanden sind? Ist es notwendig, dass wir das unterscheiden oder ist es gar nicht wichtig?"

GWS: „Dies ist etwas, was euer Verstand gerne tun möchte. Es gibt viele Möglichkeiten. Du bist ein Fachmann in diesen Bereichen, so kannst du dies einzeln abfragen. Aber für jemanden, für den das Neuland ist, ist es überhaupt nicht wichtig, was es dort alles gibt. Man könnte einfach nur fragen, wie sieht es aus, ist hier eine Störung auf der Erde, egal welcher Natur?"

Laya: „Auch wenn es negative Wesenheiten sind?"

GWS: „Auch wenn es negative Wesenheiten sind."

Laya: „Wenn eine Störung vorhanden ist, wie können wir sie heilen oder auflösen?"

GWS: „So wie du gerne die Aura glatt kämmst, so kannst du auch Mutter Gaia glatt kämmen. Du legst einfach deine Hand über die Erde, über diese Stelle und machst kreisförmige Bewegungen im Uhrzeigersinn und du stellst dir vor, wie du dabei Mutter Gaia sanft massierst. Und lass deine Hand immer ruhiger werden und so nimmt sie auch deine Ruhe auf. Schicke ihr Heilung, wenn du magst, bitte Erzengel Raphael um seine Anwesenheit, verweile mit der Hand still und plötzlich kannst du fühlen, wie aus deinen Händen Bänder herauskommen. Diese Bänder schaffen die Verbindung zur Erde. So wie es euch in früher Geschichte auch gelehrt worden ist, als ihr mit den Händen und Füßen gegangen seid, so dass die Wirbelsäule nicht immer aufrecht war. Und so könnt ihr euch vorstellen, dass ihr wieder die Verbindung auch mit den Händen schaffen könnt, nicht nur mit den Füßen. Und dann deckt sie noch einmal mit der Farbe Rosa ab, einfach mit der bedingungslosen Liebe, d. h. die Liebe, die nichts will. Dies macht euch noch einmal bewusst, denn Heilung tritt sofort dort ein, wo ihr arbeitet. Auf welche Art und Weise die Heilung nun geschieht, dies müsst ihr Mutter Gaia bitte selbst überlassen. Ihr habt euren Teil dazu beigetragen und Mutter Gaia freut sich. Sie freut sich so-gar sehr."

GWS: „Wenn du mit deiner Hand zuvor arbeitest und in die Drehung gehst, so erkennst du Mutter Gaia an für das, was ist und das, was sie tut. Das ist ein kleiner wichtiger Zwischenschritt."

Laya: „Ist die Richtung des Pflasters egal?"

GWS: „Ihr könnt es halten, wie mit euren physischen Narben, wenn ihr eine große Narbe auf der Haut habt. Wenn ihr es nur wegstreichen wür-det, könnte die Narbe schlecht verheilen. Wenn ihr aber auf die Narbe zuarbeitet, dann kann die Narbe besser verheilen. Ansonsten würde es der Wunde drohen, wieder aufzugehen. Streicht bitte auf die Wunde zu."

Wir testen mit unserem Tensor, ob z. B. unser Schlafplatz gut ist. Mutter Gaia hat viele Narben, hat Erdplatten, die gegeneinander verschoben sein können und vieles mehr. Wenn wir dort unseren Schlafplatz haben, werden wir wahrscheinlich schlecht schlafen und vielleicht krank wer-den. Um den Schlafplatz zu testen, führen wir die Untersuchung vor Ort oder aus der Ferne in unserer Vorstellung durch. Wir testen mit unserem Tensor unseren Schlafplatz. Wenn der Tensor dort, wo unser Kopf liegt, dort wo unser Oberkörper liegt, dort wo unser Unterkörper liegt, dort wo unsere Beine liegen, rechts herum schwingt, ist der Schlafplatz gut, sonst nicht. Wenn es Störungen gibt, bewegen wir unsere Hand gegen den Uhrzeigersinn, reinigen verschmutzte Energie von dem Ort weg und werfen sie z. B. in eine Kerzenflamme. Dann bewegen wir unsere Hand im Uhrzeigersinn über unserem Bett und massieren dabei Mutter Gaias Körper sanft mit unserer Hand und bedingungsloser Liebe. Dabei stellen wir uns vor, dass weiße Energiefäden aus unseren Händen bis zur Erde reichen und wir darüber mit der Erde verbunden sind. Wir bitten die geistigen Freundinnen und Freunde und Erzengel Raphael um Heilung für

Mutter Gaia. Unsere Hand wird immer langsamer, bis sie zur Ruhe kommt und wir übertragen unsere Ruhe und Liebe auf Mutter Gaia.

Wir fragen mit dem Tensor, ob eine Erdstrahlenbelastung wirkt. Wenn das der Fall ist, malen wir mit unserer Hand über den Ort das Symbol zum Auflösen der negativen Wirkung von Erdstrahlen auf uns (Kapitel „4.17.2 Erdstrahlen"). Wir können das Symbol auch auf Papier aufmalen und es an den Ort legen. Dabei können wir mit dem Tensor austesten, wie viele Symbole wir brauchen und wo sie liegen sollen. In regelmäßigen Abständen sollten wir testen, ob sich das Papier mit negativer Energie vollgesogen hat, es ggf. mit der Hand gegen den Uhrzeigersinn reinigen und die verschmutzte Energie z. B. in einer Kerzenflamme entsorgen. Als einmaliges Ritual zum Auflösen der negativen Wirkung von Erdstrahlen können wir bei Kerzenlicht mantrenmäßig Hematos anrufen und ihn bitten, die Erdstrahlenbelastung aufzulösen. Hematos ist aus dem lemurischen Bewusstsein und für Erdstrahlen zuständig (siehe Kapitel „4.17.2 Erdstrahlen"). Wir bedanken uns und messen nach.

Wir können mit dem Tensor testen, ob an dem Ort eine Elektrosmogbelastung oder eine Handystrahlenbelastung wirkt. Falls das der Fall ist, können wir analog wie bei den Erdstrahlen vorgehen und wie in Kapitel „4.17.3 Elektrosmog und Handystrahlen" beschrieben. Dazu malen wir das Symbol zur Auflösung der negativen Wirkung von Elektrosmog und Handystrahlen über den Ort. Wir bedanken uns und messen nach.

Wir fragen mit dem Tensor, ob es an dem Ort schwarze Löcher gibt (Kapitel „5.5 Schwarze Löcher"). Sie entstehen durch negative Gedanken und Gefühle an dem Ort. Falls es schwarze Löcher gibt, reinigen wir sie mit unserer Hand gegen den Uhrzeigersinn von dem Ort weg, werfen sie z. B. in eine Kerzenflamme. Wir stellen uns vor, dass aus den geistigen Sphären Kristalle an den Ort strömen, um die schwarzen Löcher zu neutralisieren. Das können wir mit Rechtsdrehungen unserer Hand unterstützen. Dann halten wir unsere Hände über den Bereich, um mit Rosa zu stabilisieren. Wir bedanken uns und messen nach.

Wir können mit dem Tensor testen, ob es verschobene Erdplatten und/oder Narben der Erdoberfläche an dem Ort gibt (Kapitel „5.3 Verschobene Erdplatten"). Falls das der Fall ist, bewegen wir unsere Hände über dem Ort von den Seiten zur Mitte und bitten, alle Erdplatten aneinander zu schieben und die Narben der Erdoberfläche zu entstören. Danach halten wir unsere Hände mit rosa Licht über den Ort zum Stabilisieren. Wir streichen nicht mit unseren Händen hin und her, um die Erdplatten nicht wieder zu verschieben und die Narben der Erdoberfläche wieder aufzureißen. Wir bedanken uns und messen nach.

Wir können mit den Tensor testen, ob es Erdschlote an dem Ort gibt, siehe Kapitel „5.4 Erdschlote". Erdschlote sind Höhlen in der Erde, in denen sehr negative Wesen sind, die für die Erde wichtig sind, da sie ihren Unrat auffressen. So wie Bakterien auf unserer Haut den Schweiß wegfressen. Die Erdkruste sollte über den Erdschloten geschlossen sein, damit die negative Energie dieser Wesen nicht zu uns kommt. Falls Erdschote vorhanden sind, streichen wir mit unseren Händen von den Seiten zur Mitte und stellen uns vor, dass die geistigen Freundinnen und Freunde durch uns dicke Erdkrusten verschieben, so dass die Erdkruste an dem Ort geschossen ist. Dann halten wir unsere Hände über den Bereich, um mit Rosa zu stabilisieren. Wir bedanken uns und messen nach.

Ferner können wir mit unserem Tensor testen, ob nichtmanifestierte, orientierungslose Seelen sich in unserem Schlafzimmer aufhalten. Dazu können wir mit dem Tensor genau testen, wo sie sich genau aufhalten. Wenn der Tensor links herum schwingt, bedeutet das, dass sich hier ein negatives nichtmanifestiertes Wesen befindet oder mehrere. Dann bitten wir die geistigen Freundinnen und Freunde, die Wesen in die geistigen Reiche zu begleiten (Kapitel „4.45 Heimführung orientierungsloser Seelen"). Wir reinigen die Wesen mit der Hand gegen den Uhrzeigersinn von dem Ort weg und werfen sie in die geistigen Reiche. Unser Arm schwingt und wir bitten die Seelen, sich mit den geistigen Freundinnen und Freunden in die geistigen Sphären zu begeben, wo Lichtwesen auf sie warten. Wenn der Arm zur Ruhe gekommen ist, hat die geistige Welt ihre Arbeit beendet. Wir bedanken uns und messen nach.

Wie hier am Beispiel des Schlafplatzes beschrieben, können wir alle Räume vor Ort oder aus der Ferne harmonisieren lassen.

5.3 Verschobene Erdplatten

Klientin: „Ich finde keine richtige Ruhe in mir. Ich weiß nicht, ob es an der Wohnung liegt oder an etwas anderem."

Mutter Gaia: „Hier spricht Mutter Gaia. Ich bin bei dir zu allen Zeiten. Du schläfst so unruhig an deinem Platz, weil sich direkt unter deinem Schlafzimmer die Erdkrusten stark verschieben. Sie verschieben sich sehr stark gegeneinander. Dies beinhaltet sehr viele Emotionen, sehr viele negative Emotionen, Unruhe, Angst, Ungeduld, Mangelbewusstsein. Sodann versuche mit deinen Händen dir jeden Abend, jeden Tag von morgens bis abends, soweit es für dich möglich ist, dir vorzustellen, dass du diese Erdkrusten glättest. Dass du ihnen Balsam auf ihren Öffnungen verteilst."

GWS: „Es geht einmal um die Verschiebungen von Mutter Gaia, die sie gerade so schön beschrieben hat. Glätte sie mit deinen Gedanken. Baue es in deine Meditation mit ein. Es hat aber auch mit diesem hochfrequenten Umbruch zu tun, der zurzeit hier auf der Erde stattfindet. So bist du gerade an einem sehr ungünstigen Platz, rein örtlich gesehen. Nicht von der Umgebung der Menschen, sondern rein örtlich gesehen dort, wo du wohnst, wo du dich aufhältst."

Mutter Gaia: „Versuche die Erdplatten mit deiner Liebe zu sprengen. Versuche sie mit deiner Liebe leicht gegeneinander zu verschieben. Schiebe sie nicht auseinander und nicht übereinander, sondern so, dass sie wieder zusammengehören."

Klientin: „Soll ich mir einen anderen Schlafplatz suchen?"

Mutter Gaia: „Nein, mache diese Übung mit mir. Sie wird einfach und auch effektiv sein. Lass es wie ein Ritual wirken".

Klientin: „Soll ich das abends machen, bevor ich ins Bett gehe?"

Mutter Gaia: „Ein Ritual, das du zum Beispiel jeden Tag durchführst. Du zündest dir eine Kerze an, schaust in die Flamme hinein und stellst dir vor, wie meine Körperteile übereinander geschoben sind. Wie du es vor deinem geistigen Auge siehst. Und sodann stelle dir vor, wie es ist, wenn du deine göttliche Liebe in mich fließen lässt und die Erdplatten sich wieder nebeneinander schieben. Und dies mache bitte jeden Abend. So möchte ich mich bei dir für deine Aufmerksamkeit bedanken. Unter deinem Bett befindet sich eine große Schmerzensnarbe. Viel habt ihr Menschen mir angetan. Große Trauer gibt es an einigen Orten. Ich bin dabei, diese Trauer abzustreifen, damit alles klar wird für den Aufstieg. Ich bedanke mich bei euch für eure Unterstützung."

Wir können mit dem Tensor testen, ob es verschobene Erdplatten und/oder Narben der Erdoberfläche an dem Ort gibt (Kapitel „5.2 Lokale Erdheilung"). Falls das der Fall ist, bewegen wir unsere Hände über dem Ort von den Seiten zur Mitte und bitten, alle Erdplatten aneinander zu schieben und die Narben der Erdoberfläche zu entstören. Danach halten wir unsere Hände mit rosa Licht der bedingungslosen Liebe über den Ort zum Stabilisieren. Wir streichen nicht mit unseren Händen hin und her, um die Erdplatten nicht wieder zu verschieben und die Narben der Erdoberfläche nicht wieder aufzureißen. Wir bedanken uns und messen nach.

5.4 Erdschlote

Laya: „Es soll in Erdschloten Wesen geben und die Erdschlote müssten geschlossen werden. Was sind Erdschlote?"

GWS: „Oh, in Erdschloten wohnen Wesenheiten, die völlig deformiert sind, die energetisch, von euch aus gesehen, auf dem niedrigsten Niveau sind. Diese Erdschlote sind aber wichtig, genauso wie ihr es auf der Haut für euch sehen könnt. Es gibt Bakterien auf eurer Haut, die sind einfach vorhanden und es ist gut, dass sie vorhanden sind, weil sie sehr viel entsorgen. Und so könnt ihr euch diese Wesen in den Erdschloten auch vorstellen, dass sie Mutter Gaia beim Reinigen helfen. Sonst haben sie aber keine weitere Aufgabe."

Laya: „Können sie negativ für uns sein?"

GWS: „Wenn Erdschlote vorhanden sind, ja. So ist es einfach wichtig, den Deckel zu schließen."

Laya: „Welche Technik empfehlt ihr dafür?"

GWS: „Wir hatten gerade gestern Abend so eine schöne Übung, um zum Beispiel ein Pflaster über die Haut zu streichen. Oder du hast dieses wunderbare Beispiel mit den Elfen und Feen angebracht, die dann mit einem Zauberstab darüber gehen. So macht es jeder, wie er es möchte. In Erdverbundenheit kann es schon sein, dass ein Heinzelmännchen vorbei kommt mit einer Schaufel und auf diesen Schlot drauf haut, ja. Jeder geht vor, wie er es möchte."

Laya: „Also sind Heinzelmännchen Wesenheiten, die eher erdverbunden sind?"

GWS: „Ja, sehr stark erdverbunden, ja. Sie sind zum Beispiel auch hervorragend für die Chakren, für die Chakrenschutznetze, da sie eine sehr starke Verbindung zu diesen Wesenheiten innerhalb dieser schwarzen Höhlen haben. Sie können am ehesten diese Wesenheiten mit herauslocken."

Laya: „Gibt es auch böse Zwerge?"

GWS: „Im geistigen Bereich gibt es schon auch negative, tatsächlich negative und positive Zwerge, auf jeden Fall. Es gibt immer so eine gewisse Bösartigkeit hinter einigen. Aber dies ist für euch eigentlich nicht wichtig, dies zu wissen. Geht einfach von den Guten aus und es kommen auch die Guten auf euch zu. Wenn euer Verstand immer noch überlegen muss, genauso wie wir dies auch gerade durchgegeben haben, so fängt es an zu stoppen. So haltet ihr den Lebensfluss auf."

Wir testen mit unserem Tensor, ob es unter z. B. unserem Schlafplatz Erdschlote gibt. Eine Rechtsdrehung des Tensors bedeutet „Ja" und eine Linksdrehung „Nein". Dann können wir z. B. mit unseren Händen von den Seiten zur Mitte streichen und uns vorstellen, dass wir eine dicke Erdkruste über diese offene Stelle von Mutter Gaia schieben. Und wieder bitten wir die geistigen Freundinnen und Freunde, den Erdschlot zu schließen. Zum Schluss kommen unsere Hände zur Ruhe und wir lassen rosa Licht über die geschlossene Erdkruste aus unseren Handflächen fließen zum Stabilisieren. Wichtig ist, nicht mit den Händen hin und her zu streichen, da sonst der Erdschlot wieder aufreißen könnte. Wir bedanken uns und messen nach.

5.5 Schwarze Löcher

Laya: „Eine Frau kam zu mir, weil aufgrund der schlechten Energien in ihren Praxisräumen die Arbeit schlecht lief. Ich bekam hellwissend die Antwort, dass sich dort schwarze Löcher auf der Erde befinden. Was sind schwarze Löcher?"

GWS: „Schwarze Löcher sind Löcher, die durch das Universum durch eure Gedankenfelder hervorgerufen werden. Es gibt Orte, an denen ihr merkt, dass ihr dort Häuser bauen, Praxen oder Geschäfte eröffnen könnt wie ihr wollt und dort läuft es grundsätzlich schlecht. Da haben die Menschen so viele negative Gedankenfelder zusammengetragen und das haben auch schon andere Generationen an dieser Stelle getan, dass daraus tatsächlich schwarze Löcher entstehen.

Wenn diese Dame ihre Praxis vorantreiben möchte, gilt es natürlich weiterhin auf dem positiven Ast zu bleiben. Dass hast du ihr ja auch vermittelt. So ist es wichtig, diese schwarzen Löcher erst einmal zu kitten. So kannst du dir vorstellen, dass du, wie bei den Kristallkindern, dort eine Fuhre von Kristallen hineinschüttest, so wunderbar geistig und alles glitzert und glimmert. Dann deckst du es noch einmal mit einem rosa Pflaster ab. So könnt ihr diese schwarzen Löcher heilen, immer an den Orten, wo ihr merkt, dass z. B. Geschäfte oder andere Tätigkeiten nicht vorangehen. Das ist übrigens auch in Haushalten so, wenn ihr merkt, an manchen Stellen lässt es sich nicht gut reinigen. Oder es bringt sogar noch mehr Zeitaufwand, als dass ihr gerade Zeit habt oder Zeit haben wollt für diese Stelle, sodann könnt ihr diese Übung machen. Ihr könnt euch auch vorstellen, wie z. B. Zwerge oder Heinzelmännchen oder auch Kristallkinder als solches ihre ganze Energie dort hineinbringen und diese Kristalle vor Ort dort hineinschütten, um das wieder aufzufüllen und das Ganze mit einem positiven Gedankenmuster zu füllen. Dabei helfen die Elementarwesen z. B. sehr stark."

Laya: „Können wir alle Kristalle aller Farben zum Schließen von schwarzen Löchern nutzen?"

GWS: „Wir sprechen ja schon seit geraumer Zeit von neuen Farben. Da könnt ihr eure ganze Kreativität einsetzen. Das ist etwas, das z. B. Kristallkinder vor ihrem geistigen Auge sehen. Sie sehen tatsächlich neue und andere Farben. Auch wenn sie die erst einmal nicht in üblichen Farben beschreiben würden. Aber ansonsten nehmen sie dieses hochkarätige Glitzern wahr, das wirklich mit anderen Farbdimensionen zu tun hat. Neue Farben kommen definitiv aus einer anderen Dimension in eure dritte Dimension hinein bzw. dann in die fünfte Dimension hinein. Und so holt ihr neue Ideen aus anderen Dimensionen in eure Dimension hinein, um dann diese Dinge zu materialisieren."

Laya: „Ich streiche ja gerade meine Wohnung in diesem fast Neubau und die Decke lässt sich sehr schlecht streichen. Das Material nimmt die Farbe kaum an. Sind hier schwarze Löcher?"

GWS: „Ja, so kannst du dieses auch gerne austesten. Du hast sogar in dem Bereich sehr viele schwarze Löcher. Das ist auch an solchen Bauten, wo z. B. der Grundgedanke herrscht, Neues aus dem Boden stampfen zu wollen mit so wenig Aufwand wie möglich. Und es ist ganz klar, dass die Mitarbeiter dann an solchen Stellen absolut fuschen. Sie werden schlecht bezahlt und bringen dem zu Folge jeden Morgen diese negative Energie mit, jeden Morgen bis in den Abend hinein, bis sie fertig sind. Und dann wohnen die Menschen in den negativen Energien. So ist das tatsächlich mit den schwarzen Löchern. Und es gibt wirklich sehr viele davon auf der Erde. Nun sollt ihr nicht die ganze Zeit mit dem Tensor durch die Gegend laufen und gucken, wo es schwarze Löcher gibt. Nur, wenn ihr an solchen Stellen merkt, dass es euch sehr viel Energie nimmt, dann messt nach, ob es dort schwarze Löcher gibt."

Laya: „Das Baumaterial meiner Wohnung stinkt. Woher kommt das?"

GWS: „Das kommt daher, dass das Haus, in dem du wohnst, sehr schnell hochgezogen wurde. Die Wände brauchten eigentlich etwas längere Zeit, um austrocknen zu dürfen. Das ist bei deinem Haus nicht passiert. D. h. man hat dem Haus den Vorgang des Atmens weggenommen. Das ist dann so, als ob man ein totes Haus dort stehen hätte, wenn ihr euch das in menschlicher Form vorstellt. Die Funktion des Atmens bei den Babys aktiviert sich ja selbst hier auf der Erde. Das haben die Menschen einfach unterdrückt. D. h. da findet kaum Atmung statt. Öffne bitte die Fenster, damit die Atmung von der Fensterebene stattfinden kann. Und auch ganz wichtig ist, dass du energetische Rohre an die Wände setzt und den Mief dort heraus zerrst. Und dann setzt du ein zentrales Rohr in die Mitte und schickst das aus dem Fenster raus. Arbeite bitte weiterhin mit deinem Räucherwerk. Schicke eurem Hausgeist Leben. Schicke ihm Leben, denn er fühlt sich nicht sehr aktiviert."

5.6 Feuermelder

Es gibt ein neues Gesetz, dass es Feuermelder in dem Häusern und Wohnungen geben muss.

Laya: „Sind Feuermelder energetisch schädlich?"

GWS: „Feuermelder stehen für das Element Feuer. Du schaust einfach für dich, ob das Element Feuer ein Element ist, das dir hilfreich zur Seite stehen kann. Das kannst du ausmessen für dich. Wenn dann ein positives Zeichen kommt, dass das Feuer energetisch in deiner Wohnung gebraucht wird, so sind diese Feuermelder etwas Positives. Du kannst natürlich Elektrosmog und solche Dinge auflösen. Du weißt ja, wie das geht. Aber wenn tatsächlich das energetische Feld des Feuers positiv in deiner Wohnung ist, so kannst du das alles so lassen, wir es ist. Wenn das Element Feuer in deiner Wohnung nicht gebraucht wird, ist es wichtig, dass du die Feuermelder auf der geistigen Ebene dematerialisierst und den Elektrosmog auflöst mit dem Symbol, das wir dir gegeben haben. Dass du sie dahin schickst, wo sie hingehören. Beide Elemente können tatsächlich anwesend sein. Entweder, dass du es brauchst oder dass du es nicht brauchst und du weißt dann, wie du vorgehen kannst.

Das geht auch mit bestimmten technischen Geräten. Ihr könnt einfach schauen, welche Elemente dazu passen würden; Wasser, Wind, Feuer, Holz. Und dann schaut ihr, welches Element in eure Wohnräume hineinpasst und welche Verbindung diese elektrischen Geräte damit haben. Wenn ihr sie nicht braucht, dann dematerialisert sie wirklich wieder.

Weil ihr dann auf der Erde helft, dass solche negativen Gesetze innerhalb kürzester Zeit, nach vielleicht vier oder fünf Monaten, auch wieder aufgehoben sind. In den letzten Jahren gab es sehr viele Gesetze, bei denen ihr euch an den Kopf gefasst habt, „was soll denn das schon wieder Neues bedeuten?". Die Gesetze sind nur, um Arbeitsfelder und alte Strukturen aufrecht zu erhalten. Und wenn ihr mit eurem Geist helft, die Gesetze zu dematerialisieren, ist das natürlich extrem hilfreich. Solche Dinge haben dann keine Überlebenschance mehr. Umso wichtiger ist es, dass du es an deine Schüler weitergibst."

5.7 Kosmische Strahlen

Ich war auf Helgoland im Urlaub und plötzlich wurde mir sehr schwindelig. Auf Helgoland ist vor langer Zeit eine Bombe eingeschlagen, sodass Mutter Gaia dort eine große Narbe hat.

Laya: „Ich hatte Kreislaufzusammenbrüche und ein Flimmern vor meinen Augen. Kommt das von den hohen kosmischen Strahlungen?"

GWS: „Ja, jeder Körper reagiert sehr unterschiedlich darauf. Ihr fragt euch manchmal, ob ihr plötzlich doch krank seid. Nein, es sind nur diese hohen Strahlen. Auch Mutter Gaia reagiert zurzeit etwas sensibel auf diese Strahlungen. So sollte es natürlich sein, dass ihr Menschen dies auch spürt."

Laya: „Sind es positive Strahlen?"

GWS: „Teils, teils, es ist davon abhängig, an welchen Körperstellen Mutter Gaia diese Schwingungen aufnimmt. Dort, wo bereits große Schäden wie Vernarbungen sind, reagiert sie nicht immer nur positiv darauf. Natürlich hat es mit einer Heilung zu tun, aber Mutter Gaia hat auch einen physischen Körper und auch der zeigt seine normalen Reaktionen. Sprich, wenn er Schmerzen hat, äußert er dies auch. Genauso reagieren eure Körper. Wenn sie Schwächen haben, brechen sie zusammen. Wenn sie Schmerzen haben, dann beschwert ihr euch und genauso ist es auch bei Mutter Gaia. Dies ist einfach als Teil des großen Spiels mit hinzunehmen, ohne irgendwelche dramatischen Dinge dahinter zu sehen."

5.8 Häuser und Bewusstwerdung

Ich war zu Besuch mit Übernachtung und habe mir dort einen Schnupfen geholt, weil ich die Nase voll hatte von den Energien in dem Haus.

GWS: „Ganz viele Häuser haben keine guten Fundamente. Sie sind schlecht gebaute Häuser. So würdet ihr es auf der Erde sagen. Sie sind nicht wärmeisoliert und viele, viele andere Dinge. Sie sind nicht auf natürliche Weise hochgezogen. Vor allen Dingen sind die meisten Häuser im Stress, unter Zeitdruck erbaut. Dementsprechend, wenn ihr etwas unter Zeitdruck macht, so ist es für euch, dass es zeitlich manchmal passt, aber nicht immer, nicht grundsätzlich. Ein Haus, das grundsätzlich unter Stress aufgebaut ist, gibt auch gerne diese Energie so weiter. Deshalb wirbelt es auch die Menschen auf, die in diesem Haus wohnen und sie wissen manchmal nicht, woher es kommt. Dann entstehen auch diese Drucksituationen untereinander. Dann verstärkt es sogar das eine oder andere Ego. Es kann auch mit den Häusern zusammenhängen. Es kann aber auch mit der einzelnen Person zusammenhängen.

Liebste Laya, lasse dir auch immer vor Augen führen, dass du ein sehr starker Spiegel bist. Und so manches Ego gerne hochkommt, wenn du alleine in der Nähe bist. Nichtsdestotrotz ruft es aber auch bei dir die Reaktion hervor, dass du die Nase voll hast von diesen ganzen Sachen, weil du auch unendlich viel Frieden haben möchtest, überall wo du bist. Und so hat dies mit deiner Nase zu tun, dass du endgültig die Nase voll hast von diesen Dingen.

Liebe Menschen, wir möchten euch sagen, dass ihr noch etwas Geduld habt. In unserem Sinne lassen sich die neuen Dinge schon sehr schnell materialisieren. Natürlich, wir geben es auch so an euch weiter. Aber bis es eure Materie durchdringt, braucht es doch noch einmal eine geraume Zeit. Und es braucht vor allem eure kleinsten Schritte zur Bewusstwerdung. Denn dies ist das, was das Leben so wunderbar und im Grunde genommen so greifbar für euch macht. Ihr möchtet nicht mit kompletten, fertigen Resultaten konfrontiert werden, die auf einmal so wunderschön, so wundertoll sind. Ihr möchtet, dass ihr selbst auf den Weg dorthin gekommen seid. Dass ihr selbst eure Stärke entdeckt. Und so lernt ihr immer wieder, auf der Erde eure Grenzen abzustecken."

5.9 Kraftplätze

Laya: „Welche Heilungsrituale gibt es für die Erde und für bestimmte Plätze auf der Erde?"

GWS: „Wir gaben euch gestern bereits eine Übung mit dem Pflaster der bedingungslosen Liebe. Dies ist eine Übung. Und sodann, wenn ihr an Orten steht, egal ob in der Natur, in der Stadt, egal an welchen Plätzen, und ihr Unregelmäßigkeiten spürt, euer Herzschlag wird schnell, ihr werdet nervös. So kann es sein, dass unter euch Mutter Gaia Erdplatten gegeneinander verschiebt. Aber dies ist einfach einzig und allein dazu da, um ihre Narben zu heilen. Sodann streicht mit euren Händen imaginär über die Erdkugel von den Seiten zur Mitte über die Stellen dort, wo ihr euch gerade befindet und streicht diese Stellen glatt. Stellt euch vor, wie ihr die Stellen glatt streicht. Dann geht noch einmal mit dem rosa Pflaster über genau diese Stelle und deckt sie mit eurer Form der bedingungslosen Liebe ab. Bittet um Transformation aus der geistigen Welt und sodann ist dies ein wunderbares Ritual. Mutter Gaia freut sich und der Mensch ebenfalls. Er wird spüren, dass es ihm besser geht, dass die Herzfrequenz sich weiter senkt. Und dass er sich an der Stelle wieder wohlfühlt, an der er steht.

So möchtet ihr sagen, da haben die Menschen aber viel zu tun. Ja, so ist es. Mutter Gaia hat auch sehr viel zu tun. Sodann, wenn ihr bewusst auf Mutter Gaia wandelt, geht ihr von einer Baustelle zur nächsten."

Laya: „Woher wissen wir, wo Kraftplätze auf der Erde sind und was macht die Kraftplätze zu Kraftplätzen?"

GWS: „Kraftplätze werden deshalb so bezeichnet, weil dort sehr viel Kraft anwesend ist. Echte Kraftorte bringen euch auch in die nächste Dimension. D. h., hier sind große Dimensionstore, die bereits geöffnet sind. Nicht jeder Mensch kommt an einen bestimmten Kraftort, sondern es kommen nur Menschen dorthin, die auch etwas mit diesen Kraftorten anfangen können. Einige wissen wahrscheinlich noch nicht einmal, dass sie an einem Kraftort sind. So ist ein Kraftort ein Übergang in eine neue Dimension. Ein Übergang aus der Dualität in die Einigkeit hinein. Und ihr müsst nicht besonders weit fahren. Schaut einfach vor eurer eigenen Haustüre nach, wo es diese Kraftorte für euch geben könnte. Überlegt, auf welcher Bank ihr besonders gerne sitzt. Unter welchem Baum ihr euch besonders gerne stellt. Welche Blumen ihr besonders gerne anseht. Wo ihr euch gerne zu dieser wunderschönen Jahreszeit aufhaltet. Schon allein dies kann ein Kraftort sein. Die meisten Gärten z. B. sind Kraftorte. Auch wenn es von Menschenhand ständig neu angelegte Beete sind, so sind aber dort besonders viele geistige Wesen anwesend. Und so ist dies automatisch ein Kraftort. Nun heißt dies in dem Fall nicht, dass sich dort ständig neue Dimensionstore öffnen. Aber je mehr Liebe und Energie an einem Ort ist, umso mehr besteht die Möglichkeit, dass sich dort ein Tor öffnet."

5.10 Globale Erdheilung

Um selbst zu messen, wie kraftvoll die Erdheilung ist, können wir ein Land auf der Erde suchen, bei dem unser Tensor links herum dreht, weil es dort nicht gut ist. Dann reinigen wir das Land mit unserer Hand gegen den Uhrzeigersinn, werfen die verschmutzte Energie z. B. in eine Kerzenflamme, energetisieren es im Uhrzeigersinn mit einer Regenbogenfarbe (außer Rot), Weiß oder Rosa und stabilisieren es mit einem vorgestellten goldenen oder silbernen Pflaster. Wenn wir nun mit unserem Tensor messen, dreht er rechts herum, weil das Land nun gut ist und wir bedanken uns. Das können wir jeden Tag wiederholen bis unser Tensor rechts herum dreht, ohne dass wir die Energie des Landes durch unsere energetische Arbeit an dem Tag weiter angehoben haben.

Wir dürfen ungefragt alle Menschen dieser Welt harmonisieren lassen, da wir es unpersonifiziert durchführen und so das höhere Selbst jedes einzelnen Menschen entscheiden kann, unsere Energien nicht anzunehmen.

Wir stellen uns die Aura aller Menschen dieser Welt vor, lassen sie reinigen, die Gesundheitsstrahlen kämmen (Kapitel „4.17.1 Ausstreichen der Aura") und die Löcher schließen (Kapitel „4.17.8 Schließen der Löcher in der Aura"). Wir malen das Symbol zur Aufhebung der negativen Wirkung von Erdstrahlen (Kapitel „4.17.2 Erdstrahlen") und Elektrosmog und Handystrahlen (Kapitel „4.17.3 Elektrosmog, Handystrahlen") in die Aura aller Menschen dieser Welt. Wir lassen den Stress mit anderen Menschen (Kapitel „4.17.5 Stress mit anderen Menschen") für alle Menschen dieser Welt auflösen und ihre Übersäuerung aufheben (Kapitel „4.17.7 Ausgleich der Aura an den Seiten").

Wir reinigen das Wurzelchakra (Kapitel „4.18.2 Harmonisierung der Chakren") aller Menschen dieser Welt mit unserer Hand gegen den Uhrzeigersinn, entsorgen die verschmutzte Energie z. B. in einer Kerzenflamme, energetisieren es im Uhrzeigersinn mit rotem Licht und streichen zum Stabilisieren ein goldenes oder silbernes Pflaster darüber. Das wiederholen wir mit den entsprechenden Farben für alle Chakren aller Menschen dieser Welt.

Wir reinigen mit unserer Hand gegen den Uhrzeigersinn die Nebennieren (dem Wurzelchakra zugeordnet) (Kapitel „4.19 Drüsen") aller Menschen dieser Welt, entsorgen die verschmutzte Energie z. B. in einer Kerzenflamme, energetisieren sie mit rotem Licht im Uhrzeigersinn und streichen ein goldenes oder silbernes Pflaster zum Stabilisieren darüber. Das wiederholen wir, mit den entsprechenden Farben, für alle Drüsen aller Menschen dieser Welt.

Wir reinigen die Nebenchakren (Kapitel „4.14 Nebenchakren") aller Menschen dieser Welt mit unserer Hand gegen den Uhrzeigersinn, werfen die verschmutzte Energie z. B. in eine Kerzenflamme, energetisieren die Nebenchakren mit unserer Hand im Uhrzeigersinn und stabilisieren mit Gold oder Silber.

Wir harmonisieren die Wirbelsäule (Kapitel „4.15.1 Harmonisierung der Wirbelsäule") aller Menschen dieser Welt, indem wir sie uns z. B. neun cm groß vor uns vorstellen, mit Rechtsdrehungen unserer Hand mit grünem Licht, dann mit Rechtsdrehungen mit der violetten Flamme energetisieren und zum Stabilisieren ein goldenes oder silbernes Pflaster darüberstreichen.

Wir stellen uns das Gehirn (Kapitel „4.13.1 Harmonisierung der Organe etc.") aller Menschen dieser Welt vor, energetisieren jede Gehirnhälfte einzeln mit Rechtsdrehungen unserer Hand mit indigoblauem Licht und stabilisieren die Gehirnhälften mit einem goldenen oder silbernen Pflaster. Das wiederholen wir mit den entsprechenden Farben für die anderen Organe aller Menschen dieser Welt ebenfalls.

Wir harmonisieren die Zähne (Kapitel „4.16 Zähne") aller Menschen dieser Welt, indem wir sie mit Rechtsdrehungen unserer Hand und mit Hilfe der geistigen Welt mit grünem Licht, dann mit der violetten Flamme energetisieren und zum Stabilisieren mit Gold oder Silber darüberstreichen.

Wir bitten darum, dass alle Menschen wie mit einem Staubsauger unter ihren Fußsohlenchakren (Kapitel „4.25 Ausleiten von materiellen Substanzen") entgiftet werden, Impfschäden aus dem Körper gezogen werden, Medikamentenrückstände entfernt werden, negative Schwermetalle ausgeleitet werden, negative Viren, Bakterien, Pilze, Parasiten, Radioaktivität, Gifte und alles andere Negative herausgezogen wird und unterstützen das, indem wir die Schadstoffen mit unserer Hand gegen den Uhrzeigersinn herausziehen und z. B. in eine Kerzenflamme werfen. Danach wird der vorgestellte Staubsauger entsorgt. Dann energetisieren wir alle Menschen dieser Welt mit unserer Hand im Uhrzeigersinn mit Vitaminen, Mineralstoffen, Nährstoffen und allen anderen Stoffen, die sie brauchen.

Wir bitten, dass das Blut aller Menschen dieser Erde vollständig gereinigt wird (Kapitel „4.22 Blutreinigung"), unterstützen das mit Linksdrehungen unserer Hand und werfen die verschmutzte Energie z. B. in eine Kerzenflamme. Wir bitten, dass die Körper entgiftet werden (Kapitel „4.23 Entgiftung"), unterstützen das mit Linksdrehungen unserer Hand und werfen die verschmutzte Energie z. B. in eine Kerzenflamme. Wir bitten, dass die Zellen geheilt werden (Kapitel „4.21 Zellheilung") und die Traumatisierungen aufgelöst werden (Kapitel „4.27 Auflösen von emotionalen Schwächen") und unterstützen das mit Rechtsdrehungen unserer Hand.

Wir bitten darum, dass alle erdgebundenen, nichtmanifestierten Seelen, die noch an der Erde hängen, in die geistigen Reiche begleitet werden (Kapitel „4.45 Heimführung orientierungsloser Seelen") und schauen mit unserem inneren Auge zu, wie dies geschieht. Und dass bei allen Menschen dieser Welt alle gordischen Knoten (Kapitel „4.38 Gordische Knoten"), alle Flüche, maskierten Flüche, mehrfach maskierten Flüche und Schwarze Magie (Kapitel „4.37 Flüche, Verwünschungen und Schwarze Magie"), alle karmischen Abhängigkeiten (Kapitel „4.35 Karmische Abhängigkeiten") und karmischen Verträge (Kapitel „4.36 Karmische Verträge"), negatives Karma (Kapitel „4.32 Karma"), außerirdischen Implantate (Kapitel „4.39 Außerirdische Implantate") aufgelöst werden. Das können wir mit Linksdrehungen unserer Hand und entsorgen der negativen Energien z. B. in einer Kerzenflamme unterstützen. Wir bitten die geistigen Freundinnen und Freunde, dass für alle Menschen dieser Welt alle Besetzungen (Kapitel „4.41 Besetzungen"), Zwillings-, Drillings-, Vierlingsseelen (Kapitel „4.42 Zwillings-, Drillingsseelen etc."), Dualseelen (Kapitel „4.43 Dualseelen"), Wesen in den Organen (Kapitel „4.13.3 Wesenheiten und Strukturen in den Organen") und in den Chakrenschutznetzen (Kapitel „4.18.4 Wesenheiten in den Chakrenschutznetzen") in die geistigen Reiche begleitet werden. Und wir bitten, dass verhindert wird, dass eine Seele gegen ihren Willen von einer anderen Seele aus ihrem Körper vertrieben wird (Kapitel „4.44 Walk-In-Seelen"). Unser Arm schwingt. Wenn er zur Ruhe gekommen ist, haben die geistigen Freundinnen und Freund ihre Arbeit beendet. Wir bedanken uns und messen nach.

Mutter Gaia, die Erde, hat alle Organe, Chakren etc., so wie wir Menschen.

Wir können uns vorstellen, dass Mutter Gaia (die Erde) sich als kleinere Kugel vor uns befindet. Dann reinigen wir ihre Aura so, wie es in Kapitel „4.17.1 Ausstreichen der Aura" beschrieben ist. Wir streichen mit unseren Händen ihre Aura glatt und ziehen mit unseren Handinnenflächen verschmutzte Energie aus ihrer Aura. Unten angekommen heben wir unsere Hände und schleudern die verschmutzte Energie der Erdatmosphäre zum Entsorgen z. B. in eine Kerzenflamme, so dass die Erdatmosphäre danach völlig rein und klar ist. Danach bewegen wir unsere Hände auf der gleichen Bahn mit leicht gespreizten Fingern, kämmen die Gesundheitsstrahlen der Aura von Mutter Gaia, wobei wir uns vorstellen, dass sie wie bei einer Sonne zu den Seiten abstehen und entsorgen die verschmutzte Energie. Indem wir uns vorstellen, dass der Erdball sich vor uns dreht, können wir ihre ganze Aura ausstreichen. Und wir können die Löcher in der Erdatmosphäre, der Aura von Mutter Gaia, schließen, indem wir Rechtsdrehungen mit unserer Hand mit der violetten Flamme und   St. Germains Hilfe über ihrer Aura ausführen (Kapitel „4.17.8 Schließen der Löcher in der Aura"). Dann halten wir unsere eine Hand an die Stelle, wo am Südpol das Ozonloch ist und spüren, dass es geschlossen ist und streichen ein rosa Pflaster der bedingungslosen Liebe darüber zum Stabilisieren.

Wir reinigen die Chakren der Erde in den Dimensionen, in denen es geschehen soll (vielleicht in der vierten oder fünften Dimension), mit unserer Hand gegen den Uhrzeigersinn, werfen die verschmutzte Energie z. B. in eine Kerzenflamme, energetisieren ihre Chakren in den Dimensionen, in denen es hilfreich ist, mit Rechtsdrehungen unserer Hand im Uhrzeigersinn und stabilisieren durch Darüberstreichen mit unserer Hand mit Gold oder Silber.

Wir reinigen die Drüsen der Erde mit unserer Hand gegen den Uhrzeigersinn, werfen die verschmutzte Energie z. B. in eine Kerzenflamme, energetisieren ihre Drüsen mit Rechtsdrehungen unserer Hand im Uhrzeigersinn und stabilisieren mit Gold oder Silber.

Wir reinigen die Nebenchakren der Erde mit unserer Hand gegen den Uhrzeigersinn, werfen die verschmutzte Energie z. B. in eine Kerzenflamme, energetisieren ihre Nebenchakren mit Rechtsdrehungen unserer Hand im Uhrzeigersinn und stabilisieren mit Gold oder Silber.

Wir reinigen mit unserer Hand die Wirbelsäule von Mutter Gaia gegen den Uhrzeigersinn, werfen die verschmutzte Energie z. B. in eine Kerzenflamme, energetisieren ihre Wirbelsäule mit Rechtsdrehungen unserer Hand im Uhrzeigersinn mit Grün, dann mit Violett und stabilisieren mit Gold oder Silber.

Wir reinigen die Organe der Erde mit unserer Hand gegen den Uhrzeigersinn, werfen die verschmutzte Energie z. B. in eine Kerzenflamme, energetisieren ihre Organe mit Rechtsdrehungen unserer Hand im Uhrzeigersinn und stabilisieren mit Gold oder Silber.

Wir reinigen alle Schadstoffe der Erde mit unserer Hand gegen den Uhrzeigersinn heraus, werfen sie z. B. in eine Kerzenflamme und energetisieren die Erde mit unserer Hand im Uhrzeigersinn mit den Stoffen, die sie braucht.

Wir haben Mutter Gaia, so klein wie einen Ball, zwischen unseren Händen. Und bitten die geistigen Freundinnen und Freunde um Heilung für Mutter Gaia und der auf ihr lebenden Menschen, Tiere und Pflanzen und stellen uns vor, dass alle Gewässer sauber sind und gesunde Pflanzen und Tiere in den Gewässern leben. So sind die Wale und Delphine gesund und glücklich. Mutter Gaia hat einen wunderschönen gesunden Körper. Die Erdoberfläche der Erde ist überall dort geschlossen, wo sie geschlossen sein soll und sie ist vital und lebendig, fast wie eine Kinderhaut. Es gibt ausschließlich positive Strahlen auf der Erde. Alle Menschen, Tiere und Pflanzen sind gesund und glücklich. So sind die Bienen gesund und glücklich. Alle Menschen leben in innerem und äußerem Reichtum, gehen ihrer Lebensaufgabe nach, lieben alles was ist. Alle Menschen besitzen viel mehr materiellen Wohlstand als sie brauchen, so dass das Geld abgeschafft wurde, da kein Ausgleich mehr notwendig ist. Es ist Frieden auf der Erde. Niemand mischt sich ungefragt in die Angelegenheiten der anderen ein. Alle Menschen nehmen sich gegenseitig wahr und unterstützen sich. Wir haben ein neues positives Wirtschaftssystem. Alle Politikerinnen und Politiker sind weise und fällen immer Entscheidungen zum Wohle des Volkes. In den Medien wird immer von der Fülle berichtet.

Die Erde ist aufgestiegen. Wir leben im Goldenen Zeitalter. Alle Menschen sind erleuchtet und leben im Einheitsbewusstsein. Es gibt keinen Machtmissbrauch. Alle können mit all ihrer Weisheit materialisieren und dematerialisieren und sind immer in Kontakt mit den geistigen Freundinnen und Freunden und dem göttlichen Bewusstsein. Alle Menschen sind immer erfüllt von Gedanken und Gefühlen der Fülle, die sofort wahr werden. Jedes werten und urteilen ist überwunden. Bei allen Menschen sind die hellfühlenden, hellsichtigen, hellhörigen, hellwissenden, hellriechenden und hellschmeckenden Fähigkeiten je nach Individualität entwickelt. Die Menschen können astral beliebig in den Universen und Paralleluniversen und zwischen den verschiedenen Dimensionen reisen und sich mit allen Wesen aller Universen austauschen.

Wir hüllen Mutter Gaia in grünes Licht für Heilung, in die violette Flamme der Transformation, in rosa Licht für bedingungslose Liebe, in weißes Licht für Reinheit und Klarheit und in goldenes oder silbernes Licht, um die Heilung zu stabilisieren. Wir lassen die Vorstellung von der Erde zwischen unseren Händen los und bedanken uns bei den geistigen Freundinnen und Freunden für die Erdheilung und Bewusstwerdung.

****

Alle Menschen, die dieses Buch lesen, gehören zu der kritischen Masse, dem bewussten Anteil der Menschheit. Von uns hängt es ab, ob die Erde den Aufstieg in das Goldene Zeitalter (ab dem Jahr 2012) schafft. Es gibt viel Machtmissbrauch auf der Erde. Alle großen Firmen sind im Machtmissbrauch, sonst könnten sie nicht existieren. Es gibt Gesetze, die den Machtmissbrauch ermöglichen. Es gibt Genmanipulation und den unkontrollierbaren Gebrauch von Kernenergie auf der Erde. Machtmissbrauch ist durch das Geld möglich. Die Banken tragen hierfür mit die Verantwortung. In den Krankenhäusern und großen Institutionen werden Bakterien und Viren gezüchtet, die dann die Krankenhäuser und Institutionen verlassen und sich unter den Menschen ausbreiten (EHEC, Vogelgrippe etc.). Die Pharmaindustrie missbraucht ihre Macht auf vielerlei Weise. Viele Bauern vergiften die Erde und halten Tiere in Massentierhaltung unter unwürdigen Verhältnissen. Die Bienen drohen unseren Planeten zu verlassen, da wir ihr Land verschmutzen und über Satellitensender und Hochspannungsleitungen ihre Abwehrkräfte schwächen. Viele Politiker entscheiden zu ihren Gunsten, anstatt zum Wohle des Volkes und lassen sich bestechen. Die Liste ist lang.

Jede Nacht rütteln und schütteln die geistigen Freundinnen und Freunde die Menschen, die mit den neuen hohen Energien nicht mitschwingen. Viele werden sterben. Wir als kritische Masse müssen jetzt offensiv auf die niedrig schwingenden Menschen zugehen und sie offen konfrontieren. Wir leben jetzt hier in einer Hochkultur und Menschen missbrauchen Macht. Bisher war dann immer in der Menschheitsgeschichte der Zeitpunkt gekommen, zu dem die Menschen ausgerottet wurden, z. B. durch Eiszeiten. Jetzt haben wir das erste Mal die einmalige Chance, auf einem neuen hohen Bewusstseinsniveau weiter zu leben. Um das zu erreichen, werden wir alle dringend gebraucht, die Missstände auf der Erde, mit Hilfe der geistigen Freundinnen und Freunde, aktiv zu beseitigen.

6 Körperliche Turbulenzen

Bei allen körperlichen Turbulenzen ist es gut, die Aura zu reinigen, wie in Kapitel „4.17.1 Ausstreichen der Aura" beschrieben ist. Ferner ist es wichtig, uns und unseren Schlafplatz auf eine Erdstrahlen-, Handystrahlen- und Elektrosmogbelastung hin zu überprüfen und die negative Wirkung ggf. aufheben zu lassen (Kapitel „4.17.2 Erdstrahlen", „4.17.3 Elektrosmog und Handystrahlen") und unseren Schlafplatz zu harmonisieren (Kapitel „5.2 Lokale Erdheilung"). Wir können überprüfen, ob negative Schwermetalle, Impfschäden, Medikamentenrückstände, Gifte, negative Pilze, Bakterien, Viren, Parasiten, Radioaktivität etc. in unserem Körper sind und sie ausleiten lassen (Kapitel „4.25 Ausleiten von materiellen Substanzen"). Falls auch ein Vitamin-, Mineralstoff- und / oder Nährstoffmangel an den körperlichen Schwächen beteiligt ist (mit dem Tensor zu testen), bitten wir die geistigen Freundinnen und Freunde, uns die fehlenden Vitamine, Mineral- und Nährstoffe zuzuführen (Kapitel „4.26 Zuführen von materiellen Substanzen"). Und es ist wichtig, die Traumatisierungen aufzulösen (Kapitel „4.27 Auflösung von emotionalen Schwächen"). Es ist gut, die Identifikation mit den negativen Gedanken und Gefühlen aufzulösen (Kapitel „4.1 Ein glückliches Leben", „4.11 Violette Flamme"). Auch kranke Zähne können zu körperlichen Turbulenzen führen (siehe Kapitel „4.16 Zähne"). Ferner ist es wichtig zu testen, ob es negative Verbindungen zu negativen vergangenen Leben oder zur Vorfahren oder negativen morphogenetischen Feldern wirken und diese ggf. von Erzengel Michael und den geistigen Freundinnen und Freunden auflösen zu lassen. Und es ist wichtig die Störungsmöglichkeiten aus Kapitel 4.32 bis 4.45 zu untersuchen und ggf. auflösen zu lassen. Unser Arm zeigt durch seine Bewegung die Aktivität der geistigen Welt an. Wenn er still steht, haben die geistigen Freundinnen und Freunde ihre Arbeit beendet. Wir bedanken uns und messen nach. Ganz allgemein ist es wichtig, kraftvoll mit einer tiefen Bauchatmung zu atmen.

Buchempfehlungen: Die hohe Kunst des Pranaheilens von Master Choa Kok Sui; Handbuch für heilende Hände von Horst Krohne

6.1 Allergien

Energetisch ist es wichtig, Folgendes mithilfe der geistigen Freundinnen und Freunde zu harmonisieren: Alle Chakren, den erkrankten Bereich reinigen, Thymusdrüse, Dickdarm, Dünndarm, Leber, Lunge, Milz, die Nebenchakren der Arme und Beine, Wirbelsäule. Das Auflösen von Traumatisierungen („4.27 Auflösen von emotionalen Schwächen") ist bei Allergien sehr wichtig.

GWS: „Wenn ihr Allergien habt, so möchten wir euch bitten, auf eure Ernährung zu achten. Zumindest solltet ihr euch von industriell gefertigter Nahrung fernhalten. Es geht darum, frisches Obst, frisches Gemüse, frisches Getreide zu sich zu nehmen. Viel Wasser zu trinken, eben alles das, was im Grunde genommen natürlich ist und auch noch als Lebensmittel oder Nahrungsmittel bezeichnet werden kann. Sodann ist es sogar extrem wichtig, dass jemand, der eine Allergie hat, einmal am Tag mindestens einen Frischkornbrei zu sich nehmen sollte, damit er wieder allgemein mit seinem Immunsystem auch stabilisiert ist. Dies ist auf der rein körperlichen Ebene zu beachten. Auf der seelischen Ebene bedeuten Allergien ganz klar, dass ihr eine Antipathie gegen einen Teil eures Verhaltens, eures Verhaltensmusters habt. Es geht darum, sich genau dieses Muster anzuschauen oder ihr versucht, dieses Gefühl zu benennen. Wenn ihr dieses Gefühl für euch habt und ihr könnt diesem Gefühl einen Namen geben, so möchten wir euch bitten, dieses Gefühl euch gegenüber, als Person oder als Kissen, wie ihr es möchtet, aufzustellen oder auch gerne in einen Sessel zu setzen mit der Farbe Rosa, mit der bedingungslosen Liebe. Und so möchten wir euch bitten, Erzengel Michael zu bitten, er möchte diese geistige Linie zwischen euch und diesem Gefühl durchtrennen. Dies ist ein einmaliger Prozess. Dann hüllt euch zum Schluss in die Farbe Rosa - in die bedingungslose Liebe - stabilisiert das

Ganze so, wie ihr es euch aussuchen mögt, entweder mit Gold oder mit Silber."

6.2 Atmungsorgane

Energetisch ist es wichtig, Folgendes mithilfe der geistigen Freundinnen und Freunde zu harmonisieren: Wurzelchakra (Leben in der Materie), Solarplexuschakra (Zwerchfell und dadurch die Atmung), Herzchakra (Bronchien und Lungen), Halschakra (Hals), Drittes Auge (Nase), Nebennieren (Existenz), Thymusdrüse (Immunsystem), Blase (Angst), Bronchien (atmen der Luft auf der Erde), Leber (Wut), Lungen (Trauer), Nieren (Beziehungen), Brustwirbelsäule (höheres Selbst), Lymphe (Fluss des Lebens). Ferner ist es wichtig zu messen, ob 100 %-Seelenanteil von uns hier inkarniert ist. Falls das nicht der Fall ist, können wir vorgehen wie in dem Kapitel „4.28 Seelenanteile integrieren" beschrieben, um alle Anteile unserer Seele hier zu integrieren.

GWS: „Menschen, die Probleme mit ihrer Atmung haben, mit den Lungen im vorderen und hinteren Bereich und auch an den Seiten, sind hier auf der Erde noch nicht wirklich angekommen. Ihre Seelen sind mehr damit beschäftigt, in den geistigen Sphären unterwegs zu sein. Sie treffen grundsätzlich Entscheidungen, die für sie nicht gut sind. Sie sind schlecht zu sich. Sie lieben sich nicht und so weiter. Alles das, was ein negatives Selbstwertgefühl ausdrückt. So ist es wichtig, mit diesen Menschen Erdungsübungen, Klopfmassagen, Wahrnehmungsübungen für ihren Körper durchzuführen. Sie sollen sich auf eine Rasenfläche legen und ihren Körper an verschiedenen Stellen wahrnehmen. Am besten oben anfangend bis unten zu den Füßen hin gehend. Sie sollen sich Erden. Zum Teil sind Menschen mit Lungenerkrankungen auch sehr hagere Personen. Sie sollen auf ihre Ernährung achten. Und auch auf die Information, Eiweiße zu sich zu nehmen, viele pflanzliche Eiweiße, damit sie hier mehr und mehr ankommen. Es ist wichtig, dass sie sich in die Natur begeben und sich um sich selbst kümmern. Einfach dieses rundum Wohlfühlpaket auszuleben, ihr sagt dazu Wellness-Bereich. Und es ist wichtig, genügend

Flüssigkeit und gesunde Ernährung zu sich zu nehmen, den Geist zu schulen. Alles dies, was dazugehört."

6.3 Augen, Ohren, Hals

Energetisch ist es wichtig, Folgendes mithilfe der geistigen Freundinnen und Freunde zu harmonisieren: Sakral- und Solarplexuschakra (Stoffwechsel), Herzchakra (Durchblutung), Halschakra (Hals), Drittes Auge (Augen, Ohren), Kronenchakra (geistige Welt und das Göttliche), Augen, Gallenblase, Hals, Leber (Augen), Magen, Nieren (Ohren), Ohren, Halswirbelsäule, Atlas, Kiefergelenke (steuern Augen und Ohren), Kreislauf, Lymphe. Die Augen sind empfindlich und sollten nur vorsichtig von vorne behandelt werden. Sicherer ist es, sie von hinten zu behandeln. Wir können auch das Dritte Auge energetisieren und visualisieren, dass die Energie von dort aus in die Augen fließt.

GWS: „Erkrankungen mit den Augen bedeuten, dass man das, was ist, nicht sehen möchte oder anders sehen möchte. Erkrankungen mit den Ohren bedeuten, dass man das, was man hört, so nicht hören möchte oder anders hören möchte. Erkrankungen mit dem Hals hängen mit der Sprache zusammen, dass man das, was man sagt, sagen möchte oder wiederum anders sagen möchte."

6.3.1 Trockene Augen

GWS: „Augen hängen natürlich mit eurer Sichtweise zusammen. Und wenn die Augen ausgetrocknet sind, so heißt das, dass euch Feuchtigkeit fehlt. Ihr solltet davon ausgehen, dass ihr Wesenheiten seid, die zum größten Teil aus Wasser bestehen, kleine Kinder sogar noch mehr. Und bzgl. dieses Wassers, das ihr in euch habt, solltet ihr dafür sorgen, dass euer Wassergehalt auch so bleibt. Wenn ihr von außen fühlt, ihr seid trocken auf der Haut, in den Augen oder es ist egal an welchen Körperstellen, nehmt bitte Wasser zu euch. Dies ist ein Zeichen der Austrocknung. Und dann spült noch zusätzlich die Augen mit energetisiertem Wasser aus. Energetisiertes Wasser ist weich und trocknet nicht aus. Zu ganz alten Zeiten habt ihr mehr im Wasser gelebt. Es gab weniger Land und mehr Wasser. So ward ihr immer mehr Wasserwesen. Denkt daran, ihr kommt jetzt in eine neue Bewusstseinsstufe. D. h., das Element Wasser bekommt auch eine andere Bedeutung für euch. Und diese Bedeutung ist sogar sehr wichtig. Darum nutzt das Wasser jetzt zu dieser Jahreszeit. Geht schwimmen und haltet euch an Quellen auf, dort, wo Wasser ist, wo ihr Wasser hören könnt, wo ihr Wasser sehen könnt. Wo eure Sinne Wasser wahrnehmen können über den Mund, die Ohren, die Nase und über die Haut. Sodann wird auch dieses Gefühl der Austrocknung weggehen. Alle Dinge, die ihr in eurem Alltag erfüllt, hängen damit zusammen, dass ihr euch von dem Element Wasser entfernt. Ihr sitzt z.B. im Auto, dort ist es sehr trocken. Ihr sitzt vor dem Computer. Die Strahlung der Computer und Fernseher ist definitiv dafür verantwortlich, dass z. B. Augen austrocknen. Also all das, was sich von der Natur weg entwickelt, trocknet euch aus. Je mehr ihr mit der Natur verbunden seid, um so mehr stimmt euer Wassergehalt wieder. Es nützt auch nichts, z. B. Getränke zu sich zu nehmen, die zu viel Zucker enthalten. Sie sorgen sogar wieder dafür, dass eine Austrocknung in dem Moment stattfindet."

6.3.2 Tinnitus
GWS: „Die Ursache hängt damit zusammen, dass ihr in alten Leben vielen Menschen nicht zugehört habt. Und demzufolge hört ihr euch selbst besonders gut zu, wenn ihr einen Tinnitus habt. Denn ihr hört euch die ganze Zeit summen und brummen, auf eine gewisse Art und Weise fiepsen und piepsen. Dies ist von unserer Seite her keine Bösartigkeit. Sondern dies hat eure Handlung als Konsequenz. Sodann gibt es heutzutage auch kaum Möglichkeiten, einen akuten oder chronischen Tinnitus zu heilen.

Wir möchten euch bitten, eine Trompete mit in euer Ohr zu nehmen, natürlich eine geistig vorgestellte Trompete, mit dem Mundstück in die Ohren hinein. Die Trompete zeigt mit der Öffnung nach außen. Und ihr schickt die Farbe Zitronengelb dort hinein. Sodann stellt euch vor, wie dieses Trompetenröhrchen in eurem Ohr eine Reinigung durchführt, als wenn sie alles Alte, das da nicht mehr hinein gehört, herausholt. So zieht ihr dann mit euren beiden Händen diese Trompete rechts und links aus eurem Ohr heraus oder nur einseitig, je nachdem, wie die Problematik vorliegt und schmeißt sie aus dem Fenster heraus. Und diese Übung führt bitte jeden Tag morgens, mittags und abends durch, sowohl bei akutem als auch bei chronischem Tinnitus. Und so umhüllt euch mit der Farbe der bedingungslosen Liebe, mit der Farbe Rosa und liebt euch für das, was ist. Denn in solchen Momenten ist die Situation aus vergangenen Leben geheilt. Wenn ihr dennoch das Gefühl habt, ihr möchtet noch mehr tun, so könnt ihr Erzengel Michael bitten, dieses dicke feste Seil, das euer Ohr im jetzigen Leben mit dem Ohr aus dem alten Leben verbindet, mit seinem Schwert zu durchtrennen. Es ist eine zusätzliche Übung, die ein- bis zweimal, aber nicht mehrmals hintereinander durchgeführt werden sollte. Es ist eine sehr machtvolle Übung, weil es natürlich auch wieder über mehrere Leben hinaus reicht. Und sodann, schaut euch eure inneren Bilder an. Schaut euch an, was in dem Moment mit euch passiert. Was ihr in dem Moment mit euren wunderschönen, nach innen gerichteten Augen seht. Und liebt euch für das, was ist."

6.4 Behinderte

Energetisch ist es wichtig, Folgendes mithilfe der geistigen Freundinnen und Freunde zu harmonisieren: Alle Chakren und Drüsen, Wirbelsäule, Gehirn und Traumatisierungen (Kapitel „4.27 Auflösung von emotionalen Schwächen"). Ferner ist es wichtig, Karma und die anderen beschriebenen Störungsmöglichkeiten (Kapitel 4.31 bis 4.43) zu berücksichtigen. Die Behandlung kann längere Zeit in Anspruch nehmen.

GWS: „Die meisten behinderten Menschen haben überhaupt kein Problem mit ihrer Behinderung. Die Einzigen, die daraus ein Problem machen, sind die Menschen, die ihr als normale Menschen, als physisch gesunde Menschen bezeichnet. Denn diese Wesenheiten, die bereits behindert zur Welt kommen, sind ganz bestimmt nicht behindert. Sie möchten ihren Körper nur bewusster wahrnehmen und anders wahrnehmen. Sie haben es sich von vorneherein ausgesucht und das ist von dem Göttlichen abgesegnet. Nun sagt ihr, es gibt dadurch so viel Leid auf dieser Erde. Ja, es gibt das Leid. Ohne Frage gibt es das Leid. Aber ihr macht daraus noch mehr Leid. Es gibt immer mehr Menschen, zum Glück immer mehr Menschen, die versuchen, behinderte Menschen in normale Gruppen, in öffentliche Gruppen zu integrieren. Und wir möchten uns bei diesen Menschen ganz herzlich bedanken, denn sie nehmen sehr viel Arbeit auf sich. Dies ist die andere Seite. Aber so denkt daran, auch ihr liebe Menschen, die ihr auch eure Arbeit mit den Behinderten habt, ihr steht in karmischen Verbindungen mit diesem Wesen. Behinderte haben z. B. eine wesentlich höhere intuitive Auffassungsgabe vom Leben, auch wenn sie das manchmal nicht klar äußern können. Aber so sind sie in höchstem Maße hellsichtig, hellfühlig, hellhörig, hellmundig. Sie brauchen dies nicht mehr so stark zu trainieren, weil dieses eine automatische Gabe ist, die sie vom Göttlichen bekommen haben, wie ihr natürlich auch, ihr „normalen Menschen". Aber es bleibt bei ihnen dabei ein ganzes Leben lang. Im Grunde genommen ist dies sogar ein Segen. Nun sagt ihr, wie kann dies ein Segen sein, wenn sich ein physischer Körper nicht normal bewegen kann. Aber was, liebe Menschen, ist denn überhaupt noch normal? So viele Zustände auf der Erde sind bereits paradoxe Zustände, die wir aus der geistigen Welt schon lange nicht mehr als gesund ansehen. Wir respektieren das und wir respektieren jeden Einzelnen von euch. Nur wie kann es normal sein, wenn ihr euch immer weiter und weiter von der Natur weg entwickelt? Wenn ihr eurem physischen und emotionalen Körper nicht mehr zuhört? So stellen wir hier klar die Frage: „Wer ist denn überhaupt normal? Wer ist behindert?" Oder besser gesagt: „Wer ist verhindert?!""

6.5 Blut

Energetisch ist es wichtig, Folgendes mithilfe der geistigen Freundinnen und Freunde zu harmonisieren: Wurzelchakra (kontrolliert das Skelettsystem einschließlich des blutbildenden Knochenmarks), Solarplexus-schakra, Herzchakra (energetisiert das Knochenmark des Oberkörpers, Zellregeneration), Halschakra (Rückenmark), Drittes Auge, Kronenchakra, Thymusdrüse, alle Nebenchakren der Arme und Beine, Herznebenchak-ra, Milznebenchakra, Herz, Leber, Lunge, Milz, Nieren, Kreislauf, Brust-wirbelsäule.

GWS: „Blut ist dazu da, wichtige Stoffe in eurem Körper zu transportie-ren. Sprich, wenn etwas am Transportsystem krank ist, so heißt dies, ihr transportiert die Freude, die Liebe nicht. Ihr wisst von all diesen Tatsa-chen und habt oft davon gelesen. Aber ihr setzt sie nicht um. Es kann manchmal mit alten Dingen zusammenhängen, muss es aber nicht unbe-dingt. So wäre jetzt die Möglichkeit, dies zu heilen, um tatsächlich Freu-de und Fülle zulassen zu können. Heilen könnt ihr dies, indem ihr euch auch mit eurer Fülle beschäftigt, mit eurem Geld beschäftigt. Diese Fülle ist unabdingbar wichtig. So, wenn ihr meint, ihr habt zu wenig Geld, so kauft euch gerade dann etwas Schönes, damit ihr den Fluss der Freude und der Fülle wieder in eins bringt. Ihr sagt jetzt: „Oh, geistige Welt, gebt ihr uns jetzt sozusagen einen Anlass zum Shoppen gehen?" Es hängt na-türlich nicht nur mit dem Geld zusammen. Es hängt mit der Lebensfreu-de zusammen. Auch Geld ist nur ein Austausch. Denkt einmal darüber nach, wo ihr noch etwas austauschen könnt, wo es zwischen Menschen, zwischen euren Kontakten, manchmal nicht fließt. Stellt zwischen diesen Menschen eine Verbindungslinie her. Versucht hineinzuschauen, was ihr diesen Menschen geben könnt. Und nicht nur, was dieser Mensch für euch manchen sollte, damit ihr zufrieden seid, sondern was ihr den Men-schen geben könnt. Sodann kommt der Fluss wieder in Gang.

Arbeitet mit uns, mit der geistigen Welt, indem ihr euch in euren Adern ein kräftiges Rot vorstellt. Stellt euch jetzt sogar ein sehr wirres Bild vor. Es ist sehr viel los in eurem Körper, wenn das Blut fließt. Das Blut fließt von oben in schnellen Strömen und fließt von unten nach oben etwas langsamer. Bringt es in keine Form hinein; ohne eine bestimmte Form, nur von oben nach unten und von unten nach oben. Stabilisiert euch mit der Farbe Gold. Diese Übung macht ihr bitte täglich. Versucht, den Unterschied festzustellen, wenn ihr diese Übung anfangs macht, wie Rot euer Rot ist, wenn ihr das drei- bis viermal hintereinander gemacht habt. Versucht zu sehen, wie euer Blut hindurchfließt, wie eure Gefäße aussehen. Schaut euch eure Gefäße an. Wie sind sie, dünnwandig, dickwandig? Haben sie Löcher an bestimmten Stellen? Oder haben sie einige Kanalrohre sozusagen, die nicht frei geputzt sind? Versucht zu beobachten, an welchen Stellen dies ist. Dies gibt euch auch wiederum Aufschluss über die Organe, über die inneren Organe.

Und übt mit dem Wasser. Das Wasser kann euch helfen, euren Blutkreislauf zu regulieren. Sprich, wechselt ab und zu mit dem Warmduschen und mit dem Kaltduschen. Geht im Sommer viel baden. Lasst euch reinigen von dem Wasser, in dem ihr seid. Diese Reinigung hilft eurem Blut. Führt Salzbäder durch, ganz wichtig, Meersalzbäder. Ihr merkt, dort wo die Freude nicht durchfließt, ist auch der Blutkreislauf gehemmt. Er braucht ständig Unterstützung. Wenn ihr dieses tatsächlich praktiziert, seid ihr in einem ständigen Hochgefühl. In dem Hochgefühl, als wenn ihr eine rosarote Brille aufhättet. Ihr kennt diese Phase des verliebt Seins. Und diese Phase des verliebt Seins kann dadurch tatsächlich immer vorhanden sein, wenn euch euer Verstand nicht ständig dazwischen käme. Aber trainiert es immer ein Stückchen mehr mit all diesen Übungen, die wir euch in diesem wunderbaren Buch gegeben haben."

6.5.1 Ausgleich des Blutdrucks

GWS: „Um hohen Blutdruck zu senken, benötigt ihr die Farbe Blau. Um den Blutdruck steigen zu lassen, benötigt ihr die Farbe Rot. Es besteht die Möglichkeit, den Blutdruck mit einer Acht auszugleichen und dann demzufolge die entsprechende Farbe hineinzugeben; blaue oder rote Farbe. Der erste Kreis ist im Oberkörperbereich und der zweite Kreis ab Beckenbereich abwärts. Bei Bluthochdruck wäre es wichtig, die Acht ge-

gen den Uhrzeigersinn und um den Blutdruck zu erhöhen im Uhrzeigersinn zu beginnen.

Ihr könnt euch vor eurem geistigen Auge jeweils diese Acht mit der Farbe
vorstellen und so bekommt euer Blut- und Kreislaufsystem die dementsprechende Kraft, die es gerade benötigt. Aber denkt daran, dass, wenn
ihr zu niedrigen Blutdruck habt, so hat das auch einen Sinn. Es wäre auch
für euch sehr sinnvoll, wenn ihr diesen Zustand einfach mal annehmen
könnt bis zu einem natürlich gesunden Mittelmaß. Wenn es nicht mehr
anders geht, so könnt ihr mit den Farben arbeiten. Bei akutem hohem
Blutdruck wäre es dann natürlich sehr wichtig, schnell und jetzt zu handeln. Aber überlegt, warum euer Blutdruck so hoch ist. Ein Glas Wasser
würde es ebenfalls tun, sowie in Ruhe ein- und auszuatmen. So gibt es
von den Schüßlersalzen Salzen die Nummer 7, Magnesium phosphoricum, was euch sehr stark helfen kann. "

6.6 Entzündungen

Energetisch ist es wichtig, Folgendes mithilfe der geistigen Freundinnen
und Freunde zu harmonisieren: Sakralchakra (Säure-Base-Haushalt), Solarplexuschakra (Mikroorganismen), Herzchakra (Immunsystem), Thy-
mus- und Bauchspeicheldrüse, Gallenblase, Gehirn (entzündliche Gedanken), Herz (keine Liebe), Leber (entzündliche Gefühle der Wut), Magen
(Stress), Milz (Sorgen), Nieren (Beziehungskonflikte), Bindegewebe, Lymphe (Kapitel „6.14 Lymphsystem"), Wirbelsäule. Bei Entzündungen eignet sich die Farbe Blau zum Energetisieren und Silber zum Stabilisieren.
Rot und Orange dürfen nicht verwendet werden! Wichtig ist es, die Aura
auszustreichen (Kapitel „4.17.1 Ausstreichen der Aura").

Ein Klient hatte starke Entzündungen. Ich habe die geistigen Freundinnen
und Freunde dazu befragt.

Laya: „Er ist sehr krank. Zuletzt hatte er eine Darmentzündung, davor
war die Schilddrüse entzündet und er hat auch Fisteln und Abszesse. Er

hatte schwere Operationen und wird morgen vielleicht wieder operiert. Er möchte wissen, was die Ursache seiner Entzündungskrankheiten ist."

GWS: „Bei Entzündungen innerhalb eures physischen Körpers und auch außerhalb eures physischen Körpers könnt ihr euch vielleicht vorstellen, was in eurer Aura los ist. Die Aura weist große rote, dunkelrote Stellen auf, mit riesigen Löchern. Sprich der physische Körper bekommt ständig fremde Energien von anderen Wesenheiten ab, positiv natürlich genauso wie negativ. Ein physischer Körper, der besonders krank ist, raubt auch gerne anderen emotionalen Körpern die Energien. Ihn als Räuber zu bezeichnen, wäre vielleicht nicht recht. Nur ist es wichtig, dass er sein Gedankengut reinigt, denn es fühlt sich krank an. Alles das, was er zurzeit denkt über sein Leben, ist nicht gesund. Alles das, was er fühlt, seine Wahrnehmung, hat in den letzten Jahren sehr stark gelitten. Er soll sich bitte vor Reizüberflutungen zurücknehmen. Er soll seinen physischen Körper reinigen, sprich, sich bewusst und gesund ernähren. Bei ihm ist es besonders wichtig, sein Immunsystem zu stärken. Dinge zu essen, die so wenig Säure wie nur irgend möglich enthalten, sprich, die einheitliche Farben haben. Um den Schutzengel, den Heilungsengel Raphael anzusprechen, wäre es gut, wenn er viele grüne Pflanzen zu sich nimmt, sprich, Rohkost, Rohkost, Rohkost. So ist es weiterhin wichtig, dass er gelbe Dinge zu sich nimmt, um sich weiterhin Energien zuzuführen. Und es ist wichtig, dass er nicht so viele Farben untereinander mischt, sondern sich bei einer Farbe aufhält. Er soll sich diese Farbe zuführen, die er vor seinem geistigen Auge sieht. Wir helfen ihm sehr gerne dabei. Er möchte uns einfach nur fragen. Entweder wird ihm diese Farbe im Geist erscheinen oder er sieht, wenn er diese Frage stellt und seine Augen öffnet, genau in diesem Moment eine bestimmte Farbe, so ist das dann sein Essen. Ja, wenn er die braune Farbe sieht, um sich weiterhin zu erden, was auch wieder wichtig ist, so ist es auch angesagt, Fleisch zu essen; nur in kleinen Mengen. Bitte sage ihm, er möchte nicht zu viel davon essen. Er möge viel Wasser trinken, gereinigtes Wasser; kein Sprudelwasser mit

Kohlensäure, da Säure seinen Körper nicht gerade basischer macht, sondern weiterhin sauer. So ist es auch wichtig, ihm bitte die Schüßlersalze nahe zu bringen. Bringe ihm auch nahe, dass es wichtig ist, Vitamine zu sich zu nehmen. Dass er auch, wenn er es möchte, und wenn er es kann, mit den Bachblüten arbeitet wegen seiner Angst, die tief in ihm sitzt und langsam aber sicher hochkommt, durch diese ganzen Entzündungsherde, die er jetzt gerade in seinem Körper hat."

Laya: „Er fragt, ob es einen Weg zur Komplettheilung gibt."

GWS: „Dies ist ein Weg zur Komplettheilung. Dies spricht seinen physischen und seinen Ätherkörper an, genauso wie seinen emotionalen Körper. Für seinen emotionalen Körper ist es ebenfalls wichtig, sich mit lieben Menschen in seiner Umgebung aufzuhalten, zu sprechen. So ist es wichtig, sich nicht in großen Menschenmengen aufzuhalten. Wenn er das Gefühl hat, er habe sich gereinigt mit all seinen Körpern, mit dem physischen Körper, mit dem Ätherkörper, mit dem emotionalen Körper, sodann kann er wieder unter Menschenmengen gehen, wenn er das dann noch für nötig hält. Weiterhin ist es wichtig, dass er sich in der Natur aufhält, dass er, oh ja, oh ja, dass er Bäume umarmt. Dass er sich mit seinen Füßen erdet. Seine Seele ist zurzeit etwas durcheinander. Seine Lebensaufgabe ist nicht geklärt. Er kam hier auf diese Erde, um eine für ihn natürlich besondere Aufgabe zu erfüllen. Nur zurzeit kommt er durch diese Krankheiten nicht an seine Lebensaufgabe heran. Sie führen ihn auf eine gewissen Art und Weise dorthin. Nur es wäre gut, wenn er sich langsam von seinen physischen Errungenschaften erholt."

Laya: „Was ist seine Lebensaufgabe?"

GWS: „Wir werden ihm in den nächsten Tagen seinen Seelennamen zukommen lassen. Und somit wird ihm dann, wenn er seinen Seelennamen wiederholt, seine Lebensaufgabe bewusst. Versteht ihr, wir möchten euch das nicht immer auf dem silbernen Tablett servieren. Sondern, wenn ihr selbst erfahrt, oh ja, dies ist ein guter Gedanke. Wenn ich den in die Tat umsetze, gibt mir dies ein gutes Gefühl. Ihr sollt an eure Intuition wieder angeschlossen werden. Das ist der Sinn, warum es diese Art von Arbeit, warum es diese Channelings hier auf der Erde gibt. Kannst du es ihm bitte so weitergeben, liebe Laya?"

Mutter Gaia: „Hier spricht Mutter Gaia. Ich möchte etwas dazu sagen. Ich möchte dich bitten, mir alle Energien, die du nicht mehr brauchen kannst, über eine Wurzelverbindung zu mir zu geben. Das ist in Ordnung. So werde ich dir bei deiner Reinigung helfen, lieber Freund. Sodann fühle die Liebe, die von mir ausgeht, wenn ich dir all das nehme, was du zurzeit sowieso nicht brauchen kannst. Wenn es dir finanziell möglich ist, tritt kürzer in deiner Arbeit. Ziehe dich weiter zurück und entdecke deinen inneren Reichtum, deine innere Freude. Ihr hört mich mit etwas Schwermut reden, liebste Wesenheiten hier auf dieser Erde. Zurzeit macht es mich sehr traurig, weil die Menschen kein Verständnis für mich, für Mutter Gaia, haben. Wir sind in einem Aufstiegsprozess. So lasst eure Seelen leuchten, leuchten wie Leuchttürme. Geht in euch hinein. Entdeckt euren inneren Reichtum. Schärft euer inneres Auge. Schärft eure Freude, die durch eure Gefäße fließt. Sodann, ich werde dir helfen. Denn ich liebe dich unermesslich und unendlich. Und ich hoffe, du spürst meine unendliche Liebe und die Schwermut, die ich gerade auch empfinde. Das magnetische Feld der Erde wird angehoben. Alles, was wir nicht brauchen können, alles das, was unsere Körper nicht brauchen können, wird von der geistigen Welt transformiert. So möchte ich mich bei dir bedanken, dass du mich gerufen hast und ich etwas dazu sagen konnte."

Laya: „Er möchte wissen, ob es ein persönliches Karma oder ein Erbkarma ist, das seine Entzündungen hervorrufen."

GWS: „Es gibt bei ihm morphogenetische Felder aus seiner Familie, die es aufzulösen gilt. Die ihn auch hindern, an das, was er Liebe zu seiner Partnerin nennt, zu kommen."

6.7 Fortpflanzungsorgane

Energetisch ist es wichtig, Folgendes mithilfe der geistigen Freundinnen und Freunde zu harmonisieren: Wurzelchakra (energetisiert das zweite Chakra), Sakralchakra (Sexualität), Herzchakra (Immunsystem), Halschakra (Kreativität), Drittes Auge (Drüsen), Thymusdrüse, Eierstöcke bzw. Hoden, innere und äußere Fortpflanzungsorgane (z. B. Gebärmutter), Leber, Milz, Kreislauf, Lymphe (Kapitel „6.14 Lymphsystem"), Nerven, Lendenwirbelsäule, Bindegewebe. Ferner sollte sichergestellt sein, dass sich keine Zwillingsseelen etc. bei der betreffenden Person aufhalten (Kapitel „4.42 Zwillings-, Drillingsseelen etc.").

GWS: „Warum pflanzt ihr euch fort? Um Kinder in die Welt zu bringen, richtig. Viele Seelen warten darauf, zu euch kommen zu können. Die Kinder der Neuen Zeit kommen aus der bedingungslosen Liebe. Dies ist für euch nichts Neues. Doch was daran neu ist: Sie suchen sich ihre Eltern sehr bewusst aus. Dabei gehen sie nach genau diesen Kriterien vor: Sie suchen sich Eltern aus, die bewusst mit dem Leben umgehen, denn sie brauchen noch eine Führungshand, die sie unterstützt für ihre große Aufgabe. Ihr fragt euch, was hat dies mit meiner Erkrankung zu tun? Alles! Denn sie bringt euch die Bewusstheit, die ihr benötigt, um diese Wesen auf der Erde zu begleiten. Entweder bekommt ihr selbst diese Kinder in naher Zukunft oder ihr habt in eurer näheren Umgebung Kinder, die danach rufen, euch kennenzulernen. Es scheint fast ein bisschen unglaublich zu sein, wenn ihr diese Zeilen lest, aber es ist so!

Wir nennen euch somit praktische irdische Beispiele, wie ihr eurer Bestimmung näher kommen könnt:

Eine junge Frau möchte unbedingt Kinder haben, aber es stellt sich heraus, dass eine Erkrankung ihrer Fortpflanzungsorgane vorliegt. Wir helfen ihr dann auf der ätherischen Ebene. Sie sucht Ärzte auf (was in Ordnung ist, da viele Frauen nicht bewusst genug sind, um das zu spüren, was wir mit ihnen machen). Sie geht zu einem Medium und erhält diese

Informationen oder liest jetzt in diesem Moment diese Zeilen. Bewusstheit wächst stetig weiter und weiter. Die Seelen der Neuen Zeit sehen, dass sich ihre zukünftige Mutter weiterbildet und schon ist der Weg für eine Schwangerschaft frei.

Eine ältere Dame sieht, dass ihr Leben trotz ihres Alters im Umbruch ist. Sie weiß aber nicht weiter. Dann stellt sich bei einer Vorsorgeuntersuchung heraus, dass ihre Gebärmutter physisch erkrankt ist. Wir sind wieder dabei, ihr zu helfen. Sie geht zu einem Medium, erhält diese Informationen oder liest jetzt in diesem Moment diese Zeilen. Bewusstheit wächst stetig weiter und weiter. Entweder wird in der Nachbarschaft ein Kind der Neuen Zeit geboren oder es ist ein Kind in der Nachbarschaft, bei dem sie schon länger das Gefühl hat, helfen zu wollen.

Ein junger Mann erlebt bei der Arbeit Mobbing. Er stellt somit seine Männlichkeit infrage und wird auf Dauer physisch krank. Er sucht Ärzte auf (was total in Ordnung ist, da viele Männer nicht bewusst genug sind, um das zu spüren, was wir mit ihnen machen). Er geht zu einem Medium, erhält diese Informationen oder liest jetzt in diesem Moment diese Zeilen. Bewusstheit wächst stetig weiter und weiter. Seine Berufung liegt in einem anderen Feld. Fühlst du dich jetzt davon angesprochen, so sagen wir dir: Ja, du hast es dir ausgesucht und arbeitest mit den Kindern der Neuen Zeit.

Ein Manager erlebt seine Tätigkeit als unzureichend, fühlt sich körperlich schlapp und unausgeglichen. Eine ärztliche Untersuchung macht es ihm klar, seine Fortpflanzungsorgane arbeiten nicht so, wie sie sollen. Seine Frau ist zu Hause mit den zwei Kindern. Auch er hält sich durch seine Krankheit jetzt mehr zu Hause auf. Schaue dir deine Kinder einmal ganz bewusst an und auch hier wächst die Bewusstheit. Es stellt sich die Frage: Wie lässt sich beides miteinander verbinden? Seine Frau möchte auch wieder arbeiten gehen. Für dich, der du betroffen bist, heißt dieser

Gruß von uns: Beschäftige dich mehr mit deinen Kindern. Die Zeit ist reif dafür. So wird die Krankheit verschwinden.

Ein älterer Herr lebt allein. Er hat eine Erkrankung der Fortpflanzungsorgane. Wir sind dann gerade dabei, ihm auf der ätherischen Ebene zu helfen. Er sucht Ärzte auf (was vollkommen in Ordnung ist, da viele Männer noch nicht bewusst genug sind, um das zu spüren, was wir mit ihnen machen). Er geht zu einem Medium, erhält diese Informationen oder liest jetzt in diesem Moment diese Zeilen. Bewusstheit wächst stetig weiter und weiter. Hast du schon einmal überlegt, welche Kinder oder bewusste Familien in deiner Nähe sind? Sie brauchen dich, ja, genau dich!!! Überlege, wie du dich in ihre Familie integrieren kannst! Deine Krankheit wird innerhalb kürzester Zeit schwinden.

So, dies sind jetzt erst einmal genügend Beispiele für die Bestätigung unserer Aussagen! Seht ihr, liebe Menschen, so wachst ihr alle aneinander und eine Krankheit ist ein Segen für euch und eure Umgebung.

Einige Fortpflanzungserkrankungen haben auch mit alten Leben zu tun. Um das zu überprüfen, geben wir dir jetzt eine Übung an die Hand: Sieh dir vor deinem geistigen Auge deine Gebärmutter bzw. Hoden an. Warte eine gewisse Zeit, bis du ein klares Bild erkennen kannst. Stelle dir vor, dein Fortpflanzungsorgan ist eine deiner Lieblingsblumen. Wie sieht sie aus? Sind die Blätter frisch, aufrecht stehend, riecht sie gut (vielleicht nimmt deine Nase diesen Duft auch gerade wahr)? Schaue dir dein Bild ehrlich an! Wenn du den aktuellen Zustand wahrgenommen hast, frage dich, wie dein Fortpflanzungsorgan in einem entsprechenden alten Leben ausgesehen hat (mache dir keine Sorgen, wenn du nicht genau weißt, um welches Leben es sich handelt! Dein Unterbewusstsein weiß, wo es lang geht!) Siehst du keine wunderschöne aufrecht stehende Pflanze oder sogar einen Baum, so hängt deine jetzige Erkrankung mit dem Leben zusammen!"

Als wir gezeugt wurden, kann es sein, dass gleichzeitig ein Zwilling, ein Drilling usw. gezeugt worden ist, der unbemerkt verstorben ist. Die Seelen können noch bei uns sein und unser Leben sehr negativ beeinflussen. So war bei einem Klienten eine Zwillingsseele und er hatte ein Hodenkarzinom entwickelt. Wir haben die Seele gebeten, mit den geistigen Freundinnen und Freunden in die geistigen Reiche zu gehen. Die GWS sagte, dass sich der Hodenkrebs nicht entwickelt hätte, wenn die Zwillingsseele vorher in die geistige Welt geleitet worden wäre!

Als ich die geistigen Freundinnen und Freunde zum Thema Zwillings-, Drillingsseelen etc. gefragt habe (Kapitel „4.42 Zwillingsseelen, Drillingsseelen etc."), haben sie noch etwas zu Erkrankungen der Fortpflanzungsorgane gesagt.

Laya: „Ist es wichtig zu testen, ob Zwillings-, Drillingsseelen etc. vorhanden sind und sie ggf. in die geistige Welt begleiten zu lassen?"

GWS: „Ja, dies ist sogar sehr wichtig. Sie können im Nachhinein bei einem Mann Prostatabeschwerden oder bei einer Frau Gebärmutterbeschwerden hervorrufen. Wie wir euch sagten, wenn es um Geschlechtskrankheiten geht, liebste Laya, kannst du dich noch daran erinnern?"

Laya: „Genau."

GWS: „So ging es ja um die neuen Kinder der Neuen Zeit. Dass es wichtig ist, die Kinder der Neuen Zeit um sich zu scharen oder ob es eventuell selber ansteht, ein Kind in die Welt zu setzen. So erweitern wir das Ganze noch: Oder ob eventuell noch eine Zwillings-, Drillingsseele oder wie auch immer, noch vorhanden ist, die schon von Geburt an da war. Die noch ihre Daseinsberechtigung bis zu dem Moment hatte."

Wir halten den Tensor in das Kronenchakra unserer Visualisierung von uns und fragen die geistigen Freundinnen und Freunde, ob eine Zwillingsseele bei uns ist, bzw. Drillingsseelen, Vierlingsseelen etc. bei uns sind. Es ist möglich, dass keine Zwillingsseele bei uns ist, aber eine Drillingsseele, da die Zwillingsseele schon an den Ort gegangen ist, an den sie nach Urgesetzen gehört. Zeigt der Tensor mit einer Rechtsdrehung ein „Ja" an, können wir die geistigen Freundinnen und Freunde bitten, die Seele oder die Seelen, in die geistigen Reiche zu geleiten. Unser Arm wird mit seiner Bewegung die Arbeit der geistigen Freundinnen und Freunde anzeigen. Steht er still, ist die Seele bzw. sind die Seelen nicht mehr bei uns. Wir bedanken uns und messen nach. Wir können die Seelen auch begleiten, indem wir ihnen beschreiben, wie schön die geistigen Reiche sind und dass dort wundervolle Lichtwesen sie erwarten. Wir sollten in regelmäßigen Abständen überprüfen, ob die Seelen zurückgekommen sind. Falls das der Fall ist, sollten wir sie wieder in die geistigen Sphären begleiten lassen. Wir ziehen die Seelen an, weil wir uns dann ggf. nicht allein fühlen und wir so ein schönes warmes Gefühl z. B. in unserer Gebärmutter fühlen. Wenn bei uns eine Drillingsseele ist und keine Zwillingsseele, hat sich die Zwillingsseele schon in die geistigen Reiche begeben.

Ich führe hier zwei Beispiele aus der Praxis an, bei denen es zwar nicht um Erkrankungen der Fortpflanzungsorgane geht, aber um den Wunsch, Kindern das Leben zu schenken.

Eine Ausbildungsteilnehmerin wünschte sich einen Mann und Kinder. Ich habe mit meinem Tensor getestet, ob sie einen Freund möchte und bekam „Nein" als Antwort. Dann habe ich getestet, dass die Ursache in einem vergangenen Leben lag, in dem sie eine negative Beziehung zu einem Mann hatte. Ich konnte die Situation, sie und den Mann innerlich sehen, sodass die Situation noch einmal gefühlt wurde, bevor wir Erzengel Michael gebeten haben, die Verbindung zu dem vergangenen Leben zu durchtrennen und die geistigen Freundinnen und Freunde, die Situation zu transformieren. Dann konnte ich messen, dass sie nun in einer Beziehung mit einem Mann leben will. Weiter habe ich getestet, ob sie Kinder möchte und bekam als Antwort „Nein". Dann habe ich getestet, dass ihre eigene Geburt schwierig war. Nachdem wir ihre Geburt gefühlt und dann die geistigen Freundinnen und Freunde gebeten haben, die Traumatisierung aufzulösen und zu heilen, konnte ich testen, dass sie Kinder will. Heute hat sie einen Freund.

Eine Ausbildungsteilnehmerin hatte ein ambivalentes Verhältnis dazu, Kinder zu bekommen. Meine Messung ergab ein schwaches „Nein" auf die Frage, ob sie Kindern das Leben schenken möchte und ein mittelstarkes „Nein" auf die Frage, ob eine Seele zu ihr kommen möchte. Dann habe ich gefragt, ob ihre Zeit im Bauch ihrer Mutter geheilt werden solle. Der Tensor zeigte „Ja" an. Ich habe gefühlt, wie eng und stressig es für sie im Mutterleib war, und es ihr mitgeteilt. Sie konnte es auch fühlen. Dann habe ich die geistigen Freundinnen und Freunde gebeten, die negative Situation aufzulösen. Ihre Kindheit musste auch noch einmal gefühlt und transformiert werden. Meine Tensorabfrage ergab dann, dass es mehr nicht zu tun gab, nun eine oder mehrere Seele(n) durch sie geboren werden wollen und sie Kindern das Leben schenken möchte.

6.7.1 Menstruationsbeschwerden

GWS: „Ihr Frauen, ihr seid natürliche weibliche Wesen. Es ist wichtig, dass ihr euch von der großen Masse nicht so stark beeinflussen lasst. Beobachtet Führungsqualitäten oder Führungspositionen. Es gibt große Konzerne bei euch auf der Erde. Und diese Konzerne sind u. a. auch Pharmaindustrien. In den Vorständen sitzen zum größten Teil Männer und wirklich männliche Männer. Männliche Männer, die vor allen Dingen das Geld damit verdienen, dass sie euch Frauen auf diese Art und Weise unterdrücken können. So erzählen sie euch - entschuldigt, dass wir dies so direkt sagen - wahre Ammenmärchen über eure Menstruationsbeschwerden oder demzufolge später noch über die Menopause. Ihr seid eine unendlich große Kraft. Und der größte Teil dieser Beschwerden besteht einfach nur darin, dass ihr eure Weiblichkeit unterdrücken lasst. Sie möchten euch von Medikamenten abhängig machen. Dabei gibt es bestimmte Kräuter im Heilsystem, die euch garantiert helfen würden. Ihr sagt so schön: „Es ist gegen jede Krankheit ein Kraut gewachsen." Oder es liegt ein Mineralstoffmangel vor. Zum Beispiel tritt auch hier wieder die heiße Sieben in den Vordergrund - das Schüßlersalz Magnesium phosphoricum, was euch sehr stark helfen kann. Und diese Menstruationsbeschwerden, die im Bereich der Gebärmutter sitzen, haben etwas mit dem Thema Weiblichkeit an sich zu tun, mit der Kraft der Frau."

6.7.2 Wechseljahre

GWS: „Ihr lieben Frauen, ihr macht aus den Wechseljahren wirklich große Probleme. Und ihr weiht sozusagen große Pharmaindustrien dort ein und viele Ärzte, die männlich sind, und eigentlich nicht viel Verständnis für eure Art haben und gebt ihnen sozusagen Nahrung. Die Wechseljahre sind etwas Selbstverständliches für die Frau. Es ist ein ganz natürlicher Übergang. Und ihr, liebe Frauen, beobachtet eure Gedankengänge. Es ist klar, dass es hormonelle Umstellungen in euren Körpern gibt. Aber selbst die Natur hat dort Maßnahmen getroffen, um euch mit Kräutern und Pflanzen zu helfen. Und es bedarf keiner Hormontherapie oder dem ständigen Schlucken von Hormonen. Dies ist absolut nicht notwendig. Das gedankliche Problem, von dem wir gerade sprachen, ist, dass einige Frauen nicht gerne älter werden, weil sie in den alten Menschen keine Weisheit erkennen. Sodann gehört das Altwerden mit zum Leben. Schaut euch die Natur an. Es gibt den Frühling, den Sommer, den Herbst und den Winter. Die Wechseljahre könnt ihr gleichsetzen mit den Jahreszeiten Herbst und Winter. Dies ist ein ganz natürlicher Prozess, der dann einsetzt. Und je weniger ihr euch in Gedanken damit beschäftigt, dass es Probleme geben könnte, sondern dass alles gut wird, umso einfacher wird dieser Übergang. Für die Frauen, die in den Wechseljahren sind, sei noch einmal betont, ist es sehr wichtig, Kontakt zu ihren Füßen aufzunehmen. Vor allen Dingen zu sehen, wie der Kontakt zu Mutter Gaia steht. Wenn ihr extreme Hitzewallungen habt, so könnt ihr Mutter Gaia bitten, all diese Hitze aus dem Körper über eure Fußchakren wie mit großen Staubsaugerrohren herauszuziehen. Und stellt euch vor, wie ihr das Ganze heraus ziehen lasst. Mutter Gaia ist euch bei dieser ganzen Aktion sehr gerne behilflich. Es ist auch vollkommen in Ordnung, dass ihr Frauen diese Energien abgebt, denn sie werden bei ihr transformiert. So bedankt euch dann noch bei Mutter Gaia und hüllt euch selber in rosa Licht ein. Aus dem geistigen Heilen wäre es wichtig zu sagen, dass ihr Gesundheitsvorsorge betreibt. Wenn ihr bei der Ausbildung des geistigen Heilens dabei seid und ihr alle Kniffe gelernt habt, so wendet diese Kniffe bei euch an.

Liebste Laya, was fällt dir an den Chakren auf, wenn Frauen Probleme haben mit den Wechseljahren?"

Laya: „Vor allem das erste, zweite, vierte und fünfte Chakra und auch Gebärmutter, Eierstöcke und die Lendenwirbelsäule weisen häufig energetische Schwächen auf."

GWS: „Und du lehrst diese Methoden und es ist sehr einfach, dies täglich durchzuführen."

Eine Ausbildungsteilnehmerin hatte Probleme mit den Wechseljahren. Meine Messungen ergaben, dass sie von ihrer Großmutter besetzt war, die nicht älter werden wollte, da sie dann für die Männer nicht mehr attraktiv ist. Das gleiche Negativmuster hatte die Ausbildungsteilnehmerin. Wir haben die geistigen Freundinnen und Freunde gebeten, die Besetzung und das Negativmuster aufzulösen. Danach hatte sie keine Beschwerden mehr mit den Wechseljahren.

Bei einer anderen Ausbildungsteilnehmerin hingen ihre Wechseljahrsbeschwerden damit zusammen, dass sie das Gefühl hatte, nun nicht mehr gebraucht zu werden. Auch das Negativmuster haben wir von den geistigen Freundinnen und Freunden auflösen lassen. So verschwanden ihre Beschwerden.

6.8 Gehirn und Nervensystem

Das Gehirn wird vom Dritten Auge und vom Kronenchakra energetisiert. Das Herzchakra und die Thymusdrüse harmonisieren die oberen Chakren. Ein Teil der vom ersten-, zweiten- und dritten Chakra aufsteigenden Energien werden umgewandelt und zu dem Kopfchakra und dem Gehirn weitergeleitet.

Energetisch ist es wichtig, Folgendes mithilfe der geistigen Freundinnen und Freunde zu harmonisieren: Alle Chakren, Thymusdrüse, Gallenblase, Gehirn, Leber, Halswirbelsäule, Atlas, Kreislauf, Lymphe, Nacken. Erkrankungen des Gehirns können durch Handystrahlen ausgelöst werden (Kapitel „4.17.3 Elektrosmog, Handystrahlen"), da das Gehirn beim Telefonieren mit Handys und schnurlosen Telefonen erhitzt wird und nachweisbar Zellschädigungen auftreten. Wir können auch unser Nervensystem in unserer Visualisierung mit der violetten Flamme energetisieren und mit z. B. Silber stabilisieren.

GWS: „Wir beobachten euch seit vielen, vielen Leben. Ständig durchlauft ihr die Spirale von Freud und Leid. Gerade, wenn es um euer Nervensystem geht, seid ihr extrem anfällig. Euch gehen die Nerven durch oder „geh mir nicht auf die Nerven". Jedes Mal schickt ihr feine Informationen an eure Nervenbahnen. Eure Nerven sind dazu da, euch überhaupt lebensfähig für die Erde zu machen. Wesen auf anderen Planeten haben entweder keinen physischen Körper oder sie besitzen kein Nervensystem. Natürlich ist dies noch nicht ganz vorstellbar, doch wir Meister wandern seit Äonen auf eurem und auf anderen Planeten. Mit wachsender Begeisterung sehen wir, wie wieder alles zusammen wächst. Eure Nerven sind euer Nervenkostüm. Wie ein echtes Kostüm, so könnt ihr es euch auch energetisch vorstellen. Die Nerven hüllen euch ein. So denkt daran, welche Informationen ihr in eure Nervenbahnen leitet. Dazu sei auch gesagt, dass die synaptischen Verbindungen fähig sind, sekundenschnell zu arbeiten und zu leiten. Sodann, wenn Nervenbahnen unterbrochen sind, könnt ihr daran erkennen, dass es an der Zeit ist, Gedankenmuster zu kappen, sonst tauchen größere physische Schäden an den entsprechenden Körperstellen auf. Ja, ihr lest recht, denn dies ist der Moment der Heilung! Nun fragt ihr, warum? Mir ging es vorher doch wesentlich besser. Es entkommt keiner dem göttlichen Prinzip!!! Keiner! Jeder von euch hat spezielle Aufgaben hier und ist voll involviert im Übergang zum Goldenen Zeitalter. Wenn eine Nervenerkrankung euren gesamten Körper betrifft, so möchten wir euch mitteilen, dass es bereits mehrere Leben gedauert hat, um diese Erkrankung manifestiert zu bekommen. Denkt einmal darüber nach, wer euch in eurem näheren Umfeld auf die Nerven geht! So war es in einem anderen Leben anders herum. Denn euer Ego möchte auch an dem Goldenen Zeitalter teilhaben! Ihr solltet nur noch mal über die Aufgabenverteilung mit ihm/ ihr/ es sprechen. Erkennt es daran, dass, wenn euer Ego euch antwortet, seid ihr besonders gereizt, wütend und so weiter! Wenn ihr wieder in Ruhe seid, könnt ihr diese Zeilen weiter lesen. Euer Herz freut sich über die Botschaften. Denn euer Herz versteht das und ihr empfindet wieder Lebenssinn. Geht in die Eigenverantwortung und seht, dass nur ihr dazu fähig seid, euer Leben im Hier und Jetzt zu sehen und gegebenenfalls etwas zu verändern. Beschäftigt euch mit Mindmapping* und seht die Konsequenzen aus dem alten Leben und danach, seht die Konsequenzen, die aus positiven Lebensmustern resultieren."

*Wikipedia: „Eine Mind Map, engl. für Gedankenkarte, beschriebt eine besonders von Tony Buzan geprägte kognitive Technik, die z. B. zur Erschließung und visuellen Darstellung eines Themengebietes, zur Planung oder für Mitschriften genutzt werden kann. Hierbei soll das Prinzip der Assoziation helfen, Gedanken frei zu entfalten und die Fähigkeiten des Gehirns zu nutzen. Die Mind Map wird nach bestimmten Regeln erstellt und gelesen."

6.8.1 Gehirnzellen aktivieren
Laya: „Wollt ihr uns eine Möglichkeit mitteilen, wie wir unsere Gehirnzellen aktivieren können?"

GWS: „Die Gehirnzellen selber werden des Nachts bei euch aktiviert. Deswegen ist es wichtig, dies nicht aktiv von eurer Seite beeinflussen zu wollen, denn wir tun es sowieso des Nachts. Denn das Aktivieren der Gehirnzellen an sich ist körperlich eine sehr anstrengende Angelegenheit. Es ist fast schon, auf eine gewisse Art und Weise, ein chirurgischer Eingriff. Und nach einem schon fast chirurgischen Eingriff sollte sich der Körper sehr viel Ruhe gönnen und vor allem physische Ruhe gönnen, was tagsüber manchmal gar nicht so gut funktioniert. Deswegen ist dies etwas, was wir von unserer Seite aus selbstverständlich tun. Und wir möchten euch bitten, uns, was das betrifft, zu vertrauen."

6.8.2 Demenz

Energetisch ist es wichtig, Folgendes mithilfe der geistigen Freundinnen und Freunde zu harmonisieren: Alle Chakren, Thymusdrüse, Gehirn, Kopf, Kiefernebenchakren, Nebenchakren der Arme und Beine, Wirbelsäule.

GWS: „Altersverwirrt sein heißt, dass die Menschen loslassen von ihrem Leben. Dass es darum geht, wieder in die nächste Dimension einzuschreiten. Dies würde manchen Menschen bewusst sehr schwer fallen. Sie wollen nicht unbedingt vom Leben loslassen. So verhält sich ein dementer Mensch in dem Stadium etwa wie ein kleines Kind, das frisch auf die Erde kommt. So lernt auch dieser demente Mensch in dem Moment wieder, sich mit dem Göttlichen zu verbinden, mit dem Hier und Jetzt. Es ist ihm nicht wichtig, wie sein Nachbar heißt. Es ist ihm nicht wichtig, wie z. B. der Mann heißt. Für den dementen Menschen ist es so, wie es jetzt in dem Moment gerade ist, absolut in Ordnung. Für ihn wird nur ein weicherer Übergang zum Tod geschaffen. Dies hört sich für euch sehr hart an, ist es aber nicht, weil es noch viel härter wäre, wenn dieser Mensch diese Krankheit nicht hätte und dann sterben würde. Er hängt sehr an dem Leben. So lernt der Verstand loszulassen und die höhere Intuition kann im Alltag wirken. Natürlich erscheint es für euch manchmal etwas absurd und es passt euch nicht in euer Alltagsleben mit hinein, wenn plötzlich jemand einfach auf die Straße geht, weggeht und dann nicht weiß, wo er hingeht und auch den Weg nach Hause nicht wieder findet.

Aber lasst euch noch einmal gesagt sein, für dieses Wesen ist es absolut in Ordnung. Für euch bedeutet das natürlich mehr Arbeit, aber auch ihr als Erwachsene im Umkreis von dementen Menschen könnt von diesen Wesenheiten lernen. Sie sind nicht dumm oder naiv, nein, ganz im Gegenteil. Sie nähern sich dem Göttlichen auf ihre Art und Weise an. Natürlich seid ihr versucht, auf der Erde neue Medikamente zu erforschen, damit dies nicht weiter passieren kann.

Im Goldenen Zeitalter und allem, was danach kommt, wird es dies auch nicht mehr geben. Die Menschen kommen dann auf die Erde und wissen von klein auf, dass sie aus der Göttlichkeit kommen und dementsprechend auch wieder zur Göttlichkeit hingehen. Sie werden dies im Laufe ihres Lebens nicht vergessen – so, wie es viele ältere Generationen vergessen haben -, sondern sie bleiben auf diesem Level. Und deshalb braucht es solche altersbedingten Krankheiten dann auch nicht mehr zu geben. So versucht dies einmal von einem anderen Standpunkt heraus zu beobachten. Schaut, was euch alles nicht in euren Zeitplan hinein passt, denn ihr organisiert euren Alltag meist von morgens bis abends durch. Bestimmte Dinge sollten erledigt werden. Aber diese dementen Menschen passen nicht dort hinein. Genauso, wie auch zum größten Teil Kinder dort nicht hinein passen. Was sie zurzeit sehr, sehr stark anhand von Krankheiten wie ADS und ADHS zeigen. Aber sie alle haben den gleichen Sinn, die Göttlichkeit wieder mehr und mehr hier auf die Erde zu bringen. So geht das als Gesamtheit. Wenn ihr selbst dies jetzt lest, so möchten wir euch die Empfehlung geben, bleibt in der Göttlichkeit. Nehmt keinen Abstand davon. Lebt euer Leben so, wie ihr es leben wollt. Alles andere, was ihr nicht leben wollt, lebt auch bitte nicht. Denn so bleibt ihr bei euch, eurer Göttlichkeit. Schaut euch eure Umgebung an. Was könnt ihr sein lassen? Seid ihr immer noch am Kritisieren? Versucht nicht, andere zu beurteilen. So bleibt ihr weiter in eurer Göttlichkeit. Dies sind einzelne Schritte, die dahin führen."

6.8.3 Multiple Sklerose

Energetisch ist es wichtig, Folgendes mithilfe der geistigen Freundinnen und Freunde zu harmonisieren: Die Nervenfasern, das Nervensystem, die Nerven-Umhüllungen und das Gehirn sind geschädigt. Die Chakren sollten harmonisiert werden (Kapitel „4.18.2 Harmonisierung der Chakren") unter besonderer Berücksichtigung und Korrektur der Größe der Chakren (Kapitel „4.18.3 Größe der Chakren"). Die Drüsen (Kapitel „4.19 Drüsen"), die Wirbelsäule (Kapitel „4.15.1 Harmonisierung der Wirbelsäule") und vor allem der Atlas sollten ggf. harmonisiert werden. Die negative Wirkung von Erdstrahlen-, Handystrahlen-, Elektrosmogbelastung ist auszuschalten (Kapitel „4.17.2 Erdstrahlen", „4.17.3 Elektrosmog, Handystrahlen"). Die Nahrungsmittel sollten auf ihre Verträglichkeit hin überprüft werden (Kapitel „4.12 Nahrungsmittel etc."). Getreide und Fleisch von Gras und Getreide fressenden Tieren werden häufig nicht vertragen. Es ist gut, zu meditieren, um die Identifikation mit den Gedanken aufzulösen.

GWS: „Nun ist es an der Zeit, euch weiter hinter den Schleier schauen zu lassen. Denn ihr habt alle so viel auf der Erde und auf anderen Planeten gelebt, dass jeder von euch darüber viele Bücher verfassen könnte. Es fehlt einfach nur noch der klare Blick dafür. Wir bilden euch nach und nach in der Klarheit aus. Des Nachts sind wir unterwegs mit euch. Ihr seht so wundervolle Tempelanlagen. Manchmal seid ihr am frühen Morgen oftmals ermüdet, doch es hat alles seine Ordnung. Das könnt ihr uns glauben. Die Wesenheiten der geistigen Welt und eure geistigen Führer sind immer an eurer Seite.

Nun erwacht ihr am Morgen und fragt euch, warum ausgerechnet ihr solche Erkrankungen habt. Ja, dies ist eine wahrhaft berechtigte Frage. Ihr seid dann verwirrt und seht nicht mit den Augen der Klarheit. Wie kann ein Körper ausgerechnet die Information annehmen, sein Gehirn verknöchern zu lassen? Es hat mit euren alten Vorstellungen zu tun, die ihr nicht zur Seite schieben könnt oder auch nicht wollt! Ja, ihr lest richtig. Bei der MS-Erkrankung sind diese alten Vorstellungen auch noch aus letzten Leben. Liebe Menschen, entscheidet euch bewusst, diese Vorstellungen loszulassen. Bleibt mit allen Dingen, die ihr denkt und tut bei euch und geht nicht zu den anderen. Überlegt nicht ständig, was andere über euch denken könnten oder was ihr für andere Menschen tun könnt. Wenn ihr solch eine massive, lebensbedrohliche Erkrankung habt, ist es an der Zeit, den Blick in den eigenen Spiegel zu wagen. Wir wissen, dass dies schwierig ist, denn wie lange haben sich die Gedanken in dieser Form anhäufen müssen, um solch ein Resultat zu zeigen. Denkt immer daran, der Körper ist euer Vehikel für das Leben im Goldenen Zeitalter. Ihr wollt jetzt mit dabei sein.

Wir lieben und respektieren euch und möchten euch eine Übung mit an die Hand geben. Setzt euch in Ruhe hin, sodass es bequem für euch ist. Schließt die Augen und stellt euch euer Gehirn in den schönsten Farben vor. In dem Moment kann die göttliche Wahrheit das Gehirn durchfluten. Schließt mit der Farbe Rosa ab, damit sich der Zustand stabilisiert.

Wiederholt die Übung so oft es euch möglich ist. Eure Körper haben sehr starke physische Schäden angenommen. Ihr werdet sehen, mit der Zeit gehört diese Übung zum Alltag wie Zähne putzen. Dann spürt ihr die Kraft und die Augen der Klarheit können eure Erkrankung als Geschenk sehen."

6.8.4 Parkinsonsche Krankheit

Energetisch ist es wichtig, Folgendes mithilfe der geistigen Freundinnen und Freunde zu harmonisieren: Aura, alle Chakren (vor allem Wurzel-, Solarplexuschakra und Drittes Auge), Nebenchakren an den Armen und Beinen, Wirbelsäule, Kopf, Gehirn, Lungen

GWS: „Die Parkinsonsche Krankheit erstaunt euch in dem Sinne so sehr, weil die Menschen in ihrer Motorik sehr stark nachlassen und immer langsamer werden in allem, was sie im rein Äußerlichen tun. In dem rein Inneren passiert aber etwas ganz, ganz anderes. Parkinson-Menschen, die diese definierte Krankheitsaussage bekommen, müssen immer alles alleine regeln. Haben immer alles alleine geregelt. Konnten kaum Hilfe von außen zulassen. Im Alltag kommt Ihnen das zum Tragen, wenn sie dieses Gefühl von Gemeinschaft im tiefsten Inneren, von ihrer Seeleninformation her, nie bekamen. Und so äußert sich diese Krankheit so, dass der Geist und der Verstand, vor allen Dingen der Verstand, von innen her immer schneller wird. D. h. dieser Hamster im Laufrad, der läuft sich schon Blasen. So weit ist es schon mit dem Verstand. Wenn diese Menschen nicht trainiert haben, ihren Geist in Ruhe halten zu können, so ist das eigentlich ein innerer Zustand, der mit absoluter Panik gesegnet ist. Das ist absolute Panik. Die Motorik möchte von außen dieser Panik etwas entgegensetzen, nämlich die Ruhe. Weil diese Menschen sonst abdrehen würden, wenn sie sich jetzt auch noch schnell bewegen könnten. Die Parkinson-Leute machen dann zwar, wenn sie denken, dass sie schnell gehen, ganz kleine Tippelschritte. Aber wenn ihr es auf der ganzen Ebene beobachtet, ist es natürlich sehr langsam. So ist diese verlangsamte Motorik eine Art Schutzmechanismus für das, was im Geist und im Verstand abgeht. Und sodann ist es leicht zu beantworten, was zu tun ist. Es ist, immer weiter den Geist zu beruhigen. Und der Seele das Gemeinschaftsgefüge wieder bewusster zu machen. Das ist das Non plus Ultra. Mehr ist nicht zu tun. Natürlich, im rein Äußerlichen wirkt sich das darauf aus, dass die Muskeln sich verkürzen und so etwas. Dafür seid ihr Spezialisten auf der Erde und könnt eure Dinge durchführen, die ihr sonst auch nutzt. Das ist natürlich wichtig. Ansonsten ist es wichtig, dass Parkinson-Menschen das äußere Gefüge wieder ein Stück mehr wahrnehmen. Nicht nur sich wahrnehmen, sondern auch andere wahrnehmen. Und dass andere Menschen ihnen auch ganz echt helfen wollen. Das ist eine Information, die die Seele zu dem Zeitpunkt nicht mehr hat. Das scheint wie weggeschnitten, förmlich herausgetrennt zu sein. Und diese Information braucht die Seele wieder, damit dann die Augen auch wieder wacher werden. Sie verlieren ja auch sogar ihre Gesichtsmimiken. Die Muskulatur lässt so weit nach, dass sie dann sogar ein steinernes Gesicht haben. Wenn ihre Seele die passende Information hat, kommen sie auch wieder in das Lachen hinein. Dann trainieren sie es. Sie nehmen vielleicht auch wahr, dass es anstrengend ist. Aber da wird dann wieder ein Teil in ihnen wach der sagt, „Moment mal, hier läuft gerade was ganz anders." Die Menschen die meinen, dass sie die Dinge alle alleine zu regeln haben und nichts anderes neben sich akzeptieren können, sind prädestinierte Parkinson-Menschen. Das betrifft nicht nur alte Menschen, sondern auch immer mehr junge Menschen und dieser Gang auf der Erde wird zunehmen. Aber sodann, wenn du die Seeleninformation wieder veränderst, sollte es in die andere Richtung gehen."

6.9 Haare

6.9.1 Haarausfall

Energetisch ist es wichtig, Folgendes mithilfe der geistigen Freundinnen und Freunde zu harmonisieren: Sakralchakra, Herzchakra, Halschakra, Drittes Auge, Kronenchakra, Thymusdrüse, Halswirbelsäule, Gehirn, Leber, Milz, Nieren. Wir können Haarausfall entgegenwirken, indem wir die Kopfhaut unserer Visualisierung von uns mithilfe der geistigen Freundinnen und Freunde gegen den Uhrzeigersinn reinigen, im Uhrzeigersinn mit violettem und dann mit grünem Licht energetisieren und mit Gold oder Silber stabilisieren. Ferner ist es wichtig die Wirbelsäule, besonders den Atlas (beim ersten Halswirbel) mit Rechtsdrehungen mit grünem Licht und dann mit der violetten Flamme zu energetisieren und mit Gold oder Silber zu stabilisieren.

GWS: „Bei euch Frauen ist Haarausfall oft ein Thema, weil es mit eurem Hormonspiegel zusammenhängt. Es gibt Zeitpunkte in eurem Leben, wo ein bestimmtes, aufbauendes Hormon nicht mehr produziert wird. Es wird dann definitiv abgebaut. Ganz wichtig ist es mit Silizea zu arbeiten, in energetischer Form oder in rein materieller Form, um dies Hormon aufzubauen. Was ja nicht nur mit den Haaren im Zusammenhang steht, sondern auch mit den Knochen, mit der Knochendichte generell. Das ist z. B. ein Thema, das euch Frauen betrifft.

Die Männer haben das gar nicht so stark. Bei manchen Menschen, und jetzt kommt die geistige Ebene, wenn der Verstand extrem stark ist, hat das auch manchmal damit zu tun, dass die Haare weggehen. Da werden die Haare, im wahrsten Sinne des Wortes, vom Verstand weggefressen. Menschen, die ein Gleichgewicht zwischen rechter und linker Gehirnhälfte haben, zwischen dem Emotionalen und dem Verstand, die haben meist keine Haarprobleme. Diese Thematik gibt es bei ihnen nicht.

So, liebste Freunde, könnt ihr euch vorstellen, wie ihr euch eine wunderschöne Gießkanne nehmt. Aus dem Hals vorne kommt wunderschönes helles, gleißendes Licht heraus. Und so könnt ihr eure Haarplatte gießen und ihr stellt euch dann vor, wie die Haarspitzen nach oben heraus gehen. Wie also die Haare sich wieder materialisieren. Es ist immer sehr wichtig, sich diesen Prozess vorzustellen. Ihr kennt dies z. B., wenn ihr körperliche Übungen aus dem Yoga- oder dem Qigong-Bereich oder aus anderen Bereichen durchführt, stellt ihr euch die Übung erst vor und dann führt ihr sie aus, damit ihr wisst, was euer Körper eigentlich leisten kann. Klappt die Vorstellung schon nicht, klappt es im rein Physischen auch nicht. Genauso ist das mit den Haaren ein Thema für sich.

Es geht darum, den physischen Körper gesund zu ernähren. Wenn ihr Haarausfall habt, ist es wichtig, dass ihr ab diesem Zeitpunkt viel Obst und frisches Gemüse und weniger Fleisch essen solltet. Haare hängen auch wiederum mit der Haut und den Nägeln zusammen. Wenn ihr Silizea seht, Silizea ist ein Bausalz, ein Fundament, so könnt ihr es auch sehen, dass wenn dieses Fundament nicht stimmt, und so sprechen wir ja über die rechte und linke Gehirnhälfte, wenn diese synaptischen Verbindungen untereinander nicht gegeben sind, gibt es auch Probleme im rein Äußeren mit den Haaren, mit den Nägeln, mit der Haut."

Laya: „Eine Klientin berichtete, dass immer, wenn sie die Pille absetzt, Haarausfall bekommt. Warum ist das so?"

GWS: „Es hat mit ihrer Weiblichkeit an sich zu tun und mit einem vergangenen Leben. Sie war tatsächlich mal ein Mann, der eine Glatze hatte und der unbedingt viele Haare haben wollte, aber irgendwie hat es nicht funktioniert. Er hat dann immer Medikamente genommen, damit dies besonders gefördert wird. Aber es hat leider keinen Effekt gehabt. Und zudem hatte dieser Mann damals auch einen schlechten Kontakt zur geistigen Welt. Er konnte auch nicht kommunizieren und manchmal gelangt sie noch in dieses alte Leben hinein. Aber eher unbewusst als bewusst natürlich. Dies ist einfach ein Zeichen. Und sodann möchten wir sie herzlich bitten, diese Verbindung zu diesem älteren Herrn aufzunehmen. Dieses ist ein einmaliges Ritual und mit Hilfe von Erzengel Michael die Verbindung aufzulösen, indem er sein Schwert in dieser Verbindung fallen lassen kann, damit sie auch ihre sozusagen physischen Probleme in dem Moment verliert. Und bei ihr ist es außerdem ein Zeichen, je mehr Haare sie verliert, umso mehr stupsen wir sie auf der anderen Seite an, dass sie den Kontakt weiterhin zur geistigen Welt behält. Sie ist manchmal in ihren Methoden, wie sie arbeitet, noch sehr wissenschaftlich, nach dem was sie gelernt hat. Wir möchten ihr den Stupser geben, dass es wichtig ist, dass sie an ihre Intuition mehr und mehr angeschlossen ist. Dies sind die beiden Gründe."

6.9.2 Graue Haare

Laya: „Warum bekommen Menschen graue Haare und wie können sie es ändern? Ich habe bei mir beobachtet dass dadurch, dass ich jeden Tag Todesmeersalz-Bäder nehme, meine Haare sich wieder von Grau auf meine vorherige dunkle Farbe geändert haben. Gibt es da einen Zusammenhang?"

GWS: „Ja, wie ihr aus dem alten Atlantis kennt, hat das Wasser einen reinigenden Effekt. Das Meersalz hat die Fähigkeit, diese Dinge wieder in

den Ursprungszustand hinein zu holen. Das wirkt z. B., wenn ihr Meersalzbäder an eurem Körper nehmt. So wird dort alles entfernt, was zu
hart ist oder an der Oberfläche nicht zu eurer Haut gehört. Und für euch
an den Haaren bedeutet es auch, dass sie in den Ursprungszustand wieder hineinkommen. Also mit dieser Farbe, die ihr die meiste Zeit eures
Lebens getragen habt."

Laya: „Können die Menschen auf geistigem Wege ihre grauen Haare in
den ursprünglichen Zustand verändern oder sind die Salzbäder das beste?"

GWS: „Diese Salzbäder sind hervorragend. Sodann möchten wir auch einen Aspekt mitteilen. Im alten Atlantis hat es natürlich auch diese weisen Atlanter gegeben. Wenn wir von weisen Atlantern sprechen, so meinen wir damit Menschen, die wirklich weise waren. Und die damit zuge-
hörend auch eine andere Haarfarbe getragen haben. Sie waren richtig
weiß oder sie waren hellgrau, was normal war. Ihr habt euch über mehrere Leben hinweg von eurem höheren Selbst wegentwickelt und jetzt
kommt ihr wieder darauf zu. Manchmal praktiziert ihr im Alltag Methoden, die doch recht veraltet sind. Es ist in Ordnung, wenn eine Frau oder
ein Mann graue Haare bekommt. Es wäre sogar ok, wenn ein Kind mit
grauen Haaren zur Welt kommt. Nein, dann müsst ihr gucken, ob etwas
dort nicht in Ordnung ist. Ihr wisst ganz klar, dass die Kinder der Neuen
Zeit ihre Lebensaufgabe eher leben. D. h. zeitlich gesehen entwickelt sich
ihr Körper, also all das, was das Körperliche ausmacht, wesentlich schneller. D. h. die Jungen bekommen eher Barthaare. Mädchen bekommen
früher Brüste. Der Stimmbruch kommt eher. Und ihr guckt schon gleich,
„oh, irgendwas kann mit meinem Kind nicht in Ordnung sein." Obwohl
wir euch dieses Wissen gegeben haben. Wir sagen, dass diese Kinder der
Neuen Zeit die Boten hier auf der Erde sind. Aber sie reagieren auch in
körperlichen Mustern anders, als ihr das vielleicht kennt. Sucht darin
nicht das Falsche, sondern seht darin auch das Schöne. Ihr könnt euch
freuen darüber, wenn z. B. die neue Kindergeneration und auch die, die

danach kommen werden, früher im Leben Bescheid wissen, was sie eigentlich tun wollen oder auch ihr kreatives Potential entdecken können. Wenn sie das an der Oberfläche leben können, ist es wunderbar. Da gibt es nichts zu kritisieren daran. Natürlich gibt es in dem Moment das zu kritisieren, dass eure Systeme zum Teil veraltet sind. Ja, das ist aber auch der einzige Aspekt. Das hat aber z. B. nichts mit den Kindern der Neuen Zeit zu tun. Da ist eher in dem System etwas, das noch nicht so ganz auf Vordermann ist. Aber auch da seht ihr gerade, es finden überall Umbrüche statt und das ist auch wunderbar."

6.10 Harnwege

Energetisch ist es wichtig, Folgendes mithilfe der geistigen Freundinnen und Freunde zu harmonisieren: Wurzel-, Sakral-, Solarplexus-, Herzchakra, Blase, Leber, Lunge, Milz, Niere, Harnröhre, Brust- und Lendenwirbelsäule, Kreislauf (Kapitel „6.12 Herz-Kreislauf"), Lymphe (Kapitel „6.14 Lymphsystem").

GWS: „Harnwege hängen mit dem Fluss des Lebens zusammen. Hier gilt fast das Gleiche wie im Verdauungstrakt, nur ist hier zu prüfen, was nicht ineinander fließt. Sodann lassen die Beschwerden nach, wenn ihr merkt, euer Leben fließt wieder. Auch hier geht es um den Sinn dieses Erdenlebens. Wer bin ich, was mache ich hier? Findet euren Seelennamen heraus oder lasst ihn euch channeln. Darüber könnt ihr eure Lebensaufgabe erfahren."

6.11 Haut

Energetisch ist es wichtig, Folgendes mithilfe der geistigen Freundinnen und Freunde zu harmonisieren: Wurzelchakra (Haut), Sakralchakra (Ausscheidung), Solarplexuschakra (Verdauung), Herzchakra (Immunsystem), Halschakra (Gefühle), Drittes Auge (Gedanken), Leber, Lunge, Milz, Nieren, Bindegewebe, Haut. Wir können uns als etwa 15 cm groß vor uns visualisieren und unsere Haut mithilfe der geistigen Freundinnen und Freunde mit Rechtsdrehungen unserer Hand mit grünem Licht, dann mit der violetten Flamme energetisieren und mit Gold oder Silber stabilisieren. Auf diese Weise können wir auch unser Bindegewebe mit Orange und Grün energetisieren und mit Gold oder Silber stabilisieren. Ferner ist es wichtig, wie in Kapitel „4.25 Ausleiten von materiellen Substanzen" beschrieben, Schwermetalle, Gifte, Impfschäden, Medikamentenrückstände etc. auszuleiten.

GWS: „Viele Hauterkrankungen und gerade jetzige Hauterkrankungen hängen mit eurer Umwelt zusammen und mit Giften, die ihr in euren Körper hinein bringt, die auf natürliche Art und Weise nicht so hineinkommen würden. Wir sprechen das Thema Impfen an. Ein ziemlich unangenehmes Thema hier auf der Erde. Sodann hat es auch damit zu tun, dass sehr viel Obst und Gemüse zurzeit gespritzt wird und nicht mehr dem Nährstoffgehalt entspricht. Und auf der anderen Seite hat es auch mit der erhöhten Schwingung zu tun. Ihr braucht Obst und Gemüse, um den Bedingungen hier auf der Erde standhalten zu können. Jemand, der sich nur säurehaltig ernährt, ist ein Mensch, dessen physischer Körper es so nicht mehr lange aushalten kann. Entweder geht er freiwillig von der Erde oder er wird sehr, sehr krank."

6.11.1 Trockene Haut
GWS: „Das Wasser, das ihr bekommt, ist zum größten Teil gechlort. Dieses gechlorte Wasser führt dazu, dass eure Haut nach und nach austrocknet. Deswegen ist es wieder wichtig, sich mit natürlichem Wasser zu waschen. Deshalb ist auch das Baden so wichtig, was wir in vielen Büchern betonen, die für uns gechannelt worden sind. Das Baden ist so wichtig, damit alle Salze und all das, was nicht in den Körper hinein gehört, ausgeschieden werden kann. Ihr trocknet euch von innen heraus aus. Dies gibt natürlich die Haut auch so weiter. Wo soll sie sonst hin damit? Sie ist ja das größte Ausscheidungsorgan, das ihr habt. Und wenn ihr euch mit natürlichen Fetten oder Ölen eincremt, so unterstützt ihr natürlich eure Haut. In Wasser mit Totem-Meer-Badesalz zu baden ist besser als mit chemischen Badezusätzen. Bleibt natürlich.

Versucht, in dieser Jahreszeit mehr barfuß zu laufen, damit ihr euch an den normalen Wassergehalt der Erde wieder anschließt. Stellt euch vor, dass eine braune, schwarze oder graue Brühe bei euch aus den Füßen herauskommt und durch die Fußchakren weitergegeben wird. Übergebt dies Mutter Gaia. Mutter Gaia weiß am besten, wie sie damit umzugehen hat. Denn ihr größter Teil besteht aus Wasser und aus Erde. Sie weiß, wo sie die Erde hin zu sortieren hat. Aber in euren Körper gehört sie nicht hinein. So bittet Mutter Gaia um Vergebung und sie wird euch helfen. So nehmt, wenn ihr trockene Haut habt, auch Kontakt zu Mutter Gaia auf, indem ihr euch auf den Rasen oder auf ihre Haut sozusagen legt. Geht mit Mutter Gaia weiter in Kontakt und schaut, welche Körperstellen noch angehoben sind oder welche Körperstellen sich bewusst Mutter Gaia zuwenden möchten. An diesen Körperstellen, die sich bewusst Mutter Gaia zuwenden möchten, führt diese Übung aus und gebt alle Schlackenstoffe an Mutter Gaia ab. Das ist eine sehr intensive Reinigung, natürlich noch intensiver als im Stehen."

6.11.2 Neurodermitis

GWS: „Eine Erkrankung über die Haut zeigt immer, dass es der Seele hier auf der Erde gerade nicht gut geht. Dass sie sich nicht wohl fühlt. Dass ein Teil der Seele eher damit beschäftigt ist, in andere Sphären wegzugehen. Dies tritt sehr häufig bei kleinen Kindern auf. Und man kann an der Stärke der Neurodermitis sehen, wie ein Kind leider auf die Erde geholt worden ist. Dies haben vorrangig auch Kaiserschnittkinder, die nicht zu ihrem Zeitpunkt geboren werden. Eine Geburt zeigt ja immer an, dass Mutter und Kind die Vereinigung spüren, dass es dann auch wirklich losgehen kann. Ein Kaiserschnitt beinhaltet dies nun absolut nicht. Und allein z. B. durch diese Tatsache treten dann auch Unverträglichkeiten durch Lebensmittel auf. Ihr versteht in dem Moment, es ist ein Teil der Seele, der noch nicht wirklich inkarniert ist, der noch nicht wirklich da ist. Und wenn dieser Teil dann mit Lebensmitteln konfrontiert wird, also einem Mittel, das am Leben erhalten soll, so findet in dem Moment eine Konfrontation statt. So kommt es dann zu diesen Hauterscheinungen.

Außerdem hängt es auch damit zusammen, dass ihr euch immer mehr und mehr in diesem Zeitalter danach sehnt, mit Wasser in Verbindung zu sein. Denn dies stammt aus diesem alten atlantischen Wissen. Dieses atlantische Wissen ist so wertvoll für euch und ihr spürt es immer mehr und mehr in euch aufkeimen. Die meisten Wesenheiten leben in großen Städten, mit viel zu viel Menschen um sich, was von der Natur aus absolut nicht so gegeben war. Aber ihr sucht es euch ja freiwillig aus. Nur ihr solltet auch mit den Konsequenzen klar leben können."

6.12 Herz-Kreislauf

Energetisch ist es wichtig, Folgendes mithilfe der geistigen Freundinnen und Freunde zu harmonisieren: Wurzel- (Muskelgewebe, Blutgefäße), Sakral- (Ausscheidung), Solarplexus- (Stress), Herz- (Herz) und Halschakra (Blutgefäße), Herz, Leber, Lunge, Milz, Nieren, Kreislauf, Herznebenchakra.

GWS: „Das Herz ist der Motor eures Körpers. Wenn ein Herz nicht funktioniert, kann ein physischer Körper nicht überleben. Dies ist eine Tatsache, die ihr bereits wisst. Das Herz teilt sich auf in zwei energetische Felder. Einmal in das Feld der bedingungslosen Liebe und in das Feld der bedingten Liebe. Die bedingungslose Liebe trägt die Farbe Rosa, die bedingte Liebe die Farbe Grün. So ist euer Herz damit beschäftigt, das Blut durch euren Körper zu pumpen. Sprich, die Freude, die unendliche Liebe, die Fülle, das Leben durch euren Körper zu pumpen. Haben es Menschen mit so einer Erkrankung zu tun, bedeutet es bei den älteren Menschen, dass ihr Herz gerade weiter geöffnet wird, die Chakren weiter geöffnet werden, weil sonst aufgrund der Schwingungen auf der Erde die Herzen nicht mehr standhalten können. So muss es größer werden.

Euer Herz ist ein Muskel. Und je mehr es pumpt, je mehr es mit Lebensfreude gefüllt wird, umso größer ist euer Herz. Stellt euch vor, ihr formt eure linke Hand zu einer Faust. Dies ist die Größe eures Herzens. Nun öffnet und schließt euer Herz. Und stellt euch vor, wie ihr rosa Licht der bedingungslosen Liebe hineingebt. Und so füllt ebenfalls die bedingte Liebe hinein, die Farbe Grün. Dies ist nun wichtig, damit die bedingte Liebe weitergegeben wird. Ihr könnt am Zustand eurer Hand sehen, wenn ihr das Pumpen eine Zeit lang durchführt, wie viel Entspanntheit dabei entsteht, wie viel Freude dadurch weitergegeben wird. Wie der Lebensfluss wieder in Bewegung gebracht wird.

Beschäftigt euch mit dem Thema Freude, Liebe, mit der bedingungslosen Liebe. Gönnt dem anderen Menschen etwas. Macht ihm kleine Geschenke. Freut euch für andere Menschen. Zeigt eure Liebe. Zeigt vor allen Dingen die Liebe eures höheren Selbstes. Auch hier geht es wieder um die Lebensaufgabe, die einen höheren Sinn spiegelt, warum ihr hier auf die Erde gekommen seid. Euer Herz wird kleiner und enger, wenn ihr euer höheres Selbst nicht zulasst, liebe Freunde. Wenn ihr es leben könnt und ihr hattet vorher ein kleines Herz, ein verspanntes Herz, so wird es ab und zu Herzschmerzen geben. Arbeitet auch hier weiter mit Mineralsalzen und mit Vitaminen. Ihr braucht das in dieser Zeit. Spürt ihr langsam die Größe, die euer Herz annehmen kann, wenn ihr eure Liebe durchfließen lasst. So sind dies die Ursachen für Erkrankungen dieses Bereiches."

6.12.1   Erschöpfung
Energetisch ist es wichtig Folgendes, mithilfe der geistigen Freundinnen und Freunde zu harmonisieren: Alle Chakren, Gehirn, Herz, Wirbelsäule, Kreislauf; die Aura von oben nach unten reinigen (Kapitel „4.17.1 Ausstreichen der Aura"), damit keine verschmutze Energie weitergetragen wird und dann von unten nach oben auszustreichen, um frische Energie nach oben zu führen; austesten, ob ein Virus der Auslöser ist (siehe Kapitel „4.25 Ausleiten von materiellen Substanzen").

GWS: „Erschöpfung hängt auf der einen Seite damit zusammen, dass euch euer Verstand regelrecht quält. Es laufen so viele Gedanken durch euren Kopf. Sobald ihr morgens die Augen öffnet, seid ihr damit beschäftigt, zu denken bis zu dem Zeitpunkt, an dem ihr wieder in den Schlaf hinein kommt. Dies ist eure träge Gedankenwelt. Und manche Gedanken kommen immer wieder. Es sind natürlich nicht nur positive, sondern zum größten Teil negative Gedanken. Ihr könnt mit euren Gedanken insofern Neues erschaffen, indem ihr aufhört, zu bewerten und zu beurteilen. Sondern einfach nur schauen mit den Augen, ohne eine Bewertung dazuzugeben.

Diese Erschöpfung hängt auch damit zusammen, dass es zurzeit hochfrequente Strahlen hier auf dieser Erde gibt. Mutter Gaia hat sich ganz bewusst für den Aufstieg entschieden. Ihr wisst es bereits und auch sehr, sehr viele Menschen ebenso. Und gerade diese bewussten Wesen möchten wir hier ansprechen - sie spüren dies so stark, weil ihr Kopf in einem gewissen Maße größer wird. Das Stammhirn wird sich ausweiten. Also das, was vom Gehirn als erster Teil hier mit auf der Erde war. Keine Angst, es hat nichts mit tierischen Instinkten zu tun. Einige mögen dieses wieder abwerten. Es hat zum Beispiel damit zu tun, die Atmung bewusst wahrzunehmen, denn die Atmung ist das Wichtigste. Es ist das, was euch hier überhaupt am Leben erhält, das Ein- und das Ausatmen. So, wenn ihr euch mit dem Thema Atmung auseinandersetzen möchtet, so wäre dies ein großer Vorteil, bewusster zu atmen. Dies ist eine sehr wichtige Sache.

Erschöpfung: So viele Leben habt ihr auch erfahren, dass ihr euch Dinge vorgestellt habt, dass ihr euch Dinge gewünscht habt für euer Leben und die sind sehr oft nicht eingetroffen. Dies hing mit der materiellen Dichte zusammen. Deswegen reden wir auch schon seit geraumer Zeit von einer Leichtigkeit, die in der Materie sein wird. Und deshalb ist es so wichtig für euch, mit dieser Leichtigkeit weiterhin umzugehen. Denn nun passiert tatsächlich das: Wenn ihr eure Gedanken auf das Göttliche ausrichtet und zu uns, der geistigen Ebene, den Kontakt weiter verfeinert, so werden sich alle eure Träume tatsächlich umsetzen. Träume, die wichtig sind für das Wohl der Erde, für das Wohl der Menschheit. Ziele, von denen ihr merkt, ihr habt als Gesamtheit wieder eine bestimmte Funktion. Es geht nicht um egoistische Ziele. Dies sei hier noch einmal bewusst betont. Aber stellt euch vor, es ist tatsächlich so, dass diese positiven Ziele, die ihr euch setzt, sich jetzt in den nächsten Jahren mehr und mehr verwirklichen werden. Denn wir möchten euch zeigen, dass das Göttliche ein Teil von euch ist, und dass ihr ein Ausdruck des Göttlichen seid. Gott möchte sich genauso erfahren. Wir sprechen bewusst die kritische Masse an. Denn es wird auf der anderen Seite immer noch viele, viele Menschen geben, die natürlich genau das Gegenteil von dem anziehen. Wir sprechen jetzt hier bewusst zu der kritischen Masse.

Erschöpfung ist auch ein Zeichen eurerseits, dass ihr mit uns in Kontakt kommen wollt. Denn im Schlaf seid ihr automatisch mit uns, mit der geistigen Ebene, verbunden. So gilt Schlaf nicht unbedingt als eine Phase, in der ihr nichts leistet, denn ihr seid eine sehr starke Leistungsgesellschaft. Sondern seht sie für euch als Bereicherung und euer physischer Körper benötigt Schlaf. Er benötigt auch Erschöpfung, weil ihr heute schon in manchen Sachen gar nicht mehr feststellen könnt, ob ihr tatsächlich noch weiter arbeiten könnt oder nicht. Wenn Erschöpfung kommt, wisst ihr ganz genau, dass es nicht mehr weitergeht. Wir möchten euch bitten, diesen Zustand zu akzeptieren. Euch dann zu respektieren und nicht zu verurteilen. Sondern euch diese Pause zu gönnen. Es wird dann wieder eine Phase kommen, in der ihr für euch weiter arbeiten könnt. Aber wenn jetzt gerade Erschöpfung angesagt ist, so ist sie auch angesagt. So nehmt sie wahr."

Laya: „Wollt ihr uns ein Symbol gegen Erschöpfung, also für mehr Lebensenergie, geben?"

GWS: „Es ist die sogenannte Lebensblume. Jede, jeder stelle sich die Blume vor, die er, sie am liebsten mag. Bildet in Gedanken einen Kreis um diese Blume oder den ganzen Strauch oder den Baum oder wie auch immer. Ganz wichtig ist es, darum einen Kreis zu bilden. Und diesen Kreis in Gedanken im Uhrzeigersinn zu beginnen und dann zu schließen. So lasst euch dieses Symbol um eure physischen Körper herum abschließen und lasst dieses Symbol auf euch wirken. Dieses Symbol ist wichtig anzuwenden, bevor ihr einschlaft, und wenn ihr morgens wieder aufwacht.

Da wir zurzeit so sehr an euch Menschen des Nachts arbeiten, wenn ihr schlaft, habt ihr manchmal wenig Energie für den normalen Tagesablauf. Ihr werdet sozusagen nachts von uns in die geistigen Sphären entführt in verschiedene Tempel, Schulen und so weiter. Ja, ihr habt richtig gehört. Ihr werdet nachts von uns ausgebildet und dies ist auch wichtig und richtig, um euer altes Bewusstsein immer mehr und mehr an die Oberfläche zu holen. Es ist absolut normal. Wir gaben es auch im Lichtkörperprozess durch, dass es wichtig ist, sich tagsüber auch einmal eine Pause zu gönnen. Sodann achtet auf euren Lebensrhythmus und auf den Tagesrhythmus generell. Versucht, dies auf die ganze Woche zu sehen und schaut euch die Tendenzen an, welche Tage ihr als starke Tage empfindet und welche Tage ihr als Ausruhtage empfindet. Bitte versucht, danach zu gehen. So unterstützt ihr uns des Nachts, denn diese Arbeit ist sehr, sehr wichtig für den Aufstiegsprozess der Erde. Und Mutter Gaia bedankt sich bei euch, dass ihr mit Geduld diesen Prozess ertragt. Denn er ist nicht immer ein leichter Prozess. Euer physischer Körper bedarf einige Zeit, bis er tatsächlich umgewandelt ist."

6.12.2 Schwindel

Energetisch ist es wichtig, Folgendes mithilfe der geistigen Freundinnen und Freunde zu harmonisieren: Alle Chakren, Augen, Gehirn, Herz, Ohren, Herznebenchakra, Kiefernebenchakren, Halswirbelsäule (Atlas), Kreislauf. Manchmal tritt Schwindel auf, wenn das Kronenchakra zu weit geöffnet ist.

GWS: „Ihr seid es nicht mehr gewohnt, euer Gleichgewichtsorgan zu trainieren. Ihr macht dies in bestimmten Übungsformen, in sogenannten Sporteinheiten. Aber ihr seid es nicht mehr gewohnt, im Alltag für euer Gleichgewicht zu sorgen. Im rein motorischen Bereich braucht ihr es nicht mehr. Dies ist eine negative Sache, die der Wohlstand mit sich bringt. Der Wohlstand bringt euch hier an eine sogenannte Grenze. Denn z. B. Urvölker, die naturverbunden leben, haben keine Schwindelprobleme und werden sie auch nie bekommen, weil ihre Aufmerksamkeit so weit geschult ist durch ihr alltägliches Sein. Jetzt werdet ihr sagen: „Wir müssen auch aufmerksam im Verkehr sein", natürlich. Aber ihr macht dies nicht mehr im Einklang mit der Natur. Ihr kapselt euch in einem Auto sehr stark von der Umwelt ab. Die Autos sind leider noch nicht so stark entwickelt, dass es tatsächlich Autos sind, die euch sozusagen in Verbindung mit der Natur bringen.

So ist euch manchmal auch schwindelig, wenn ihr euch eure Außenwelt anschaut. Ihr bewertet und beurteilt äußere Situationen. Und euer Verstand dreht sich in einem Rädchen, einem Hamsterrädchen. Und plötzlich fängt das Ganze an, mehr und mehr zu funktionieren. Der Verstand bringt euch sozusagen so weit. Er bringt euch kurzzeitig in schwindelerregende Egohöhen. Nun wäre am besten, ihr bittet die geistige Welt, in dem Moment vor allem Erzengel Raphael, um Hilfe und bittet ihn, seine grüne Flamme oder seinen grünen Schutz über euch auszubreiten. Ganz wichtig ist es, in dem Moment Flüssigkeit zu sich zu nehmen für euren physischen Körper; am besten gesegnetes Leitungswasser. Und zur Beruhigung wäre auch Magnesium phosphoricum sehr gut, die Nummer 7 der Schüßlersalze.

Und versucht etwas zu tun, was euch beruhigen könnte. Versucht, diesen Schwindel („Schwindel", merkt ihr diesen Wortlaut?) aufzudecken. Denn es findet in diesem Augenblick ein tatsächlicher Schwindel statt, also eine Lüge; eine Enttäuschung eures Verstandes; eine Lüge, ein Ende der Täuschung. Wenn ihr euch einmal genauer hört, denken hört, kommen bestimmte Gedankenmuster immer und immer wieder und das mit einer immensen Geschwindigkeit. Der Verstand ist wirklich zu allem fähig. Wenn ihr einfach einmal ein Schrittchen aus eurem physischen Körper heraustretet und euch beobachtet, wie ihr gerade sitzt; wie ihr gerade geht oder steht. Und wenn ihr eure Gedanken genau anschaut, so könnt ihr dann feststellen, dass ihr in diesem Moment absolut nicht im Hier und Jetzt verankert seid. Denn euer Ego macht euch in dem Moment etwas vor. Sodann versucht wieder, zu euch zu kommen. Und je mehr ihr das trainiert, umso weniger haben auch andere Krankheiten die Möglichkeit, auf euch zuzukommen."

6.12.3   Schlaganfall

Energetisch ist es wichtig, Folgendes mithilfe der geistigen Freundinnen und Freunde zu harmonisieren: Alle Chakren, Gehirn, Kopf, Wirbelsäule, die Nebenchakren der betroffenen Arme oder Beine, Herz, Herznebenchakra. Günstig sind die Farben Blau und Violett zum Energetisieren und Silber zum Stabilisieren.

Ich habe einen Menschen mit einem Schlaganfall behandelt und die geistigen Freundinnen und Freunde dazu befragt.

Laya: „Warum hat der Klient den Schlaganfall und geht es für ihn darum zu leben oder zu sterben?"

GWS: „Für ihn ist es wichtig, im Leben zu bleiben. Der Schlaganfall bedeutet für ihn einen absoluten Umbruch. Ein Schlaganfall bedeutet auch tatsächlich, dass er einen Schlag bekommen hat. Seine innere Ansicht wird sich tatsächlich verändern. Dies ist auch wichtig, dass genau dieser Schritt vorangeht. Denn dieser Herr ist sehr bestimmend. Und obwohl er sehr bestimmend ist, ist er auf eine gewisse Art auch sehr unklar. Es ist paradox, aber er ist für sich sehr unklar und er regiert. Schlaganfallpatienten sollten lernen, dass es nicht mehr an der Tagesordnung ist zu regieren, sondern sich selbst zu beobachten in dem tiefsten Inneren. Das ist das, was der Schlaganfall ihn lehren soll."

Laya: „Wie soll ich ihn behandeln?"

GWS: „Was ist denn sein selbst benanntes Ziel, warum er zu dir gekommen ist?"

Laya: „Körperlich wieder gesund zu sein."

GWS: „Dann erkläre ihm bitte, was wir dir gerade sagten. So kannst du ihm helfen, dass sein Hier und Jetzt ein wunderschönes Hier und Jetzt wird. Darin bist du ja Spezialistin. Also, bei der Wahrheit zu bleiben. Ihm nicht vorzugaukeln, dass alles so wird, wie es früher war. Denn so soll es ja nicht sein. Das ist so. Sondern, dass er dieses Bestimmende loslässt. Das ist natürlich eine harte Egokonfrontation für ihn."

Laya: „Was war der genaue Auslöser des Schlaganfalls?"

GWS: „Es wurde Zeit, dass er kommt."

Laya: „Ist die Ursache, dass er sich beruflich zu viel Stress gemacht hat und immer auf sein Ansehen geachtet hat?"

GWS: „Ja, dies gehört ja zu dem Muster, wenn jemand sehr bestimmend ist, diese Art des Sonderseins mit zu seinem Lebensinhalt gehört. D. h. er guckt sehr, was im Außen alles passiert, und dass er gut dasteht; eine gute Beziehung zu dem Nachbarn hat, eine gute Beziehung in seiner Berufswelt hat und so weiter. Aber leider vergisst er dabei die private Beziehung innerhalb der eigenen Familie. Er stellt das Außen sehr in den Vordergrund und schaut nicht für sich und auch nicht für sich in den inneren Kern der Familie. Ihr werdet nicht darum herumkommen, liebste Freunde auf der Erde. Die Familien bilden wieder die zentralen Punkte auf der Erde. Und wenn diese zentralen Punkte gut funktionieren, dann funktioniert auch der Rest und nicht anders herum."

6.13 Infekte und Infektionen

Energetisch ist es wichtig, Folgendes mithilfe der geistigen Freundinnen und Freunde zu harmonisieren: Alle Chakren, Thymusdrüse, Bronchien,

Hals, Herz, Leber, Lunge, Milz, Nieren, Nebenchakren der Arme und Beine, Herz- und Milznebenchakra, Lymphe (Kapitel „6.14 Lymphsystem").

GWS: „Die akuten Infekte sind sozusagen aus der geistigen Welt ein Stoppschild - ein dickes rotes Stoppschild. Es will euch sagen, dass es so gerade nicht weitergeht. Und das Seltsame daran ist, dass viele Menschen plötzlich Infekte haben und keiner weiß im Grunde genommen, wo sie herkommen. Auf der einen Seite heben sie das Massenbewusstsein an, sprich ihr seid dabei, Mutter Gaia weiter zu helfen, immer weiter zu helfen, zu eurer eigenen Bewusstheit zu kommen und in Verbindung mit Mutter Gaia zu treten. Und im familiären Sinne oder auch im einzelnen Sinne bedeutet dies für euch, mit mehr Bewusstheit ans Leben zu gehen. Euch wirklich die Frage zu stellen: „Was möchte ich für mich in diesem Leben hier jetzt auf dieser Erde erreichen? Was ist meine Lebensaufgabe? Warum bin ich hier?" Infekte sind so akut, wie nur etwas akut sein kann.

Wenn dies chronische Züge annimmt, so könnt ihr daraus erkennen, dass es in euch Seelenanteile gibt, die von dieser Erde schwinden möchten, die mit dem Göttlichen eins sein möchten. Es ist dann im Grunde genommen für euch ein doppeltes Stoppschild. Ihr müsst aufpassen. Ein Teil eurer Seele möchte gerne von dieser Erde gehen, obwohl andere Anteile von euch sagen würden: „Nein, das stimmt absolut nicht." So ist es dies, was wir von der geistigen Ebene sehen können in eurem Ätherkörper. Chronische Infekte zwingen euch schon fast zur chronischen Ruhe, zum chronischen Blick nach innen. Denn der Infekt kommt ja wieder und wieder. So bekommt ihr dann in dem Moment einen dicken Hals, weil euer Hals euch so sehr weh tut. So sind die Lungen davon betroffen. Gerade die Lungen drücken das Gefühl zum Leben aus. So sind eure Nasen betroffen, eure Ohren, eure Augen. Eure erweiterten Sinne sind betroffen. So seid ihr in dem Moment gar nicht fähig, hellsehen, hellsprechen, hellfühlen, hellhören, hellriechen zu können, weil alle eure Sinne in dem Moment auf eine gewisse Art und Weise krank sind. Sie fühlen sich wie gelähmt an. So ist es auch ein Zeichen dafür, dass ihr euch mehr und mehr der geistigen Welt entzieht, rein physisch gesehen. So ist es wichtig, auch den physischen Körper wieder voll und ganz zu trainieren, dass es ihm wirklich besser geht. Dass ihr gesunde Nahrungsmittel, wir betonen – Nahrungsmittel - zu euch nehmt, Lebensmittel. Speisen, die Leben bedeuten, frisches Obst, frisches Gemüse, frisches Wasser. Darum ist es auch wichtig, dass ihr euren Körper sportlich betätigt; dass ihr in der Natur seid; dass ihr euren Körper wieder lernt wahrzunehmen, wie er sich anfühlt.

Geht doch einfach mal in den Regen raus. Versucht nicht immer im Haus zu bleiben, wenn es regnet. Wir, in der geistigen Welt, haben zum Beispiel gar keine Häuser und wir lieben dies. Wir können so von einem Ort zum anderen viel besser reisen. Ihr seid, was das betrifft, sehr unflexibel. Sobald es regnet, versucht ihr euch drinnen aufzuhalten. Seht euch die Kinder an, wie die Kinder hier auf diese Erde kommen. Die Kinder kommen bewusst zur Erde, mit dem göttlichen Gewahrsein zur Erde. Sprich, es macht ihnen überhaupt nichts aus, wenn sie plötzlich im Regen stehen. Sie bekommen es nur von euch Erwachsenen anerzogen, wenn ihr ihnen sagt, beim Regen müsst ihr euch drinnen aufhalten. Aber darum geht es gar nicht. Für euch wäre es auch einmal von Vorteil, euch mitten in den Regen hinein zu stellen und jeden einzelnen Regentropfen wahrzunehmen.

Eine weitere Übung ist auch, wenn ihr euch zum Beispiel auf eine Rasenfläche legt oder auf eine wunderschöne Blumenwiese. Versucht, alle Körperteile für euch wahrzunehmen, zum Beispiel in Rücken- oder in Bauchlage, so wie ihr möchtet. Ihr könnt in dem Moment Kontakt zur Mutter Gaia aufnehmen und von ihr alle eure krankhaften Energien aus euch herausziehen lassen. Sie wird euch helfen. Zweihundertprozentig wird sie euch helfen. Geht in die Natur. Nehmt eure Schritte wahr. Versucht, eure Schritte wahrzunehmen. Sind sie stark? Ist ständig das Bedürfnis vorhanden, laut gehen zu müssen, auffallen zu müssen oder wie sind die Schritte? Sind sie leise, sind sie eher zurückhaltend, sind sie lebensfroh? Versucht, euch zu fühlen. Geht in euch hinein. Und so kommen euch plötzlich ganz andere Lebensziele vor Augen. So habt ihr plötzlich über den Körper wieder Kontakt zu dem Geistigen, zu uns. So können sich die kreativen Ideen entfalten. Und so seid ihr in der Lage, eure Ideen umzusetzen, weil sie ja eurem höheren Willen unterliegen und es eure Ideen sind. So ist ein Teil eures Egos ernährt und so ist natürlich der größte Teil in euch, die Intuition, genährt. Ihr würdet das heutzutage als goldene Mitte beschreiben. Das ist auf eine gewisse Art und Weise eine goldene Mitte."

Laya: „Gilt das, was ihr zu Infekten gesagt habt, auch für Infektionen?"

GWS: „Aus medizinischer Sicht gibt es einen Unterschied. Aus den geistigen Sphären haben wir dir alles zu Infekten und Infektionen gesagt."

Laya: „Wenn wir einen Virus in uns haben, kann es dann heilend wirken, wenn wir uns vorstellen, dass wir große Staubsauerrohre an unseren Fußsohlenchakren haben, die den Virus raus saugen?"

 GWS: „Ja."

Laya: „Ich hatte eine Grippe. Daraufhin habe ich mich mit eurer Hilfe selbst behandelt und die Grippe war sofort wieder weg. Können Krankheiten häufig sofort wieder aufgelöst werden?"

GWS: „Im Grunde genommen braucht ihr nur zu lernen, dass die innere Kraft, die in euch wohnt, auch mit innerer Gesundheit zu tun hat und diese innere Gesundheit bzw. Heilung von innen heraus passiert. Und das tut sie, wie du es andere lehrst, schon durch den reinen Gedanken daran. Und je mehr du dich trainierst in deiner Arbeit, wirst du ja gemerkt haben, umso sensibler bist du geworden und umso mehr reichen bestimmte Gedankenvoraussetzungen schon aus, um eine Heilung erfolgen lassen zu können."

6.13.1 Borreliose

Energetisch ist es wichtig, Folgendes mithilfe der geistigen Freundinnen und Freunde zu harmonisieren: Alle Chakren, Thymusdrüse, Kiefernebenchakren, Gehirn, Kopf, Lunge, Milz, Nebenchakren der Arme und Beine, Wirbelsäule. Ferner stellen wir uns die Parasiten oder Bakterien vor, hüllen sie in gleißend weißes Licht und zerstören sie mit einem imaginierten Laserstrahl.

GWS: „Je mehr ihr euch von der Natur wegentwickelt, je mehr ihr euch in Häusern aufhaltet, je mehr ihr Auto fahrt, Bahn fahrt, Bus fahrt, in abgeschlossenen Räumen seid, schwächt ihr automatisch euer Immunsystem. Ein geschwächtes Immunsystem beinhaltet auch, dass kleine Tiere, vor allem Zecken, zu euch kommen und euch gerne ansaugen. Zecken z. B. saugen generell aus, was ihr euch aussaugen lasst. So gibt es auch wunderbare Lektüre über Tiere und welche Bedeutung sie spirituell haben. Zecken haben die Aussage, ausgelutscht oder ausgenutzt zu werden. Sonst können Zecken nicht auf euch zukommen.

So sagt ihr in eurem Land, es gäbe bestimmte Zonen, die anfälliger dafür wären. Aber im Grunde genommen ist es sozusagen eine karmische Verbindung. Es tritt nur da vermehrt auf, wo sehr viele Menschen leben, die sich durch Situationen ausnehmen lassen, durch andere Menschen, durch Arbeit usw., durch das komplette Umfeld. Und dort wäre es wichtig zu beobachten, welches Feld die Ursache ist.

Versteht uns bitte aus der geistigen Welt nicht verkehrt. Es ist wichtig, dass es Menschen gibt, die sich für andere Menschen einsetzen. Von unserer Seite geht es keineswegs darum zu sagen, dass es gut ist, dass jemand sein Ego lebt; um Gotteswillen, nein. Aus der Göttlichkeit pur heraus sollt ihr leben. Wenn ihr dann die Dinge, die ihr tut, gerne macht und von ganzem Herzen den anderen Menschen helfen könnt, so seid ihr zur rechten Zeit am rechten Ort. Nur, wenn ihr damit verbindet, dass es unter einem Zwang steht oder ihr müsst es tun; wenn schon allein dieser

Gedanke aufkommt, dann kann etwas nicht ganz korrekt sein für euch. Dann kommt es nicht von Herzen. Dann seid ihr z. B. prädestiniert für diese kleinen Tierchen.

Es kommen dann auch andere Tiere wie Bienen, also stechende Tiere, auf euch zu. Diese Tiere riechen es förmlich. Sie wissen ganz genau, auf wen sie sich setzen können und auf wen nicht. So ist es auch mit einer Virusinfektion. Es gibt bestimmte Viren, die auf der Erde sind. Es gibt negative Viren, die euch krank machen. So heißt es ja nicht automatisch, dass alle diese Virusinfektionen bekommen, sondern nur die Menschen, die dafür prädestiniert sind. Nur die Menschen, die sich krank machen lassen durch ihre Gedanken. Die sich gerne mit negativen Informationen umgeben. Die gerne negative Informationen aus der Zeitung, aus dem Fernsehen, aus dem Radio aufnehmen. Versteht ihr, so stärkt ihr nicht euer Immunsystem, sondern so schwächt ihr es.

Wenn ihr dann noch viel Fleisch zu euch nehmt, ist alles sozusagen fast schon abgeschlossen. Wenn ihr Fleisch von Tieren esst, die in den letzten Lebensminuten nur noch Angst hatten, so wird eure Angst genährt. Euer Immunsystem wird weiter geschwächt. Wenn ihr aggressive Worte sprecht, wenn ihr handgreiflich gegen andere Menschen, Tiere, Pflanzen werdet, so schwächt ihr euer Immunsystem. Ihr verletzt andere Systeme und ihr verletzt euch selbst. So schaut, welche Menschen in eurem Umkreis sind. Sind dies liebe Menschen? Sind dies Menschen, die mit euch von Herz zu Herz sprechen können? Sodann habt ihr auch euer Herz erreicht. Gerade dann ist dies ein wunderbarer Spiegel und stärkt euer Immunsystem. Aber da, wo Hass, Wut, Neid, Ärger, all diese negativen Gefühle sind, kann sich kein gesundes Immunsystem aufbauen.

Und wir wollen nicht erst anfangen davon zu sprechen, wie es mit Koffein, Teein und rauchen ist. Eine Zigarette z. B. vernebelt innerhalb des ersten Zuges das komplette positive Gedankengut. Und das hält auch tatsächlich eine geraume Zeit. Sodann, diese Zeilen werden euch in gewisser Weise erschrecken. Aber im Grunde genommen werdet ihr vielleicht feststellen, dass jeder Einzelne von euch voll und ganz dafür verantwortlich ist, wenn er Infekte anzieht oder wenn er Tiere anzieht, die ihn ständig beißen und stechen. Es passiert nichts, rein gar nichts hier auf dieser Erde, rein zufällig. So möchten wir uns bei euch für eure Aufmerksamkeit bedanken."

6.13.2 Herpes

Bei Herpes können wir unseren Zeigefinger auf den Herpes richten, was wie ein Laserstrahl wirkt und den Herpes mithilfe der geistigen Freundinnen und Freunde mit rotem Licht wegbrennen. Zusätzlich ist es wichtig, das Immunsystem über das Herzchakra und die Thymusdrüse zu stärken.

GWS: „Viele, viele Seelen, die zurzeit hier auf der Erde sind, stammen aus dem alten Atlantis und/oder Lemurien. Wie auch immer. Ihr seid Wesenheiten, die sich damals nicht über die Sprache miteinander ausgetauscht hatten, sondern über telepathische Kräfte. So ist heutzutage das, was ihr als Sprache bezeichnet, das was über den Mund herauskommt. Und Herpes taucht in solchen Momenten auf, wenn ihr Abneigung oder Ekel gegenüber einer anderen Wesenheit oder Abneigung gegen ein bestimmtes Lebensmittel oder ein Getränk empfindet. Wenn ihr z. B. aus einem Glas getrunken habt, das vorher nicht komplett gespült wurde. Aber meist hat euch, bevor es zum Ausbruch gekommen ist, sowieso schon etwas auf den Lippen gelegen. So möchten wir euch bitten, eure Sprache zu zügeln und die Kraft der Worte wieder anzuerkennen. Denn wir möchten euch sagen, dass jeder einzelne Buchstabe seine eigene Kraft und Intensität hat. Jeder Buchstabe erzeugt einen anderen Klang. Und so ist es wichtig, einmal dem Klang eurer Worte zuzuhören; wie ihr Worte aussprecht und warum ihr Worte aussprecht. Sodann, wenn negative Gedanken und Gefühle hinter euren Worten hängen, so braucht ihr euch nicht zu wundern, wenn euch ein Herpes ständig heimsucht.

Noch viel stärker ist dieses kleine Problem manchmal, wenn es sich zu einer sogenannten Gürtelrose ausbreitet. Es hat dann schon andere Körperabschnitte getroffen. So möchten wir euch ganz bewusst darauf hinweisen, dass ihr euch mehr zur Ruhe begebt. Dass ihr z. B. Fernseher, Rundfunk und solche Informationen, die zurzeit hier auf der Erde zum Teil noch sehr negativ behaftet sind, weniger Raum und Zeit gebt. Wir betonen es auch immer wieder, wie wichtig es ist, sich mit Menschen zu umgeben, die friedvoll und liebevoll sind. Denn sie haben meistens dieses Problem nicht. Zusätzlich kann Herpes auch ein Infektproblem sein, das wiederum in Verbundenheit mit dem Lichtkörperprozess steht. So möchten wir euch zusätzlich bitten, euer Immunsystem zu stärken."

6.14 Lymphsystem

Zu dem Lymphsystem gehören Mandeln, Thymusdrüse, lymphatisches Gewebe des Atmungssystems, Lymphknoten, Knochenmark, Milz, Lymphknoten des Dünndarmgekröses, Peyerplaques und lymphatisches Gewebe des Urogenitalsystems. Es ist ein wichtiges Ausleitungs- und Entgiftungsmedium des menschlichen Organismus. Die Kapillare der lymphodalen Gefäße liegen in den Hautschichten und durchziehen den ganzen Körper. Die Lymphe, als Teil des Blutplasmas, ist eine klare gelblich-weiße Flüssigkeit, die wichtige Nährstoffe transportiert. Die Lymphe wird durch das lymphatische System dem Blutkreislauf zugeführt. Die Lymphgefäße verfügen über Klappen, sodass die Lymphflüssigkeit nur in eine Richtung fließen kann.

Energetisch ist es wichtig, Folgendes mithilfe der geistigen Freundinnen und Freunde zu harmonisieren: Sakralchakra, Solarplexuschakra (energetisiert die Lymphknoten im Bauch), Halschakra (energetisiert das Lymphsystem, das Krankheitserreger aus dem Blut herausfiltert und zerstört. Es produziert Antikörper (weiße Blutkörper, genannt Lymphozyten)), Thymusdrüse (es werden Viren, Pilze, Parasiten, Krebszellen abgewehrt und sichergestellt, dass das Immunsystem nicht die körpereigenen Gewebe und Organe angreift), Mandeln (sind ein Teil unseres Abwehrsystems und sie werden über das fünfte Chakra energetisiert), Dickdarm, Milz, die Nebenchakren an den Armen und Beinen und die Kiefergelenke (darüber wird das Lymphsystem dort reguliert), Lymphe, Kreislauf.

Energetisch fließt die Lymphflüssigkeit von oben nach unten und medizinisch von unten nach oben. Wir betrachten in diesem Buch die energetische Ebene.

GWS: „Das Lymphsystem stellt in eurem Körper die Polizei dar. Was verbindet ihr mit der Polizei? Hoffentlich etwas Freundliches, denn die Polizei möchte auch euch, genauso wie im physischen Bereich, hier auf der Erde helfen und genauso möchte euer Lymphsystem dies auch. So, wenn Erkrankungen im Lymphsystem vorliegen, heißt dies, dass ihr sozusagen ein rotes Stoppschild vor eure Augen bekommt. Es ist ganz, ganz wichtig, sich zu reinigen. Gerade dies steht bei der Lymphe im Vordergrund. Sprich, die Ernährung umzustellen, viel, viel Wasser zu trinken, auch selbst, wenn der Körper Wasseransammlungen bereits in sich hat, wenn der Lymphfluss nicht mehr gut sein sollte. Ihr solltet vielleicht eine Fastenkur eingehen, viel spazieren gehen, euch viel mit der Natur verbinden und euch einmal dem Element Wasser öffnen. Euch an Orten aufhalten, wo es Seen gibt. Und euch aus dem Alltag so, wie der alte Zustand gerade noch funktioniert, herauszuziehen.

Wenn ihr eure eigene Lymphe aktivieren wollt, so möchten wir euch bitten, euer Becken eine liegende Acht von rechts zur Mitte und dann nach links, im Uhrzeigersinn beginnend, beschreiben zu lassen. Durch die liegende Acht wird die Lymphe im ganzen Körper aktiviert. Und stellt euch vor, dass immer wieder eine Welle von oben nach unten durch den Körper verläuft, da bestimmte lymphatische Organe und Anschlüsse energetisch oben anfangen. Führt die Welle von oben nach unten durch, die dann auf alle Lymphknoten usw. überschwappt bis zu den Füßen hin. Wenn ihr unten angekommen seid, verläuft die Welle wieder von oben nach unten.

So, wenn die Erkrankungen von starken Schwellungen begleitet sind, so solltet ihr dies dreimal am Tag mindestens durchführen. Zur Prophylaxe, also zur Vorbeugung, würde es auch einmal am Tag ausreichen. Wenn ihr lymphatische Probleme habt, könnt ihr dies bereits an eurem Wassergehalt in der Haut erkennen. Wenn sich die Haut hochziehen lässt und ihr könnt erkennen, dass die Haut oben einigermaßen stehen bleibt, so habt ihr einen vermehrten Lymphfluss. Wenn diese Falte sich sofort zurückzieht, habt ihr immer noch zu wenig Wasser im Körper.

Aber in den lymphatischen Systemen selbst gibt es natürlich auch Krebserkrankungen. Und dann gilt das, was wir über Krebs und Tumore erzählt haben. Bei dem lymphatischen Fluss wäre es auch noch wichtig zu sagen, dass ihr hier mit einer Farbe arbeiten könnt, nämlich mit der Farbe Blau. Schickt blaue Wellen durch euren Körper. Und wenn es geht, versucht auch blaues Essen zu euch zu nehmen, blaue Früchte, blaues/lilafarbenes Gemüse. Und wenn ihr euch manchmal nicht sicher seid bei den Farben, welche Farbe soll ich denn nun zu mir nehmen, dann nehmt grundsätzlich die Farbe Weiß, denn die Farbe Weiß beinhaltet alle Farben. Dies sei noch einmal als Randinformation erwähnt."

GWS: „Sodann, wir haben dich wieder einmal entführt in unsere Reiche. Des Nachts haben wir dich ausgebildet in kristallischem Wissen. Du bist auch sehr gerne mit uns gegangen. Zumindest deine Seele, dein Körper natürlich nicht. Aber deine Seele ist in kristallische Reiche gegangen. Wir haben dir wunderschöne große Kristalle gezeigt. Sie sind ungefähr aus dem atlantischen Wissen, aus der atlantischen Zeit, die fast Häusergröße hatten damals. Und genau diese Kristalle sind wir mit dir in einer Achterform durchlaufen. Denn es ist noch eine Frage, die du gestern offen hattest. Es ging um das lymphatische System. Die lymphatische Flüssigkeit ist nicht ganz klar, sie ist ein bisschen milchig trüb. In der Neuen Zeit geht es darum, diesen Lymphfluss selber noch ein Stück weiter anzuregen und auch ein Stück mehr klarer zu bekommen. Das geschieht wunderbar mit diesen wunderschönen Kristallen. Du kannst dir für dich und mit den

Teilnehmern deiner Kurse vorstellen, dass ihr zwei riesengroße Kristalle habt. Und ihr lauft in euren Gedanken immer in einer Achterform im Uhrzeigersinn begonnen, um diese Kristalle drum herum und seht, wie aus dieser milchig trüben Flüssigkeit eine ganz helle und klare Flüssigkeit wird. Wichtig ist es auch, das Immunsystem zu stärken. Das ist eine Übung, die jeder jeden Morgen für sich selbst ausführen kann, wenn sie/wenn er möchte.

Ihr könnt es euch auch so vorstellen, dass diese Kristalle in eurem Körper sind (im Oberkörper und Unterkörper) und dann macht ihr diese weiche liegende Acht vor eurem Körper. Das hilft euch oft weiter, auch wenn dort eine tiefe Verwurzelung zu Kristallen ist."

Laya: „Ist es wichtig, ob es Bergkristalle, Rosenquarz oder Amethyst ist?"

GWS: „Es ist wichtig, dass es ein sehr klarer Kristall, wie ein klarer Bergkristall ist. Wir wollen für euer menschliches Bewusstsein erreichen, dass ihr nicht mit einer milchig trüben Flüssigkeit herumlauft, sondern mit einer klaren Flüssigkeit. Und da wäre es wichtig, einen klaren Kristall zu wählen. Selbst Rosenquarz hat zu sehr eine Farbe."

Laya: „Was ist die Ursache eines geschwächten Lymphsystems?"

GWS: „Ganz oft ist es so, dass die Schulmedizin Dinge zur Prophylaxe verordnet, so sagen sie. Penizillin und Antibiotheka nennt ihr diese Geschichten, die euer Lymphsystem tatsächlich trüb werden lassen. Und sie werden ja rein prophylaktisch manchmal gegeben, bei Erkrankungen, wo es im Grunde genommen nicht notwendig ist. Und wenn jetzt jemand z. B. sehr stark aus der Schulmedizin angehaucht ist, so teste für dich. Du kannst auch in Prozentzahlen angeben, wie trüb z. B. die Lymphflüssigkeit ist und wieweit sie immer klarer wird. Wenn jemand viel diese Dinge schluckt, hat er ein extrem trübes Lymphsystem."

6.15 Muskel- und Skelettsystem

Energetisch ist es wichtig, Folgendes mithilfe der geistigen Freundinnen und Freunde zu harmonisieren: Alle Chakren, Leber, Milz, Wirbelsäule, Nebenchakren der Arme und Beine, Nerven, Kreislauf, Lymphe, Bindegewebe.

GWS: „Wir beginnen mit dem Muskelsystem. Die Muskeln generell sind wichtig, um sich hier auf der Erde fühlen zu können. Dieses Fühlen ist sehr wichtig. Schaut, wie ihr mit den Füßen auf dem Boden wandelt. Schaut, wie sich die Muskeln allgemein bewegen. Und wie sich eure Gelenke im Zusammenhang mit den Muskeln bewegen. Denn die Muskeln bewegen eure Körper. Wenn nun jemand Muskelerkrankungen hat, so hat dies auch damit zu tun, dass derjenige mit seinem Seelenleben hier noch nicht ganz angekommen ist. Dass seine Seelenaufgabe hier noch nicht manifestiert ist. Dass dieser Mensch teilweise überhaupt nicht weiß, warum er hier auf der Erde ist. Es hat nichts damit zu tun, wie bei den Lungenerkrankungen, dass er nicht hier sein möchte, sondern es hat damit zu tun, dass er seine Lebensaufgabe nicht kennt. Und wenn er seine Lebensaufgabe kennt und dies hier auf der Erde leben kann, so findet ihr stabile Muskelsysteme vor. So findet ihr Muskeln vor, die dementsprechend reagieren können. Wir meinen nicht, dass ihr Bodybuilder sein müsst. So extrem meinen wir dies auch nicht. Sondern einfach nur, dass ihr euch fühlen könnt. Dass ihr fühlen könnt, wenn ihr eure Schultern hochzieht, wenn ihr Bauchschmerzen habt, wie ihr Muskelkater habt nach einem längeren Lauf. Oder dass ihr müde seid nach einem langen Lauf. All dies ist wichtig für Muskelerkrankungen. Wichtig ist es, überforderte Muskulatur mit dem Magnesium phosphoricum, dem Schüßlersalz Nummer 7 zu behandeln. Und es ist wichtig, körperliche Übungen zu machen. In welche Richtung dies auch immer geht. Der eine joggt, der andere schwimmt, der Nächste führt Qigong oder Asanas durch und so weiter. Es ist wichtig, seinen Körper zu spüren. Ihr braucht dies auch wiederum, um gesund ins Goldene Zeitalter gehen zu können.

Stellt euch vor, es wird nicht mehr diese Zeit geben, dass man sagt, ihr geht von der Erde als alte Menschen. Sondern ihr entscheidet, wann ihr von dieser Erde gehen möchtet und darüber hinaus, wie ihr von dieser Erde gehen möchtet. Sprich, eure Körper können bei mehr Bewusstheit immer jünger werden anstatt älter. All diese Erkrankungen, die ihr meist jetzt habt, die zurzeit anwesend sind, sind große Wohlstandserkrankungen. Ihr ernährt euch nicht richtig. Ihr bewegt euch zu wenig. Ihr gönnt euch nicht genug frische Luft. Und ihr seid zu wenig mit der Natur verbunden. Dies einmal auf den Punkt gebracht. Sodann möchten wir euch auch bitten, weiterhin Kontakt zu der geistigen Welt aufzunehmen und um Hilfe zu bitten, wenn ihr die ersten Schritte nicht einleiten könnt. Wir werden euch ganz konkret helfen können. Ruft Senafil. Senafil wird euch helfen. Denkt immer daran, wenn ihr zu viel Muskelgewebe habt bzw. zu viel Fett um euch herum habt, so ist das immer ein gewisser Schutz, den ihr braucht. Manche Menschen auf der Erde brauchen sehr, sehr viel Schutz, der aber nicht mehr nötig sein wird, wenn ihr in Kontakt zur geistigen Welt lebt und entsprechend danach handelt. So braucht es diese Schutzmechanismen nicht mehr zu geben. So seid ihr stets in der bedingungslosen Liebe und stets im Hier und Jetzt.

Die Knochenerkrankungen stehen für das Fundament in diesem Leben. Meistens hat es damit zu tun, dass ihr nicht ganz auf dieser Erde angekommen seid. Und sie stehen auch dafür, dass ihr nicht wisst, was ihr hier auf der Erde überhaupt wollt. Ihr lebt euren Alltag zum großen Teil sehr langweilig, so würdet ihr Menschen es beschreiben. Ihr habt keine konkreten Aufgaben und ihr lasst euch viele Aufgaben von anderen Menschen abnehmen, anstatt in die Eigenverantwortung zu gehen. Das Wichtige ist aber, zu erkennen, dass ihr dies braucht. Ihr braucht es für eure Eigenverantwortung, dass ihr morgens alleine aufsteht. Dass ihr euch morgens ein Frühstück zubereitet. Dass ihr euch gesunde Lebensmittel einkauft. Dass ihr selbst geht auf Mutter Gaia. So sorgt auch gleichzeitig für den Ausgleich von Kalzium in eurem Körper. Da gibt es das Schüßlersalz Nummer 2. Trinkt viel klares Wasser, denn auch Knochen brauchen Flüssigkeit. Ihr kräftigt somit den Aufbau der Knochen aufbauenden und nicht der Knochen abbauenden Strukturen, wenn ihr viel klares Wasser trinkt. Und vor allem esst viel frisches Obst und viel frisches Gemüse. Dies ist ebenfalls wichtig. Nun sei dies noch einmal wichtig zum Essen gesagt: Segnet euer Essen. Lasst es euch absegnen von uns, von euren Freunden. Sodann haltet eure Hände über euer Essen und lasst es euch absegnen von uns. So ist das, was in euren Körper hineinkommt, ein reines klares Essen. Und ihr merkt, dass wenn ihr das miteinander in Verbindung bringt, was wir über Muskeln und Knochen gesagt haben, so ist es eine rein anatomische Tatsache, dass die Muskeln die Knochen bewegen. Das eine baut auf dem anderen auf."

6.15.1 Wirbelsäule

Siehe dazu Kapitel „4.15 Wirbelsäule".

6.15.2 Brüche

Ich war mit dem Fahrrad umgekippt, auf die rechte Seite gefallen und hatte mir den Arm angebrochen. Die geistigen Freundinnen und Freunde und ich, wir haben meinen angebrochenen Arm innerhalb weniger Minuten geheilt. Das war eine für mich sehr erstaunliche Spontanheilung. Hier das Channeling dazu:

GWS: „Wie ist es zu diesem Umfall gekommen?"

Laya: „Ich bin mit dem Fahrrad umgekippt und auf die rechte Seite gefallen."

GWS: „Auf der rein geistigen Ebene bedeuten solche kleinen Um-Fälle gerade auf die rechten Seite ein Um-Fall des Verstandes. Je mehr ihr eure Intuition handeln lasst, umso mehr fühlt sich manchmal der Verstand verdrängt. Und er möchte auch seine Akzeptanz spüren, er möchte auch wissen, dass er noch für bestimmte Dinge gut ist. Darum war dies sozusagen ein freundlicher Gruß von ihm. Behandele ihn mit Liebe, mit bedingungsloser Liebe. Versuche, ihn in eine rosa Wolke zu hüllen, in die

Hülle der bedingungslosen Liebe. Versuche, ihn mit Federn zu umhüllen, dass er sich weich fühlt, wie ein kleines Kind, das auch gerne seine Decke hat, sein Schmusetier, sein Getränk im Mund hat oder auch manchmal nicht, wie ein kleines Baby. Denn auch er möchte auf eine gewisse Art und Weise von dir genährt werden. Darum versuche, ihn nicht ganz außer Acht zu lassen, sondern ihm auch seinen kleinen Freiraum zu geben. Dies zum Beispiel möchten wir dir sagen, erledigt er in solchen Momenten, wenn du dich in deiner Freizeit um Sachen kümmerst, die dich betreffen. Wenn es z. B. um organisatorische Dinge geht. Deshalb ist er zum Beispiel auch so wichtig hier auf der Erde. Er manifestiert euch auch hier. Deswegen ist folgendes wichtig, was wir zu dir in Bezug auf deinen Schwindel sagten. Du hältst dich mehr in der geistigen Ebene auf, was auch wunderschön ist, was ja auch deinen Lebenssinn ausdrückt. Aber siehst du, die andere Seite möchte auch gerne ein bisschen mehr Akzeptanz spüren.

Stelle dir vor, wie dein Knochen sich innerlich mehr und weiter zusammenzieht. Wie feste Stränge vorhanden sind, die alle Teile miteinander verbinden. Wie es mehr aufbauende Strukturen in deinem Knochen gibt als abbauende Strukturen. Dieser Anteil in den Knochen ist immer gleichmäßig, aber stelle dir nun vor, wie der aufbauende Teil mehr vorhanden ist. Und versuche, dir eine weiße Verbindungslinie vorzustellen. Wenn du dein Handgelenk dabei drehst, müsste es von Mal zu Mal besser werden. Du kannst es, wenn du es magst, mit deinem Tensor ausmessen, aber dein Gefühl wird dir irgendwann sagen, wann es gut ist. Arbeite in deiner Vorstellung, in deinem reichen Geist daran, dass an diesen Stellen, die angebrochen sind, wieder Heilung eintritt. Gib diese Übung auch an die anderen Teile deiner Knochen weiter.

Brüche bedeuten, dass ein Umbruch stattfindet. Nun kommt es natürlich auch darauf an, an welchen Stellen am Körper Brüche sind. Wir gehen jetzt von Brüchen an Fingern und an Füßen aus. Finger hängen mit dem Begreifen zusammen. Es wird für das Begreifen eine weitere bewusste

Phase eingeläutet, für das eigene Begreifen des höheren Selbst. Brüche an den Füßen haben etwas mit dem Vorankommen im Leben zu tun. Was dann gerade in diesem Moment deutlich behindert wird, weil eure Gedankenebene nicht klar genug im Vorankommen ist. Ihr würdet euer Leben weiter so fortsetzen oder weiter so leben, wie es war, bevor dieser Bruch passiert ist. Ihr würdet nichts verändern wollen. Dieser Bruch sagt euch aber, dass ihr bitte etwas verändern sollt. Denn so kann es nicht mehr weitergehen. Und die Heilungsübung setzt du bitte mit dran, liebste Laya."

6.15.3 Osteoporose

GWS: „Bei der Osteoporose ist es so, dass in eurer Medizin notiert ist, dass die Knochendichte nicht in Ordnung ist, und dass es zu Einbrüchen in den Wirbelkörpern kommt. Demzufolge können die Menschen auch sehr klein werden im hohen Alter. Ganz wichtig ist es, die Knochen mit Kalzium aufzufüllen. Das, was du sicher sowieso schon tust. Vor allem die Knochen der Wirbelsäule mit Kalzium aufzufüllen ist sehr wichtig. Zusätzlich ist es wichtig, den Bandscheiben Flüssigkeit zukommen zu lassen. Diese Menschen sollten viel Wasser trinken. Zu dem normalen Rahmen noch ein Gläschen drauf. Sehr wichtig ist es auch, dass diese Menschen sich rein energetisch reinigen, indem sie energetische Duschen durchführen und sich viel mit dem Element Wasser konfrontieren, was auch sehr wichtig ist. Ferner ist es wichtig, dass sie auf physische Stoffe achten, auf Knochenweichmacher, wie Phosphate z. B. und auf Geschmacksverstärker verzichten. Diese Menschen sollten ihre Ernährung komplett auf ursprüngliche Nahrung umstellen. Sie sollten viel Rohkost und viel frisches Getreide essen. Auch die Säuren von Fleisch z. B. setzen sich in den Knochen ab, was überhaupt nicht gut ist, ganz im Gegenteil. Reine Vegetarier haben das Problem Osteoporose nicht und sie werden es auch nicht bekommen. Osteoporose ist auch ein Ergebnis des zu großen Fleischkonsums. Und es ist auch so, dass wir beobachten, dass dadurch, dass der Fleischkonsum so hoch ist, sich das morphogenetische

Feld der Angst verdoppelt und verdreifacht. Das ist auch etwas, was bei Osteoporose stark aufzulösen ist. Wir möchten den Osteoporose-Leuten keine Angst machen, im doppelten und dreifachen Sinne keine Angst machen, was du nicht tust. Es geht auch darum, diese morphogenetischen Felder der Angst komplett aufzulösen. Und es ist auch wichtig, dass sie ihre Lebensform komplett umstellen; den Alltag, die Essensgewohnheiten umstellen und feste Mahlzeiten am Tag einhalten. Bei Osteoporose-Menschen ist es wichtig, dass sie feste Strukturen im Alltag haben. Da geht es nicht mehr variabel zu. Vor allem, wenn es um das Essen geht. Dann ist es wichtig, dass sie sich energetisch behandeln. Also, dass sie das, was sie bei dir lernen, durchführen. Osteoporose hat auch damit zu tun, dass die Betroffenen sich von ihrem Selbstwertgefühl klein machen. Es ist wiederum etwas Ursprüngliches, sich groß zu machen, sich positiv zu fühlen, das Herz zu reinigen und das Herz zum Leuchten zu bringen."

6.15.4   Rheuma, Arthritis, Gicht

Laya: „Warum haben Menschen Rheuma, Arthritis und Gicht und wie kann es geheilt werden?"

GWS: „Rheuma bedeutet, dass ihr Entzündungen in den Gelenken habt. Entzündungen stehen für negative Gefühle. Vor allem für das Gefühl „Wut" auf das Hier und Jetzt. Es steht dafür, alle Missstände zu entsorgen. Wir meinen wirklich, mit Haut und Haaren zu entsorgen. Manchmal bedeutet es tatsächlich, dass ein Mensch sogar einen Wohnort verlassen soll, damit er seine Arthritis auch wieder los wird. Die starken Schmerzen hängen damit zusammen, dass ein Kreislauf entsteht, wie bei einem kleinen Hamster, der nicht mehr rausspringen kann aus diesem Laufrad. Das hat irgendwann mal angefangen, mit bestimmten Emotionen zu erklären, warum er/sie/es z. B. gerade an einem bestimmten Ort wohnt oder bestimmte Dinge so und so tut und die Arthritis ist dazu da, dass ihr lernt, genau aus diesem Rhythmus wieder herauszufinden. Wir aus der geistigen Ebene sagen, dass alles sehr leicht ist. Nur auf der materiellen

Ebene ist es sehr schwierig, da es mit starken Schmerzen verbunden ist. Ganz wichtig ist, dass der Körper bewegt wird. Diese Menschen haben häufig vergessen, sich regelmäßig zu bewegen. Es ist schon so etwas mit dem trägen Körper und dem regen Geist. Und auch da möchten wir weiterhelfen, dass der Geist genau das erleben kann, was er sich zurecht denkt, bzw. was er sich zurecht kreiert. Die Krankheit ist dazu da, dass ihr in dieses Bewusstsein hinein kommt. Und ihr werdet feststellen, dass diese Menschen in ihrem innersten Kern hochspirituelle Menschen sind und sie haben meist in ihrem jetzigen Leben erst spät damit angefangen. So ist es ein Wink mit dem Zaunpfahl, wenn man so etwas wie Gicht bekommt. Ihr seht es schon auf der Erde, dass immer mehr junge Menschen genau das bekommen, weil dies das „Problem" der Zeit ausdrückt, das es bis zum Jahr 2012 nicht mehr lang genug hin ist. Und wenn ihr alle einen bewussten Aufstieg erleben wollt, auch die Menschen, die gerade erst einen bewussten Weg beschritten sind, so werden auch die Menschen mitgenommen. Deswegen ist es gerade jetzt wichtig, so viele Menschen wie möglich wach zu rütteln. Anders würde es nicht funktionieren. Wenn es den Menschen gut geht, auch in ihrer Bequemlichkeit gut geht, ist mit ihrem kreativen Geist nichts zu schaffen. Das ist leider heute im Wohlstand und vor allen Dingen in Deutschland sehr stark ausgeprägt.

Bei Gicht ist etwas Wesentliches abhanden gekommen. Die Lebensfreude ist abhanden gekommen. Ein tiefes emotionales Geschehen hat es gegeben, was diese Seele dazu bewegt hat, die Lebensfreude zur Seite zu packen. Sie macht noch irgendwie weiter, aber die Lebensfreude selber ist aus dem Hamsterrad herausgesprungen. Da ist es auch sehr wichtig, weiter mit unserer Hilfe, die Freude wieder an Ort und Stelle zu bringen. Und du wirst auch feststellen, dass es so wichtig ist, die Freude wieder dorthin zu bringen. Wenn die Menschen es nicht selber lernen zu bewirken, kommt die Freude in kürzester Zeit wieder abhanden. Da kannst du nochmal und nochmal und nochmal in die Behandlung hineingehen und du wirst immer mit dem gleichen Ergebnis vor der Tür stehen. Deswegen ist es das, was wir sagten, Hilfe zur Selbsthilfe. In die Eigenverantwortung gehen. Das ist das Wichtigste über Gicht.

Laya: „Gehören Rheuma, Gicht und Arthritis thematisch zusammen, da es entzündliche Krankheiten sind?"

GWS: „Ja, genau."

6.15.5 Arthrose

Laya: „Warum haben Menschen Arthrose, also Ablagerungen, und wie können sie sie heilen?"

GWS: „Das fängt auf der rein materiellen Ebene mit Stoffwechselendprodukten an. Hängt auch mit einer gesunden Ernährung zusammen. So kannst du das auch auf die Arthritis übertragen, aber Arthrose ist eine Art Vorsymptom zur Arthritis. Auch da zählt die Ernährung mit. Und im höheren Sinne, wenn die Gelenke nicht mehr funktionieren, bzw. Ablagerungen vorhanden sind, dann geht es auch darum, bestimmte Dinge ablagern zu lassen, die da eigentlich nicht hingehören. Die, ganz wichtig, einer Reinigung bedürfen. D. h. eine Reinigung auf der rein emotionalen Ebene, auf der Auraebene, auf der Chakrenebene. Genau das, was du als geistige Heilerin tust. Du kennst es als Zeichen. Dort sind viele Ablagerungen. Je mehr sich ein Mensch für sich selbst mit geistigem Heilen behandelt, auch wieder Hilfe zur Selbsthilfe, um so eher wird er feststellen, dass z. B. eine Operation gar nicht wichtig ist, denn das geistige Heilen hilft dann wieder beim Bewegen.

Auf der rein geistigen Ebene entstehen Ablagerungen, wenn ihr euch Dingen aussetzt, die nicht eure sind. Wenn ihr euch z. B. im Fernseher Dinge anschaut, wenn ihr euch durch Medien beeinflussen lasst. Ihr sitzt davor und merkt für euch, „das ist jetzt alles gar nicht mehr meins. Es ist eine fremde Geschichte und damit habe ich nichts zu tun." Denn denkt daran, wenn das Neue Zeitalter kommt, bekommt ihr 1:1 das, was ihr da vorne seht im Fernseher. Auch sehr wichtig für die kleinen Kinder übrigens, ganz, ganz wichtig. Bei den Größeren hat es wesentlich nachhaltiger gewirkt. Leider sind die Medien noch nicht so ganz bewusst und positiv. Es wird Zeit, dass es solche Kanäle gibt, die nur das Positive an die Oberfläche bringen und das Wachstum fördern.

Manchmal hängen schlechte Zähne mit den Ablagerungen in den Gelenken zusammen, weil falsche Zahnfüllungen diese Ablagerungen festhalten. Da wäre es dann wichtig, wie du weißt, die Zähne zu behandeln oder generell die Zähne von dem alten Zeugs zu befreien, was ja heute alles möglich ist.

Und Arthrose gibt auch ein Zeichen dahin, wieder den Durchblick für das eigene seelische Leben zu bekommen, den absoluten Durchblick. Sodann, wenn derjenige/diejenige das Gefühl hat, sie kann vor ihrem geistigen Auge, und das wird er/sie bis dahin ja auch gelernt haben bei dir, liebste Freundin, durch ihre Gelenke durchschauen, ohne dass da irgendetwas Störendes an Ablagerungen ist, so wird sich auch zusätzlich noch einmal der geistige Blick schulen und auch die Sensibilität des Dritten Auges zusätzlich zunehmen."

Laya: „Können wir auch mit der Hand gegen den Uhrzeigersinn die Ablagerungen herausziehen lassen?"

GWS: „Diese typische Staubsaugerübung, ja. Alles, was ihr nicht braucht, könnt ihr auch herausziehen lassen."

6.16 Narben

GWS: „Hier könnt ihr euch im Geiste ein Pflaster vorstellen. Dies ist das Pflaster der Farbe Rosa, der bedingungslosen Liebe. Dieses Pflaster streicht ihr über eure Narben. Versucht, so eure Narben, die manchmal auch schon ziemlich schräg stehen, wieder zu glätten. Ganz wichtig ist es bei akuten Narben, darauf zu achten, dass ihr die Narben nicht mit dem Pflaster auseinander reibt, so wie man normalerweise ein Pflaster drauflegt, sondern dass ihr das Pflaster so auflegt, dass ihr zur Narbe alles hin verschiebt. Stellt euch vor, wie ihr hier ein Pflaster der Farbe Rosa, der bedingungslosen Liebe, auftragt. Und sodann schützt das Ganze oben noch einmal mit der Farbe Gold. Wir möchten es euch übrigens freistellen, ob ihr zum Stabilisieren dieses Bereiches die Farbe Gold oder die Farbe Silber nehmt. Bitte denkt daran, dass ihr dies nach eurem Empfinden macht. Es gibt Menschen, die lieber Gold mögen und andere, die Silber bevorzugen. Von dem Stabilisierungsgrad her haben Gold und Silber die gleiche Wirkung."

6.17 Pilze
GWS: „Pilze sind ebenfalls Lebewesen, genauso wie ihr. Pilze reagieren besonders gut auf Körper, die sich der Industrienahrung unterzogen haben. Sie reagieren einfach nur darauf und so entstehen dann Pilze. Je natürlicher ihr euch ernährt, je mehr frische Lebensmittel ihr esst, frische Getränke ihr trinkt, je mehr gute Gedanken ihr habt, je weniger solltet ihr Probleme mit Pilzen haben. Daran könnt ihr erkennen, dass es wichtig ist, die Ernährung umzustellen. Vor allen Dingen ist auch Fleisch essen dafür grundsätzlich verantwortlich, dass Pilze vorhanden sind. Pilze, die euren physischen Körper krank machen. Denn die Energie der Angst, die Angst der Tiere, die ihr mitesst, prädestiniert für neue Pilze. Und gegen diese Pilze gibt es keine Impfung. Es gibt kein Mittel, das irgendwie gut anschlägt. Es ist einfach nur ein Zeichen für euch, die Ernährung umzustellen. Mehr gibt es zu Pilzen nicht zu sagen."

6.18 Schlafstörungen
Energetisch ist es wichtig, Folgendes mithilfe der geistigen Freundinnen und Freunde zu harmonisieren: Alle Chakren, das Dritte Auge sollte vorne und hinten verbunden werden, Halswirbelsäule, Gehirn. In der Aura kann die Belastung durch Erdstrahlen (Kapitel „4.17.2 Erdstrahlen"), Elektrosmog und Handystrahlen (Kapitel „4.17.3 Elektrosmog und Handystrahlen") überprüft werden. Ferner sollte der Schlafplatz harmonisiert werden (Kapitel „5.2 Lokale Erdheilung").

GWS: „Ja, auf der einen Seite gibt es einen Grund, der euch zum Lachen bringen wird. Es gibt einige Menschen, die an Schlaflosigkeit wahrhaft leiden, aber ihre Seele weiß genau, dass es jetzt Zeit wird, in die geistigen Sphären vorzudringen. Aber euer Ego möchte es in dem Moment nicht zulassen. Einige Menschen sagen, ich kann aber dann einfach nicht einschlafen, das geht einfach nicht. So möchten wir euch bitten, euren Tagesrhythmus so umzustellen, dass ihr wirklich schlafen könnt. Im indischen Bereich sagt man, dass ab 22:00 Uhr der Engelszug kommt, sprich, dann fängt die Phase an, wie ihr Menschen mit eurem Unterbewusstsein zur geistigen Welt in Kontakt geht. Darum ist es wichtig, einigermaßen feste Uhrzeiten einzuhalten, wann ihr ins Bett geht. So ist es wichtig darauf zu achten, was ihr trinkt, wie viel Zucker ihr zu euch nehmt. Zum Beispiel Zucker kann ein sehr großer Grund sein, warum ihr nicht schlafen könnt, oder ständig Koffein oder Teein zu sich zu nehmen, ist genau der gleiche Grund. Andere Gründe können der Fernseher oder der Computer sein. All dies sind Mittel, um euch künstlich auf eine gewisse Art und Weise wachzuhalten. Die Strahlungen dieser Geräte sind so stark, dass sie euch keine Entspannung bringen, sondern ganz im Gegenteil Anspannung. Und euer Geist meint, er müsste ständig wach sein.

Es gibt allerdings auch Menschen, die sehr, sehr wenig Schlaf brauchen. So könnt ihr feststellen, dass einige Menschen von euch nicht mehr als fünf oder sechs Stunden Schlaf brauchen. So ist dies in Ordnung. Aber es geht darum, diese fünf bis sechs Stunden in einem Stück zu erfahren, weil ihr sonst nicht mit uns in Kontakt kommt.

Wir sind so viel mit euch des Nachts unterwegs. Wir führen euch in bestimmte Tempelanlagen. Diese sind sehr wichtig für euch, weil sie an euch das Wissen für die Neue Zeit weitergeben. Dieses Wissen braucht ihr. Wenn es um das Jahr 2012 geht, ist für die bewusste kritische Masse dieses Wissen sehr, sehr wichtig. Sodann möchten wir euch auch weiterhin bitten, viel Wasser zu trinken. Ihr seht, im Grunde genommen wiederholen sich viele Dinge. Sie hängen mit der Ernährung zusammen, sie hängen mit dem Trinken zusammen, sie hängen mit eurem Ätherkörper zusammen, mit euren Einstellungen und immer wieder mit euren Gedankenmustern. Wenn ihr es gar nicht wegbekommt, dieses Gedankenmuster, so schaut euch um, ob ihr nicht vielleicht dies in Aufstellungen lösen könnt. Damit ihr dies sichtbar habt für euer Augen.

Bittet uns weiterhin, die geistige Welt, dass wir euch des Nachts holen können. Gebt uns sozusagen die offizielle Erlaubnis dafür, mehr und mehr. Dass es auch in euer Tagesbewusstsein mit hereinkommt. Eure Seelen haben uns natürlich schon lange die Aufträge gegeben, aber es gibt noch bewusstere Anteile in euch, die diese Entscheidung klarer fällen können. So, wenn ihr diese Entscheidung getroffen habt, ist es wichtig für euch, dies jeden Tag durchzuführen, jeden Tag. Und so können sich eure alten Gedankenmuster auch endlich verabschieden.

Schaut euch auch die Familien an. Es wird bestimmte Gedankenmuster geben, die ihr als morphogenetisches Feld weiter getragen habt. Und schaut, ob ihr das alte Muster tatsächlich noch braucht und ob es tatsächlich euer Muster ist. Oder ob es ein morphogenetisches Feld von jemand anderem aus der Familie ist. So wäre es zum Beispiel an der Zeit, genau dies zu heilen."

Ein Klient kam zu mir wegen Schlafstörungen. Ich habe ihn behandelt mithilfe der geistigen Freundinnen und Freunde. Bei Schlafstörungen ist es vor allem wichtig, das sechste Chakra, das Dritte Augen energetisch zu harmonisieren und vorne und hinten verbinden zu lassen. Dann waren die Schlafstörungen weg und kamen wieder.

Laya: „Warum hat er Schlafstörungen?"

GWS: „Er hat Schlafstörungen deshalb, weil wir ihn gerne des Nachts entführen würden, aber er selbst erlaubt es gerade nicht. Kannst du ihm diese süße Antwort geben?"

Laya: „Das mache ich gerne."

GWS: „Und dann möchte er bitte mit seinem höheren Selbst sprechen. Wir laden ihn jede Nacht ein und möchten mit ihm reisen. Aber sein höheres Selbst, stellt euch vor, das höhere Selbst, lässt dies gerade nicht zu. Sodann kommuniziere auch du als Heilerin mit seinem höheren Selbst und streichele es. Stell ihn dir vor wie ein kleines Kind, das z. B. in der Ecke sitzt, auf einer Blumenwiese, am Wasser oder so, wie du es dir vorstellen möchtest. Und dann gehst du zu diesem Kind hin, fängst an, mit dem Kind zu sprechen, nimmst ein bisschen Handkontakt, Hautkontakt auf und redest mit ihm. Und du streichelst ihm den Kopf. Versuche es in dieser Form. Und genau dies kann er mit seinem inneren Kind auch machen. Er möchte bitte mit seinem inneren Kind wieder Kontakt aufnehmen. Es hat ihm viel zu sagen. In der Meditation kann er sich zurückziehen. Er möge sich bitte einen Zettel mit Stift zurechtlegen und sich genau dieses anschauen und aufschreiben. Darüber ständig meditieren. Sein Kind wird ihm jeden Tag etwas Neues mitteilen, wenn er es liebt. Und sodann müssten die Schlafstörungen eigentlich verschwinden. Wenn wir ihn dann nachts wieder holen können und er mit auf unseren Flügeln fliegt, so wird es keine Schlafstörungen mehr geben."

6.19 Schmerzen

Energetisch ist es wichtig, Folgendes mithilfe der geistigen Freundinnen und Freunde zu harmonisieren: Alle Chakren, Wirbelsäule, Säure-Base-Ausgleich (Kapitel „4.17.7 Ausgleich der Aura an den Seiten"), Nerven, Traumatisierungen (Kapitel „4.27 Auflösen von emotionalen Schwächen"), Bewusstwerdung (Kapitel „4.1 Ein glückliches Leben"), Löcher in der Aura schließen (Kapitel „4.17.8 Schließen der Löcher in der Aura"), Heilfarbe für alles: Violett zum Energetisieren, Silber zum Stabilisieren.

GWS: „Wenn Menschen Schmerzen haben, treffen sie in die Tiefe ihrer Seele. Sie begegnen sich. Sie stehen voreinander, nehmen den Hut ab, verneigen sich voreinander und sehen sich fast das erste Mal bewusst in die Augen. Das Selbst wird sich bewusst, dass es sich zum ersten Mal selbst anschaut. Sodann ist dies ein magischer Moment und ihr würdet dazu sagen, es ist Schmerz. Ja, es ist immer Schmerz vorhanden in solchen Momenten, wenn ihr feststellt, dass ihr eigentlich hier auf der Erde seid und ein Teil der Seele aus dem Göttlichen kommt und ihr gerne dorthin zurückgehen möchtet. Der Spiegeleffekt ist ein sehr harter Spiegeleffekt, denn in eurem physischen Körper ist Schmerz natürlich nicht so einfach. Dies ist ein Teil von euch, der auch zum irdischen Bewusstsein dazu gehört, der auch Schmerzen hervorbringt. Ihr erinnert euch zeitweise, vor allem im Schlaf daran, wie es im göttlichen Bewusstsein einmal war oder wie es sein könnte oder sein wird. Je nachdem, wie eure Auffassung von eurer Realität ist. Deswegen ist es ein sehr großes Geschenk, einen Schmerz zu spüren.

Dieser Schmerz ist dazu da, die Lebensumstände zu verändern. Seht ihr, es ist bei vielen körperlichen Symptomen so, dass es wichtig ist, dass ihr eure äußeren Umstände und eure Gewohnheiten verändert. Dies bedingt nur ganz kleine Veränderungen. Für den einen ist die Ernährung wichtig. Für den anderen ist die Bewegung wichtig. Für den Nächsten ist die Berufung wichtig. Für den anderen sind es Sitz-, Geh-, Stehgewohnheiten, die zu verändern sind.

Wir möchten euch auch sagen, dass es sehr viele Menschen gibt, die scheinbar schmerzlos durch die Gegend laufen, die sogenannte Härtefälle sind. Die nichts umhauen, nichts umstürzen kann.

Schmerzen sind dazu da, euch Grenzen aufzuzeigen. Körperliche Schmerzen sind im Grunde genommen emotionale Schmerzen, die ihr habt. Gerade wenn ihr Schmerzen im physischen Bereich habt, so merkt ihr, dass bestimmte Gefühle vorhanden sind, wie zum Beispiel Wut, Ärger, Aggressionen, Ungeduld. Warum sind diese Gefühle nun da? Wenn ihr in diesen Spiegel hinein schaut, so ist es die Aggression, die Ungeduld euch selbst gegenüber. Ihr möchtet weiterkommen und wir sagen euch noch mal absichtlich, ihr bestimmt das Tempo, euer Tempo. Wenn wir euch aus den geistigen Sphären ständig mit Informationen zuwerfen würden,

so würdet ihr irgendwann sagen: „Nein Stopp, das geht mir zu schnell."
Und genau dafür ist diese Grenze notwendig, dass die geistige Sphäre,
das geistige Material nach und nach in euch eindringen kann. Wir möchten euch bei der Bewusstheit hier auf der Erde helfen.

Sodann schaut euch auch ein anderes Spiegelbild an. Die Menschen, die
große Schmerzen haben, haben definitiv auch Angst. So schaut in euren
Angstspiegel hinein. Schaut, wovor ihr Angst habt. Schmerzen treten
sehr oft in Verbindung mit der unteren Lendenwirbelsäule auf. So könnt
ihr sehen, dass eure Angst sich dort bereits manifestiert hat. Es geht
meist um materielle Angst, um Angst des Geldes wegen. Um Angst, hier
auf der Erde nicht existieren zu dürfen, zu können. Was natürlich aus unseren Sphären absolut unbegründet ist. Aber so ist es bei euch zu spüren
und so stehen die Zusammenhänge bei euch. Diese chronischen Verläufe
sind nicht von einem Moment auf den nächsten auszulöschen. Deswegen ist es ja auch so wichtig, dass ihr eure Übungen dann auch tatsächlich alltäglich durchführt, und dass du, liebste Laya, es auch an andere
Menschen weitergibst beim geistigen Heilen.

Wenn ihr die Schmerzen nicht aushalten könnt, so wäre es wichtig, etwas zu eurem physischen Körper hinzu zu nehmen, das die Schmerzen
reduziert. Es gibt zudem die Schüßlersalze. Vor allem das Schüßlersalz
Nummer 7, das Magnesium phosphoricum. Denn Schmerz ist definitiv
auch ein Mangel an Magnesium im Körper. Wenn dieser Schmerz für
euch sehr akut ist, so könnt ihr die „heiße 7" zu euch nehmen. Pendelt
für euch selbst die Anzahl aus und sodann lasst es absegnen durch uns.
Andererseits, wenn ihr Schmerzmedikamente zu euch nehmt, die durch
große Pharmaindustrien hergestellt werden, so möchten wir euch sagen,
dass diese Stoffe noch lange nachwirken in eurem Körper. Eine Schmerztablette bleibt eine ganze Woche im Körper mit allen Konsequenzen. D.
h. es können Verdauungsprobleme und in erster Linie auch Wahrneh-
mungsprobleme auftreten. Sehr bewusste Seelen unter euch können
dies schnell für sich regulieren. Aber gerade bei Schmerzpatienten und

Schmerzmenschen, die das erste Mal an die Spiritualität herangeführt werden, möchten wir sagen, dass dies ein Vorgang ist, der eure Spiritualität deutlich zurücksetzt. Euch deutlich in eure alten Muster zurückwirft. Darum überlegt gut, was ihr zu euch nehmt.

Zudem bedeuten Schmerzen auch Löcher in den Auren. Vor allen Dingen an den Stellen, wo der Schmerz auftritt. Darum möchten wir euch bitten, dort ein Pflaster der bedingungslosen Liebe darüber zu streichen. Ihr könnt es auch gleichzeitig mit dem Tensor ausmessen, an welchen Stellen diese offenen Stellen sind. Und sodann legt, so wie ihr es möchtet, ein zartes Pflaster darüber. Der eine mag es lieber etwas stärker darüber streichen. Dies ist auch absolut in Ordnung. Der Nächste legt sich lieber ein Stück Watte darüber. Lasst eurer Fantasie freien Lauf, denn euer Geist nimmt all das auf und setzt es auch sofort in die Realität um.

Bei akuten Schmerzen möchten wir euch sagen, dass es dringend ist, diese Übung wirklich dann durchzuführen. Bei chronischen Schmerzen ist es sogar sehr wichtig, mehr als dreimal am Tag diese Übungen an den bestimmten Körperstellen durchzuführen. Lasst es sozusagen eine Gewohnheit werden, dass ihr euch langsam aber sicher um euch kümmert, damit dieser Kontakt mit dem höheren Selbst entsteht. Dass ihr euch traut, in euren Spiegel hineinzuschauen. Dies liegt uns am Herzen.

Und sodann bittet eure geistigen Führerinnen und Führer um Unterstützung. Es ist auch ganz klar, dass es aus unseren Reihen sogar Wesenheiten gibt, die dazu beauftragt sind, euch gerade in Schmerzsituationen zu helfen. So bittet den Engel der Schmerzen, euch beizustehen und so ist auch der Erzengel Zadkiel dafür zuständig, bei Schmerzen zu helfen. Ferner möchten wir euch bitten, dass ihr zum Beispiel mit Erzengel Michael und Erzengel Raphael in Kontakt geht. Erzengel Michael hat sein magisches Schwert in der Hand und ist fähig, das Band der Schmerzen zu durchtrennen. Erzengel Raphael ist absolut in der Lage, mit Schmerzen umzugehen. Er sendet seine grüne Heilungsenergie auf eure physischen

Körper. Wichtig ist, dass ihr sagt, dass ihr es auch möchtet. Also ist auch hier wieder der eigene freie Wille an erster Stelle. Sodann, wenn euch überall zum Beispiel die Farbe Grün begegnet, wenn ihr starke Schmerzen habt, so ist Erzengel Raphael garantiert in eurer Nähe.

Und manchmal ist es auch so, dass aktuell Schmerzen da sind, die zum Beispiel zu chronischen Schmerzen werden. Und je mehr ihr macht, umso schlimmer werden sie. Die Schmerzen haben mit dem zu tun, was ihr in der Vergangenheit erlebt habt, was wichtig wäre zu bereinigen. So schließt eure Augen und stellt euch jetzt euren Schmerz als Bild vor. Wen oder was könnt ihr erkennen? Könnt ihr Farben, könnt ihr Formen, könnt ihr Wesenheiten erkennen? Oder könnt ihr sogar Wesenheiten um euch herum wahrnehmen? Sodann, wenn ihr dieses Bild habt, so möchten wir euch bitten, dies an uns weiterzugeben und wir werden dieses Bild weiterhin transformieren. Arbeitet jeden Tag mit diesem Bild morgens wie abends. Und so werdet ihr schon nach einer Woche feststellen, dass dieses Schmerzbild sozusagen ein neues Bild bekommen hat. Und sodann seid ihr fähig, dieses in bedingungsloser Liebe aufzulösen - mit unserer Hilfe natürlich, mit der Farbe Rosa, der bedingungslosen Liebe. Wir helfen euch gerne dabei. Sodann, wenn wir jemanden gerade ansprechen, der dies Ganze sichtbar braucht, so möchten wir euch bitten, euren Schmerz einfach einmal aufzustellen und zu prüfen, was euch euer Schmerz zu sagen hat. Wenn ihr diese Form braucht, so ist auch dies vollkommen in Ordnung und die Aufstellungen auf der Erde sind etwas sehr Wirkungsvolles. Ihr sollt jetzt daraus nichts Dramatisches machen, aber wenn die Schmerzen tatsächlich so akut sind, oder auch dementsprechend, wenn sie so stark für euch sind und ihr würdet auf einer Skala von 1 bis 10 die Note 10 geben, so wäre es sehr, sehr wichtig, sich dies anzuschauen.

Und blättert die Seite jetzt nicht um und pfeffert das Buch auch nicht in die Ecke. Es geht darum, dass wir euch helfen wollen. Noch einmal, merkt, dass alles, was ihr in euren Gedanken habt - so wie eure Gedanken gefüttert worden sind – genau dies hat sich euer physischer Körper als Aufgabe gemacht, umzusetzen. Dies ist eine sehr wichtige Aufgabe. Dies ist eine sehr demütige Aufgabe. Schaut euch einmal euren eigenen Körper an, mit welcher Demut euer Körper handelt, mit welcher Demut die Sonne handelt, mit welcher Demut die Natur handelt, mit welcher Demut Mutter Gaia handelt. So kann sich jeder von euch bereits von dieser Demut eine Scheibe abschneiden. Wir lieben und respektieren euch. Nur gerade bei Schmerzen ist es wichtig zu sehen, dass es wichtig ist, etwas zu verändern. Und nicht nur dadurch zu verändern, dass ihr Schmerzmedikamente nehmt. Dies kann euch eine Zeit lang helfen. Wir sagten euch bereits auch die Information, dass eine Schmerztablette auf den physischen Körper gesehen eine ganze Woche braucht, um wieder ausgeschwemmt zu werden. Deswegen möchtet ihr bestimmt nicht wissen, wie lange es dauert, wenn ihr jeden Tag eine Schmerztablette nehmt, wie lange es dann dauert, um dies Ganze loszuwerden. Als Tipp können wir euch noch geben, dass es von den Schüßlersalzen die Nr. 8 gibt, das Natrium chloratum. Es ist damit beschäftigt, alle schweren Stoffe, alle negativen Stoffe, aus dem physischen Körper auszuschwemmen. Und es hilft sogar auch auf der gedanklichen Ebene."

Laya: „Wollt ihr uns ein Symbol geben zum Auflösen von Schmerzen?"

GWS: „Ein Symbol zum Auflösen von Schmerzen ist eine Feder. Überall, wo ihr eine Feder findet und ihr kennt sie bereits als ein Engelszeichen, so ist diese Feder in diesem Moment da, um euch zu helfen, Schmerzen zu reduzieren.

Wir sagen aber auf der anderen Seite, dass Schmerzen da sind, um euch etwas zu zeigen. Um euch zu zeigen, dass ihr bitte achtsam mit eurem Leben umgeht. Schmerzen zu empfinden ist im Grunde genommen ein Segen, denn dies heißt, ihr lebt noch. Welch ein Geschenk. Nun seid ihr an der Reihe, das Leben so zu verändern, dass ihr auch tatsächlich lebt. Denn die Schmerzen kamen in dem Moment auf euch zu, als ihr euch selbst innerlich vom Leben verabschiedet hattet. So seht dies bitte als zweite Chance, das Leben noch einmal neu gestalten zu können. Und wir möchten euch bitten, dies bei den kleinsten Schmerzen so zu sehen. Denn es müssen ja nicht erst große oder übergroße Schmerzen vorhanden sein."

6.19.1   Kopfschmerzen

Energetisch ist es wichtig, Folgendes mithilfe der geistigen Freundinnen und Freunde zu harmonisieren: Alle Chakren, Herz, Leber, Nieren, Reinigung des Kopfes mit der Hand gegen den Uhrzeigersinn, Halswirbelsäule, Schultern, Nacken.

GWS: „Der Kopf ist der Bereich, in dem die Menschen denken, sehr viel denken. Sie denken von morgens bis abends. Deshalb ist es ein Segen, dass es den Schlaf gibt. Denn dann ist die Denkmaschine einmal ausgeschaltet. So manche Gedankenfolgen rufen einfach Schmerzen hervor, lassen den Kopf doppelt so groß wirken. Lassen dabei die Augen schwer werden. Es ist ein Zeichen dafür, meine lieben Freunde, dass ihr euren Alltag besser organisiert, wenn ihr schon denkt. Dass ihr bestimmte feste Bürozeiten habt, die immer in eurem Alltag vorkommen, an denen ihr euch sozusagen festhalten könnt. Und wenn dann etwas Unvorhergesehenes eintritt, also etwas Flexibles kommt, dass dieses Flexible auch Bestandteil in eurem Leben wird. Dies ist wichtig dazu. Denn sonst gibt es verschiedene Wesenheiten, die sich nur auf das Feste und Starre konzentrieren, aber das Flexible nicht zulassen können. Dies ist auch ein Grund, warum es Kopfschmerzen gibt. Das Zulassen der Flexibilität. Und wir schulen euch immer weiter darin, flexibler zu werden.

Kopfschmerzen sind auch ein Zeichen eurer Seele, dass sie müde ist. Denn ihr seid mehrfach im Außen beschäftigt, immer mehr und mehr. Und Kopfschmerzen sollen euch zeigen, wieder den Weg nach innen zu gehen. Bedenkt, woher ihr kommt, bedenkt, was eure Lebensaufgabe ist. Organisiert es mit in euren Alltag hinein. Wenn ihr Kopfschmerzen habt, ist es generell ein Zeichen der Muskelverspannung. Ihr werdet es an verschiedenen Körperstellen für euch wahrnehmen können. Sodann möchten wir euch bitten, ganz besonders das Magnesium phosphoricum zu euch zu nehmen, das Schüßlersalz Nr. 7, in heißer Form. Und dieses immer kurz bevor ihr schlafen geht, damit eure Nächte auch dementsprechend noch ruhiger sind. Und dass euer Geist so noch länger bei uns in den geistigen Sphären bleiben kann. Dies wäre eine große Hilfe.

Es gibt aber auch Kopfschmerzen, die zurzeit damit zu tun haben, dass euer Kopfumfang größer wird. Wir haben euch schon an anderer Stelle gesagt, dass es wichtig ist, dass euer Kopf wächst, weil eure Gehirnstrukturen auch wachsen. Vor allen Dingen Verbindungen innerhalb der rechten und linken Gehirnhälfte oder auch der Hirnstamm wachsen. So könnt ihr dies bei den Kindern der Neuen Zeit ganz klar beobachten, dass der Hirnstamm eine größere Ausformung hat. Und es gibt auch meist keine Kinder mehr, die zurzeit mit kleinen Köpfen auf die Welt kommen, es sei denn, sie sind unterernährt im Mutterleib. Dieses ist noch ein anderer Fall. Aber grundsätzlich ist es so, dass die Köpfe immer größer werden. Dies ist auch eine Ursache mit, dass die Köpfe der Erwachsenen zurzeit auch an Umfang zunehmen. Ihr wollt ja auch irgendwann angeglichen sein. Das ist es, was wir auch unter der Neustrukturierung der DNS verstehen, das mit diesem Phänomen des Kopfes einher geht. So seht, ihr habt bis jetzt nur zwei Stränge der DNS wahrgenommen. Es gibt aber weitaus mehr. Das heißt, es muss weitaus mehr Platz geschaffen werden. Das heißt, es entstehen neue Blutgefäße, es entstehen neue Kollaterale in eurem Kopf. Dies ist wichtig. Es ist sozusagen eine Autobahn in eurem Kopf, die gelegt wird. Dadurch können Gedanken nun schneller und anders springen.

Wenn ihr das Gefühl habt, dass Kopfschmerzen vorhanden sind, so gönnt euch Ruhe, wenn es euch möglich ist in eurem Umfeld. Schließt die Augen und geht in euch und wisst, dass alles für das neue Bewusstsein der neuen Erde, der neuen Mutter Gaia hier sein wird. Für euch kann ein neues Leben hier auf der Erde so möglich sein. Versucht, alle Gedanken über Bord zu werfen. Es ist gerade in dem Moment nicht wichtig, darüber nachzudenken, was sein wird, was sein könnte, warum dies jetzt war, warum das jetzt war. Versucht, diese Gedanken über Bord zu werfen. Es ist in dem Moment, wo ihr Kopfschmerzen habt, absolut nicht angesagt. Ihr merkt dies auch. Ihr seid hoch sensibel. Eure Nasen nehmen andere Gerüche wahr. Eure Ohren hören bestimmte Dinge, die die Ohren vorher nicht gehört haben, wenn der Kopf keine Schmerzen hat. Eure Augen sind extrem angestrengt und ihr schmeckt auch etwas anderes. Teilweise wollt ihr gar nicht wirklich etwas essen, wenn ihr Kopfschmerzen habt. So seht ihr, dass eure erweiterten Sinne auch wiederum beim Kopfschmerz mit bearbeitet werden.

Und dies ist im Grunde genommen ein Geschenk. Wir wissen, einige können es noch nicht von dieser Seite sehen, aber wenn sie dies lesen, gibt es doch den einen oder anderen Gedanken, der sich auch ins Positive umdrehen lässt. Und wir, die geistige Welt, sind natürlich sehr hilfreich in dem Moment. So könntet ihr uns bitten, die Schmerzen zu reduzieren. So könntet ihr uns bitten, um neue Möglichkeiten des Sehens, um weitere kreative Ideen in eurem Leben.

Und wenn ihr diese Schmerzen gar nicht aushalten könnt, so ist es absolut in Ordnung, wenn ihr auch einmal eine Tablette zu euch nehmt. Aber nicht in der Regel. Lasst es nicht zur ständigen Gewohnheit werden, sondern für Fälle, die absolute Ausnahmen darstellen. Denn auch Medikamente haben in eurem Körper natürlich eine Wirkung. Auch sie müssen wieder ausgeschwemmt werden und dies dauert. So könnt ihr dies jetzt einfach mal nachlesen - so dauert es zum Beispiel eine Woche, bis eine Kopfschmerztablette aus dem physischen Körper wieder ausgeschwemmt ist. Dies ist eine enorm lange Zeit."

Ich hatte einige Zeit Kopfschmerzen.

Laya: „Ich habe häufig Kopfschmerzen, vor allem nachts. Woran liegt das?"

GWS: „Dein Kopf wird gerade sehr stark bearbeitet. Dein Gehirn wächst. Nicht so schön ist daran leider, dass durch deine Bissdeformitäten, die du im Mund hast, es nicht immer übereinstimmt, was da passiert ist, sodass diese Kopfschmerzen entstehen. Wir würden es gerne von unserer Seite aus anders regeln. Ihr müsst euch vorstellen, wenn die DNS-Strukturen der Zellen verändert werden, so nimmt natürlich auch eure Gehirnkapazität zu. Dazu verschieben sich die Gehirnplatten gegeneinander und müssen sich öffnen. Dass das auch Schmerzen verursachen kann, ist natürlich auch noch ein Grund mit für diese Kopfschmerzen."

6.19.2 Wandernde Schmerzen

Laya: „Eine Klientin hat ständig wandernde Schmerzen am ganzen Körper. Warum ist das so?"

GWS: „Es ist ein Körper, der undefinierbar an allen möglichen Stellen Schmerzen hat. Und diese Stellen verschieben sich, sodass man gar nicht unbedingt sagen kann, es liegt nur am Ellbogen oder es liegt nur an der Schulter, sondern diese Schmerzpunkte verschieben sich komplett. Es ist ein Zeichen ihrer Wirbelsäule. Die Wirbelsäule sagt eigentlich bereits von oben bis unten und von unten bis oben, dass es so nicht weiter geht. Ihre Seele möchte einen ganz anderen Weg gehen und sie versperrt sich dem. Der physische Körper sagt „stopp, nur bis hierhin und nicht weiter". Denn mehr wird der physische Körper auf Dauer auch nicht tragen können. Dies ist ja auch, warum sie den Weg zu uns gefunden hat. Es wird Zeit, dass sie sich mit spirituellen Themen befasst. Es wird Zeit, dass wenn sie starke Schmerzen hat die heiße Sieben (Schüßlersalz Nummer 7) nimmt. Das ist sehr wichtig. Für sie wären es bestimmt 50 Stück an der Zahl, einmal täglich. Weiterhin ist es bei ihr auch wichtig, dass sich das Dritte Auge öffnet. Sie hat natürlich, wie jeder andere Mensch auch, hohe sensitive Möglichkeiten und hohe sensitive Sichtweisen vom Leben.

Nur, sie verbindet alles, was sie sieht, hört, spürt, schmeckt, sie verbindet all dies mit negativen Gedankenmustern, alles. Es gibt kaum etwas Positives, was sie sieht. Sie findet immer noch das Haar in der Suppe. Und dies ist natürlich auf Dauer sehr anstrengend. Und dies hat körperliche Konsequenzen. Dies ist eine Tatsache. Und so möchten wir, die geistige Welt, ihr sagen, dass es wichtig ist, dass sie uns zuhören kann. Dass sie sich selbst zuhört. Dass sie etwas an ihrem Leben ändert. Für sie z. B. wäre es sehr wichtig, dass sie ihren Seelennamen bekommt. Dass sie endlich das weite Tor zu ihrer Seele öffnen kann. Der Zeitpunkt wäre gerade jetzt der Richtige. Solange ein Mensch an sich selbst nichts verändern möchte, so lange wird sich auch nichts verändern. Ihre Seele weiß, wo es langgeht, weiß, was zu tun ist, weiß, was sie zu fühlen hat."

6.20 Schwermetallbelastung

GWS: „Schwermetallbelastung hängt zum Beispiel ganz klar auch mit eurem Wasser zusammen. Auch die offiziellen Wasserflaschen, die verkauft werden, selbst in ihnen sind Schwermetalle enthalten. Wenn auch nur in einem geringen Maße, aber selbst dort sind sie vorhanden. Seht ihr, es geht immer mehr weg von dem Natürlichen, immer mehr und mehr. Einige Menschen gehen wieder auf die Natur zu. Aber jetzt sprechen wir von denen, die von der Natur weggehen. Wenn ihr eine Quelle habt, so ist es wichtig, dass zum Beispiel ein Baum an der Quelle steht. Dies ist der sogenannte Quellbaum. Und ein Quellbaum ist wichtig für eine positive Energie des Wassers. Und was macht ihr, die Menschen, die ihr unbewusst seid? Ihr reißt die ganzen Bäume von den Quellen weg. Genau, wie jedes Haus auch einen Baum haben sollte. Einen Baum, der eigens für die Energie des Hauses zuständig ist. Ja, natürlich ist es so. Und so braucht ihr euch auch nicht zu wundern, dass, je mehr Autos auf den Straßen sind, je mehr Abgase in die Luft geleitet werden oder sogar noch mit ins Trinkwasser geleitet werden, dass irgendwann dies alles euer Körper abbekommt. So ist es gerade wichtig, energetische Arbeit zu leisten, Schwermetalle auszuleiten, aber auf jeden Fall auch dort wieder auf die Ernährung zu achten und grundsätzlich auf das Wassertrinken zu achten. Und grundsätzlich darauf zu achten, bitte wenig Zucker zu sich zu nehmen, denn Zucker ernährt Schwermetalle und zudem auch noch Pilze. Dies sei dazu sagt."

Laya: „Sind diese vielen verschiedenen Schwermetallausleitungsmethoden, die die Heilpraktiker hier auf der Erde haben, notwendig für die Menschen, um gesund zu sein oder können wir auch durch geistige Methoden, gesunde Ernährung und bewusstes Leben erreichen, ziemlich frei von Schwermetallen zu sein?"

GWS: „Ja, beides. Es gibt Menschen, die energetisch auf einer niedrigeren Stufe schwingen und für die zum Beispiel ist es wichtig, dass es Heilpraktiker gibt, die diese Methoden anwenden. Dann wiederum gibt es Menschen, und davon gibt es noch nicht sehr viele, das sei auch noch einmal betont, die auf der Erde ernährungsbewusst und umweltbewusst denken und auch handeln und die dieses ohne Umstände geistig lösen können, ja. So stellt euch im Geiste vor, dass an euren beiden Fußchakren unter den Füßen große Löcher sind. Und stellt euch einen Staubsauger mit 2 Rohren unter den Füßen vor. Dieser Staubsauger saugt aus euren Füßen bzw. aus eurem gesamten Körper die Schwermetalle heraus, immer mehr und mehr. Jetzt stellt euch vor, wie ihr diesen Staubsauger auf Stufe 1, dann Stufe 2 und dann auf Stufe 3 stellt. Je nachdem, wie ihr es aushalten könnt. Am Anfang werdet ihr noch nicht so viel wahrnehmen. Je öfter ihr diese Übung macht, umso mehr werdet ihr feststellen, dass die Stufe 3 eine sehr energetisch hohe Stufe ist, und dass ihr danach auch müde seid, weil sich euer physischer Körper erst einmal erholen muss. Wir möchten euch dann bitten, euch hinzulegen. Schafft euch ein ruhiges Umfeld und nehmt euch die Zeit dafür. Es wäre auch eine sehr sinnvolle Übung, wenn ihr badet oder kurz unter die Dusche geht. So hilft das Wasser, euren physischen Körper zusätzlich aufzubauen. Und das Baden mit Meersalz wiederum hat sogar einen noch stärkeren Effekt. Wir haben ja betont, wie wichtig es ist, in dieser Neuen Zeit eine Badewanne zu besitzen, anstatt einer Dusche. Aber die Menschen, bei denen das noch nicht geht, sollen dann mit der Dusche arbeiten."

Auf meine Frage, wie lange eine Schwermetallausleitung auf geistigem Wege dauert, sagte die GWS, dass es ein bis zwei Monate dauert, eine mittelstarke Schwermetallbelastung auszuleiten, fast ein halbes Jahr für eine starke und unter einem Monat für eine Leichte, wenn wir sie einmal pro Tag durchführen.

6.21 Tumore und Krebs

Tumore können gutartig und bösartig (Krebs) sein. Ist ein Organ oder Körperteil und das zugeordnete Chakra längere Zeit überaktiv, gestaut und verschmutzt, kann anormales Zellwachstum entstehen.

Energetisch ist es wichtig, Folgendes mithilfe der geistigen Freunde zu harmonisieren: Wurzelchakra, Sakralchakra (Säure-Base-Haushalt), Solarplexuschakra, Herzchakra (zusammengebrochen), Halschakra (Gefühle), Drittes Auge, Kronenchakra, Thymusdrüse, erkrankte Organe, Herz, Leber, Lunge, Milz, Schlafplatz (Kapitel „5.2 Lokale Erdheilung"), Pilze, Schwermetalle (Kapitel „4.25 Ausleiten von materiellen Substanzen"), Geisteschirurgie (Kapitel „4.46 Geisteschirurgie"), Zellheilung (Kapitel „4.21 Zellheilung"). Wir schicken aus unseren Fingern einen vorgestellten Laserstrahl aus violettem Licht auf den erkrankten Bereich mit der Anweisung, alle Krebszellen aufzuspüren und zur Transformation und Auflösung zu bringen. Dabei bleiben wir mit unserem ganzen Fokus und mithilfe der geistigen Freundinnen und Freunde dabei, bis die erkrankten Zellen verschwunden sind. Wir können die entarteten Zellen auch mit einem vorgestellten Staubsaugerrohr an unserer Handinnenfläche, mit Linksdrehungen unserer Hand und der violetten Flamme, aus dem Körper ziehen. Wir bedanken uns und messen nach, ob alle Zellen gesund sind. Dies wiederholen wir jeden Tag, bis der Tensor anzeigt, dass alle Zellen gesund sind, bevor wir die geistige Welt um gesunde Zellen im ganzen Körper gebeten haben. Generell sind hier nur die Farben Blau,

Violett, Weiß und Silber erlaubt, da alle anderen Farben zu viel Energie haben.

GWS: „Bei Tumoren und Krebs ist es so, liebe Menschen, dass ihr euer Immunsystem, eure Zellarbeit komplett umgestellt habt. Die Zellen, die sonst für euch waren, die sich für das höhere Selbst entschieden haben, für das Dasein auf der Erde entschieden haben, diese Zellen haben sich plötzlich umgeformt und sind von gutartigen Zellen zum Teil auf bösartige Zellen umgestiegen oder sie sind dabei. So fragt ihr sicher, woher kommt dies? Es gibt keinen Gott, der mit einem Zeigefinger von oben herab schaut und sagt, ausgerechnet du bekommst Krebs. Und du hast einen Tumor und nur du. Sondern es geht darum, die eigene Verantwortung für sich zu übernehmen. Bei einem Tumor ist es bereits so, dass ein Mensch ein Leben lebt, das für ihn eigentlich nicht mehr lebenswert ist. Er hat sich im Stress verkantet. Es geht in erster Linie auch in der Gedankenwelt stetig um Zahlen, um Daten, um Fakten. Alles das, was den Verstand ausmacht. Man hat sozusagen über die Jahre hinweg immer mehr und mehr dem Verstand Vortritt gewährt anstatt der Intuition. Aber, liebe Menschen, wir möchten euch sagen, die Intuition ist euer höchstes Gut. Sie entscheidet letztendlich, wie ihr das Leben hier auf der Erde lebt. Ihr kennt es doch, ein Bauchgefühl. Nein, sehr viele kennen dieses Bauchgefühl bereits nicht mehr. So ist es leider. Dies ist eine reine Tatsache. Deswegen ist es wichtig, seine Gedanken zu reinigen.

Und natürlich ist es wichtig, den Körper zu reinigen, wenn Tumore vorhanden sind. Sprich, auf ungesunde Ernährung zu verzichten. Viel, viel Wasser zu trinken, Teein und Koffein komplett wegzulassen. Das Dritte Auge zu reinigen, ist dabei sehr wichtig. Die Sinne wieder zum Vorschein kommen zu lassen, also das, was ihr Hellhören, Hellsehen, Hellschmecken und Hellfühlen nennt. Dies haben wir im Einzelnen schon in diesem Buch besprochen. Sodann ist es wichtig, was jeder für sich herausfindet, welchem Sinn er oder sie nun ganz besonders zugetan ist.

Und darauf achtzugeben, dass wenn sich ein Tumor bereits entwickelt hat, welchen Therapien ihr euch unterzieht. Welche Therapien tatsächlich unterstützend sind oder welche Therapien euer Immunsystem komplett herunter fahren. Dies ist sogar sehr wichtig. Seht ihr, es ist wichtig, gerade bei diesen Erkrankungen, die Sichtweise zum Leben zu verändern. Die Schönheit zum Leben wieder wahrzunehmen. Die Freude am Leben wahrzunehmen. Wenn wir euch Menschen auf der Erde beobachten, so sehen wir viele Wesenheiten von euch, die bereits tot sind. Der physische Körper wandelt noch auf der Erde, aber die Seele ist zum größten Teil schon dabei, die Erde zu verlassen; weil sie sich in einem Körper, der mit Tumoren voll ist, auch nicht mehr wohlfühlt. Egal, an welcher Stelle Tumore sind. Dies sei noch einmal betont: Egal, an welcher Stelle Tumore sind. Das heißt, ihr habt eurer negativen Gedankenwelt so eine starke Kraft gegeben, dass ihr tatsächlich das manifestiert habt, was ihr euch die ganze Zeit gedacht habt. Wenn ihr dies hier lest, dann denkt ihr, so einfach ist die Lösung? So möchten wir euch bitten, formt eure Gedanken in positive Gedanken um. Und hört euren Gedanken einmal bewusst zu. Denn ihr werdet feststellen, dass unendlich viele Gedanken durch euren Kopf gehen. Ihr sollt eure Gedanken jetzt nicht bewusst vom Verstand lenken, nur verurteilt und urteilt nicht mehr über andere Menschen, sondern bleibt bei euch.

Schaut euch einmal von oben bis unten an, von allen Seiten. Schaut euch an, wie wertvoll ihr seid, wie geliebt ihr werdet. Ihr seid wunderbare Wesen und ihr könnt uns glauben, es gibt auf der geistigen Ebene viele Wesenheiten, die gerne zur Erde kommen würden. Die ebenfalls traurig darüber sind, wenn sie Menschen sehen, die ihr Leben sozusagen vergeuden. In eurem Land lebt ihr im Wohlstand. Ihr habt genügend zu essen, zu trinken, ihr habt schöne Kleidung, ihr habt schöne Häuser, tolle Autos. Vor einigen 100 Jahren waren die Menschen noch an einem ganz anderen Punkt hier auf der Erde. Und sie hätten sich all das gewünscht, was ihr heute habt. Aber seltsamerweise gab es damals diese Erkrankungen von Tumoren und Krebs nicht. Versucht, in eurem Verstand nicht immer diesen Gedanken aufkommen zu lassen, ich will noch mehr haben. Ich will noch anderes. Denn darum geht es nicht im Leben. Es gibt Urvölker, die noch auf der Erde leben, Menschen, die auf der Erde leben, die schauen, was an einem Tag passiert. Sie arbeiten tatsächlich solange, dass sie für den jetzigen, für den heutigen Tag ihre Mahlzeit bekommen und dann gehen sie von der Arbeit weg, weil es für sie sinnlos ist, noch mehr und noch mehr und noch mehr anzuhäufen. Dies soll jetzt nicht heißen, dass ihr grundsätzlich allen Besitz loslassen sollt. Nur stellt euch vor, eure Seele wandelt von Leben zu Leben. Fragt euch, ob das, was ihr ansammelt, tatsächlich so wichtig ist. Was könnt ihr mitnehmen in ein nächstes Leben? Wir möchten euch wünschen, dass ihr die schönen Dinge mitnehmt aus einem Leben, die freudvollen Ereignisse. Tretet wieder in Kommunikation mit anderen Menschen. Sie können euch so viel geben, wenn ihr euch öffnet. Wenn ihr wieder in eure eigene Verantwortung kommt. Dies ist ganz wichtig."

Laya: „Vor einigen Jahren war mein ganzer Körper eineinhalb Jahre voll von hochaggressiven Krebsviren. Was war die Ursache dafür?"

GWS: „Du wolltest die Erfahrung machen. Du wolltest diese Erfahrung machen, um zu sehen, dass du selbst so starke Kräfte in dir hast, es bewegen zu können. Und schau mal. Da ist auch wieder ein Kampf. Dein Körper hat sehr, sehr stark gekämpft. Er hätte es beinahe nicht geschafft. Sodann hast du es aber gewonnen, hat dein Körper diesen Kampf gewonnen, das Gute gegen das Negative. Und glaube mir, dies hat deinen Leuchtturm zum Leuchten gebracht. Hat das Bewusstsein für diese Erde hier, für Mutter Gaia, erweitert. Und Mutter Gaia möchte sich bedanken bei dir. Dafür, dass du diese hohe Aufgabe angenommen hast. Sie bedankt sich bei dir dafür."

Mutter Gaia: „Dies ist die bedingungslose Liebe, die du gelebt hast und weiterhin leben wirst. Ich möchte mich bei euch Wesen dafür bedanken."

6.22 Unfälle

GWS: „Ein Unfall kommt einem Umfall gleich. Sprich, es wird sich etwas Entscheidendes ändern in eurem Leben. Bestimmte äußere Situationen werden sich in Kürze verändern. Und wir sagten dir bereits etwas über deinen Umfall, liebste Laya. Nimm es bitte in das Buch mit auf. Es sei noch einmal betont, dass ein Umfall kein reiner Zufall ist. Wir betonen noch einmal, Zufälle gibt es nicht. Der Umfall selbst ist wie ein Vorfahrt-Achtungsschild im Verkehrsbereich. Bleibt einmal stehen und schaut an der Straßenkreuzung, ob auch wirklich alles in Ordnung ist. In eurer Ordnung und vor allem in göttlicher Ordnung.

Sodann hat es auch etwas damit zu tun, ob ihr selbst den Unfall habt oder ob ihr Unfallverursacher seid. Wenn ihr Unfallverursacher seid, so könnt ihr davon ausgehen, dass ihr diese Person garantiert aus einen anderen Leben kennt, und dass ein Ausgleich stattgefunden hat in diesem Moment; ein karmischer Ausgleich. Und es ist alles heil. Es ist alles ausgeglichen. Wenn ihr alleine einen Umfall hattet, so gaben wir euch bereits alle Information."

Ich war mit dem Fahrrad umgekippt, auf die rechte Seite gefallen und hatte mir den Arm angebrochen. Die geistigen Freundinnen und Freunde und ich haben meinen Armbruch innerhalb weniger Minuten geheilt. Das war eine für mich sehr erstaunliche Spontanheilung. Hier das Channeling dazu:

GWS: „Wie ist es zu diesem Umfall gekommen?"

siehe dazu Kapitel „6.15.2 Brüche"

6.23 Verdauungstrakt

Energetisch ist es wichtig, Folgendes mithilfe der geistigen Freundinnen und Freunde zu harmonisieren: Wurzelchakra, Sakralchakra, Solarplexuschakra (Magen-Darm-Trakt), Halschakra (Mundhöhle, Speicheldrüsen, Speiseröhre), Bauchspeicheldrüse, Blinddarm, Dickdarm, Dünndarm, Gallenblase, Leber, Magen, Milz, Nieren, Brust- und Lendenwirbelsäule, Allergien, Schwermetalle (Kapitel „4.25 Ausleiten von materiellen Substanzen"). Zum Auflösen von Verstopfung eignet sich für den Darm die Farbe Orange sehr gut und zum Stoppen von Durchfall Blau. Um Steine in den Nieren oder der Gallenblase zu entfernen, können wir mit den Fingern energetisch in die Materie des Organs eindringen, die Steine herausholen und z. B. in eine Kerzenflamme werfen oder wir bewegen unsere Hand gegen den Uhrzeigersinn mit einem vorgestellten Staubsaugerrohr an unserer Handinnenfläche, um die Steine herauszusaugen und z. B. in der Kerzenflamme zu entsorgen.

GWS: „Die Verdauung hängt mit den Dingen zusammen, die ihr verdaut. Sprich, Worte werden verdaut. Sinneswahrnehmungen werden verdaut und natürlich auch Nahrung, damit euer ganzer physischer Körper hier auf der Erde überhaupt existieren kann. Erkrankungen in diesem Bereich heißen, dass man das Leben gerade so, wie es ist, nicht verdauen kann. Sprich, irgendwas ist an den Gewohnheiten verkehrt, irgendwas ist an den beruflichen Zielen verkehrt, versteht ihr. Euer Körper ist einfach ein Informationsträger. Füttert ihr ihn ständig mit Informationen, wie: „Ich fühle mich bei der Arbeit nicht wohl." „Eigentlich ist mein Partner ganz nett, aber die große Liebe ist es irgendwie auch nicht." „Eigentlich möchte ich Kinder haben." „Eigentlich möchte ich lieber irgendwo ein Boot haben und auf den Ozeanen fahren." All diese Ideen, die in euren Köpfen sind, dies sind Informationen, die ihr an euren physischen Körper genauso, wie natürlich an euren Emotionalkörper, weitergebt. Und euer physischer Körper ist stark damit beschäftigt, genau das dann in Erkrankungsform darzubringen, weil es so vom Göttlichen immer weiter weggeht.

Wenn ihr euch eine Umgebung geschaffen habt, so schaut sie euch mit euren Augen an. Wie ist diese Umgebung? Wie hört sie sich an? Wie fühlt sie sich an? Wie lässt sie sich anschauen? Wie nimmt meine Haut sie wahr? Wie nimmt mein Magen, mein Unterleib, mein Bauchgefühl sie wahr? Habe ich ständig einen überreizten Magen? Geht meine Verdauung nicht fort? So scheint vielleicht doch etwas nicht in Ordnung zu sein in eurer Umgebung oder? Und wenn ihr dann wieder aufgeräumt habt in eurem Inneren, wenn ihr diese Umgebung dann wieder in Ordnung gebracht habt, so wird es dann auch keine Verdauungskrankheiten mehr geben. Es wäre schön, wenn ihr euren Verdauungstrakt, weil genau dort der Solarplexus liegt, mit den Farben des Solarplexus füllt, gelb und orange. Sodann bringt Wärme hinein. Meistens krampft sich die Muskulatur dort sehr stark zusammen, weil ja auch der Darm eine eigene Peristaltik hat. So könnt ihr krampflösende Mittel, wie z. B. das Schüßlersalz Nummer 7, sehr gut gebrauchen."

6.23.1   Nierensteine

GWS: „Menschen mit Nierensteinen sollten sich unbedingt in ihrem Umfeld umschauen. Wie das Thema der Beziehungspflege aussieht? Immer dann, wenn ihr Beziehungen zu anderen Menschen nicht pflegt, wenn eure Beziehungen zum größten Teil mit negativen Emotionen angereichert sind und die Menschen sich hauptsächlich von euch entfernen, so habt ihr im Grunde genommen ein richtig heftiges Nierenproblem. Und ihr steigert euch über Jahre hinweg dort hinein. Auch vor allen Dingen in alte Geschichten, die im Grunde genommen überhaupt keine Aktualität mehr haben. So entstehen nach und nach Nierensteine. Natürlich ist es so, dass wenn der Nierenstein selber durchkommt, es etwas hoch Akutes und ein richtig akutes Problem ist. Aber es ist etwas, was sich angesammelt hat - im Grunde genommen als ein Beziehungsproblem. So möchten wir euch bitten, euer Umfeld genau zu betrachten und zu schauen, was ihr selbst verändern könnt. Wählt nicht den Satz aus: „Ich warte, bis mein Gegenüber auf mich zukommt", sondern wenn ihr etwas verändern möchtet, so tut es von euch aus. Geht von euch aus in die Aktion hinein. Auch wenn sich nach mehreren Jahren der Unzufriedenheit im ersten Gespräch noch keine Zufriedenheit ergibt, so möchten wir euch trotzdem dazu anhalten, denn dann seid ihr auf dem rechten Weg."

6.23.2 Gallenblasensteine

GWS: „Wir sprachen vorhin über eine bestimmte Emotion - die Wut. Und bei den Gallenblasensteinen ist es im Grunde genommen genau das, was wir euch gerade eben über die Wut erzählt haben. Ihr kennt den Ausspruch, dass ihr Gift und Galle spuckt. So ist es, wenn ihr ständig über andere Menschen am Urteilen und am Verurteilen seid, anstatt euch selbst zu betrachten. So steht ihr auf der Stelle und kommt nicht voran in eurem eigenen Bewusstsein."

6.23.3 Hoher Cholesterinspiegel

GWS: „Zu hohe Cholesterinwerte entstehen, wenn man nicht naturbelassene Nahrung zu sich nimmt. Der Körper bekommt Dinge zugeführt, die keine Lebensmittel mehr sind, sondern, die schon mehrfach gekocht sind, aufbereitet usw. Damit erreicht man erhöhte Cholesterinwerte. So ist es wichtig, dass sich Menschen balaststoffreich ernähren. Dass sie auch Lichtnahrung zu sich nehmen. Es geht nicht darum, komplett das Essen weg zu lassen. Das würden diese Menschen meist nicht schaffen. Aber ein Stück mehr Licht durch die Gefäße zu schicken. Das brauchen die Gefäße. Die erhöhten Cholesterinwerte kommen dadurch zustande, dass sich in den Blutgefäßen eine Stauung angesammelt hat.

Dann ist es auch wichtig, weiterhin viel zu trinken und die emotionale Aura zu reinigen. Es ist etwas im familiären System nicht in Ordnung. Das ist die geistige Ebene. Deshalb gibt es diese Cholesterinprobleme. Wenn man in das Familiensystem hineinguckt, kann man mehrfach Menschen erkennen, die auch mit Dickleibigkeit zu tun haben, also, die sich sehr stark schützen. Aber nicht gegenüber der Menschen, die außerhalb ihrer Familie sind. Dort sind sie meist sehr freundlich. Wenn es aber um die eigene Familie geht, können sie manchmal kaum darüber reden oder sie wollen auch nicht darüber reden. Das ist eine Sache, die sie ganz weit nach hinten schieben. Deshalb ist es wichtig, dass deren eigener Kreislauf wieder mehr in Wallungen kommt, und dass diese Familienproblematik aufgelöst wird. Es ist wichtig, sich die Beziehungen innerhalb der Familien anzusehen.

Es ist nicht bei jedem Menschen damit getan, dass wir sagen, dass es gerade eine energetisch anstrengende Zeit ist. Das ist es nicht bei jedem. Du kannst es daran schon erkennen, dass sich z. B. dickleibige Menschen gar nicht mehr bewegen können. Darauf könntet ihr euch auch ausruhen. Ihr könntet auch sagen: „Ja gut, dann bleibe ich jetzt einfach mal sitzen." Für eure Zusammenarbeit mit uns ist es noch einmal wichtig zu betonen, dass wir gut zusammen arbeiten können und die neue DNS-Struktur aufbauen können, wenn euer Körper flexibel bleibt. Sprich, auch beweglich bleibt. Wenn ihr in die Natur schaut seht ihr, dass überall Bewegung enthalten ist. Es steht nichts starr oder stumm dar. Es bewegt sich grundsätzlich alles. Dies auch als Reichtum sehen zu können und langsam auch wieder in das Bewegungsmaß hineinzukommen. Und dann passiert auch wieder etwas im Geist.

Menschen mit zu hohen Cholesterinwerten haben häufig nicht nur ein Problem, sondern ganz viele Probleme. Und das ist es, was es manchmal für sie so schwierig macht, aus diesem Kreislauf auszubrechen. Das ist gepaart mit extrem großer Bequemlichkeit, mit extrem großen Ängsten, allein gelassen zu werden; mit extrem großen Zweifeln. Natürlich lassen sie sich auflösen durch Heilung, bzw. überhaupt an diesem Prozess teilzunehmen, eine Heilerausbildung zu absolvieren. Ja, die Zeit war noch nie so prädestiniert dafür wie jetzt zu diesem Zeitpunkt auf der Erde, liebste Freunde. Diese Menschen müssen besonders viel reinpowern. Aber auf der anderen Seite haben sie natürlich auch in Eigenverantwortung dafür gesorgt, dass sie jetzt in diesem Zustand sind, in Eigenverantwortung. Das hat nicht das Schicksal gemacht, sondern das ist in purer

Eigenverantwortung passiert. Denn es ist auch da wichtig, Gewohnheiten zu verändern, die kleinsten Gewohnheiten. Auszumisten generell, wie wir es mehrfach betont haben. Die Ernährung, Lebensgewohnheiten wie Aufstehen, wie Arbeitsrhythmen komplett umzustellen. Einen neuen Lebensrhythmus zu erstellen. Da sagen wir dann nicht, lasst es erst einmal auf euch zukommen. Sondern wirklich mit Disziplin zu gucken. Dort ist absolute Disziplin gefordert. Deshalb ist dies so wichtig."

6.24 Warzen

Um Warzen zu entfernen, können wir unseren Zeigefinger auf die Warze richten und sie mit rotem Licht wegbrennen. Ferner ist es gut, das Immunsystem über das Herzchakra und die Thymusdrüse zu stärken.

GWS: „Warzen halten sich z. B. an bestimmten Zonen an den Füßen auf, sodass ihr durch die Fußreflexzonenkunde nachschauen könnt, welche Zonen des Körpers belegt sind. Oder wo die Durchblutung eures Körpers zu dem Zeitpunkt nicht ganz in Ordnung ist. So gilt es, ein bestimmtes Augenmerk auf diesen Körperteil zu richten. Wenn die Warze sich unter dem Fuß befindet, es gibt sie auch an anderen Körperstellen, hat es definitiv mit dem Vorankommen zu tun. D. h., ihr werdet von außen daran gehindert, voranzukommen. Wenn ihr tiefer schaut, seht ihr in einen Spiegel hinein. Ihr wollt weiter kommen, aber ihr tut es nicht und demzufolge gibt es an den Stellen Warzen. Also schaut euch an, welche Körperzonen es betrifft, mit welchem Körperteil es nicht vorangeht. Z. B. im Lungenbereich; vielleicht habt ihr grundsätzlich eine zu flache Atmung. In diesem Bereich sind auch gerne Warzen. Sodann lasst eure Lungen über das geistige Heilen behandeln. Genauso gibt es an den Fersen ebenfalls gerne Warzen. Schaut, welche Körperteile betroffen sind. Eure Emotionen sind schon etwas weiter, aber ihr seid noch nicht so weit. Deshalb gibt es Warzen."

Laya: „Warum werden Warzen auf der Erde typischerweise durch Besprechen und Rituale entfernt?"

GWS: „Dies sind Rituale, die traditionellen Bestand haben. Wenn sie dem anderen tatsächlich helfen, ist es wunderbar so, weil der Mensch dann auch seinen Glauben dort hineinbringt. Wir haben euch aber eben gesagt, dass es andere Ansatzpunkte gibt. Weil wir ja zum jetzigen Zeitpunkt dafür zuständig sind, dass ihr schneller in euer Bewusstsein hereinkommt. Dass ihr sozusagen durch uns bewusster werdet. Wenn wir euch jetzt den Tipp geben würden, diese Warzen zu besprechen, so hätte es nichts mit der Ursache zu tun. Und wir möchten ja in diesem Buch zum Vorschein bringen, dass es bestimmte Symptome gibt, weil eure Gedankenwelt etwas durcheinander ist. Demzufolge mag es in alten Zeiten geholfen haben und einigen auch jetzt noch geholfen haben, aber es ist nichts, das auf Dauer hilft. Es hilft ab und zu.“

Laya: „Könnte ich als Heilerin, wenn die Ursache aufgedeckt ist, mit einem auf die Warze gerichteten Finger und rotem Licht die Warze wegbrennen?“

GWS: „Wenn die Ursache aufgedeckt ist, ist das völlig in Ordnung, die Warze so zu entfernen, ja. Wenn derjenige sein Gewohnheitsmuster aber nicht ändert, so wird die Warze immer wieder kommen. Das ist natürlich schön, so hast du als geistige Heilerin immer viel zu tun. Das hat natürlich auch Vorteile. Nur seid ihr ja damit beschäftigt, die tatsächliche Ursache aufzudecken, sodass die Menschen dann dementsprechend ins Handeln gehen.“

Eine Mutter wandte sich an mich, da ihre siebenjährige Tochter Warzen an den Füßen hat.

Laya: „Warum hat das Mädchen Warzen an den Füßen? Warum geht sie nicht voran?“

GWS: „Sie wird ja im Außen doch sehr stark von ihrer Mutter gestoppt. Es ist auch sehr schwierig für die neuen Kinder der Neuen Zeit. Sie werden früher zu ihrer Lebensaufgabe finden. Sie werden andere Schulwege gehen wollen. Sie werden generell andere Lebenswege gehen wollen. Und wenn die ältere Generation immer noch daran festhält, dass bestimmte Lebenswege einfach so zu gehen sind, wie diese erwachsene Person es sich vorstellt, wird sie mit diesem Kind immer Probleme haben und das Kind mit der Mutter oder mit dem Vater dementsprechende Probleme haben. Weil das Kind nicht länger mitmacht. Darum ist es für das Kind wichtig, dass dieses Kind seine eigenen Wege gehen kann und darf. Dass die Eltern unterstützend zur Seite stehen, ja. Dies wäre wunderbar. Sodann müssten diese Warzen eigentlich durch geistiges Behandeln und durch Vermeidung der Ursache weggehen. Aber dies ist natürlich auch ein bestimmter Lebensweg. Sie, als Tochter, hat es sich ausgesucht, dort in die Familie zu kommen. Sie möchte ja auch bewusst ihre Mutter mit heilen. Darum sind dies Prozesse, die nicht von jetzt auf gleich weggehen, sondern die etwas Zeit benötigen, damit sie auch in die Praxis umgesetzt werden können. Natürlich ist es wichtig, erst einmal diese Gedankenebene zu eliminieren. Darum geht es in erster Linie. Nur bei der älteren Generation ist dies nicht so einfach. Je jünger die Menschen sind, also je frischer sie auf die Erde kommen, umso einfacher ist es für sie, diese Gedankenmuster zu eliminieren. Sie haben alte Gedankenmuster nicht in solch großen Anhäufungen in sich."

7 Turbulenzen in den negativen Gefühlen

Bei Turbulenzen in den negativen Gefühlen sollten wir alle Chakren reinigen, energetisieren und mit Gold oder Silber stabilisieren (Herz- und Kronenchakra werden nicht stabilisiert) mit der Absicht, alle negativen Gefühle und Gedanken zu entfernen (Kapitel „4.18.2 Harmonisierung der Chakren"). Wir werfen die negativen Gefühle und Gedanken in die violette Flamme (Kapitel „4.11 Violette Flamme") und bitten St. Germain und die geistigen Freundinnen und Freunde unsere negativen Gefühle und Gedanken zu transformieren und Erzengel Michael, mit seinem Lichtschwert, die Verbindung zu den negativen Gefühlen zu durchtrennen. Ferner ist es wichtig, die Chakrenschutznetze von Wesenheiten und Rissen und Löchern zu befreien (Kapitel „4.18.4 Wesenheiten in den Chakrenschutznetzen", „4.18.5 Risse in den Chakrenschutznetzen"). Auch Wesen und Strukturen in den Organen (Kapitel „4.13.3 Wesenheiten und Strukturen in den Organen"), Besetzungen (Kapitel „4.41 Besetzungen"), Zwillingsseelen etc. (Kapitel „4.42 Zwillings-, Drillingsseelen etc."), Dualseelen (Kapitel „4.43 Dualseelen"), abgespaltene Seelenanteile (Kapitel „4.28 Seelenanteile integrieren"), Traumatisierungen (Kapitel „4.27 Auflösen von emotionalen Schwächen"), Karma (Kapitel „4.32 Karma"), karmische Abhängigkeiten (Kapitel „4.35 Karmische Abhängigkeiten") und Verträge (Kapitel „4.36 Karmische Verträge"), außerirdische Implantate (Kapitel „4.39 Außerirdische Implantate"), Flüche, maskierte Flüche, mehrfach maskierte Flüche und Schwarze Magie (Kapitel „4.37 Flüche, Verwünschungen und Schwarze Magie"), Gelübde (Kapitel „4.40 Gelübde") und Gordische Knoten (Kapitel „4.38 Gordische Knoten") können zu negativen Gefühlen führen. Zusätzlich sollte geprüft werden, ob es negative Verbindungen zu negativen vergangenen Leben, zur Ahnenreihe, zur der Zeit im Bauch der Mutter und danach (Zeugung, im Bauch der Mutter, Geburt, frühe Kindheit) gibt und sie ggf. von Erzengel Michael und den geistigen Freundinnen und Freunden auflösen lassen. Erzengel Raphael ist mit seiner grünen Flamme bei der Heilung behilflich und St. Germain transformiert mit der violetten Flamme alle Schwächen in Licht und Liebe. Manchmal müssen die äußeren Lebensumstände, wie die Arbeit, der Freundeskreis, die Wohnung gewechselt werden, um ein glückliches Leben zu führen. Es kann auch hilfreich sein, die Beobachterposition einzunehmen, regelmäßig mit positiven Affirmationen zu arbeiten, kreativ Positives zu visualisieren und mit der tiefen Bauchatmung zu atmen. Es ist gut, die Identifikation mit den Gedanken aufzulösen (Kapitel „4.1 Ein glückliches Leben"). Ferner empfehle ich, die Aufmerksamkeit keinen negativen Nachrichten etc. zu widmen.

GWS: „Je bewusster ihr werdet auf der Erde, je mehr verändert sich für euch. Und dann kommen diese Prozesse, die so unendlich lange dauern. Wo ihr merkt, es geht gar nicht von der Stelle. Aber gerade in diesen Momenten ist die spirituelle Kraft extrem hoch. Dies ist sehr wichtig für euch zu wissen, liebe Freunde. Denn an diesem Punkt stehen zurzeit sehr, sehr viele Menschen. Es gibt viele Wesenheiten, die sich für das spirituelle Leben entscheiden. Und kaum haben sie sich dafür entschieden, schon haben sie den Eindruck, sie stecken wieder irgendwo fest. Obwohl sie sich ja für etwas Neues, für etwas ganz anderes entschieden haben. Wir möchten euch danken für eure Aufmerksamkeit und eure Geduld, die ihr dann in eurem Leben habt. Seht euch das Leben bewusst an und nehmt die Zeit so, wie sie gerade ist. Denn so wird die Zeit nie wieder kommen und so hat sie für euch eine unendlich hohe Qualität."

7.1 Abtreibung
Energetisch ist es wichtig, Folgendes mithilfe der geistigen Freundinnen und Freunde zu harmonisieren: Alle Chakren (Kapitel „4.18.2 Harmonisierung der Chakren"), Aurareinigung (Kapitel „4.17.1 Ausstreichen der Aura"), Gebärmutter, Eierstöcke, Traumatisierungen auflösen (Kapitel „4.27 Auflösen von emotionalen Schwächen").

GWS: „Für manche Frauen ist es im physischen Bewusstsein eine wahre Hilfe und ein wahrer Segen, wenn sie abtreiben können. Sodann überlegt euch, dass eine Seele zu euch gekommen ist, die gerne hier auf diese Erde kommen wollte. Es ist wichtig, dass ihr mit allen euren Handlungen gute Taten verbindet. In den meisten Fällen machen sich Frauen, die Kinder abgetrieben haben, fast ein Leben lang unterschwellig Vorwürfe deswegen. Wir können nur dazu sagen, dass jedes Kind, das auf diese Erde kommt, eine Verbindung mit dem Vater und der Mutter hat, und dass diese Verbindung eine sehr wichtige Verbindung ist. Und dass es in dem Moment kein Zufall ist, dass ihr zusammentrefft. Wir haben eben ein sehr kritisches Thema aus der geistigen Sphäre beäugt, nämlich den Selbstmord. So hat es in gewisser Weise auch mit einem Mord zu tun. Wir wissen aber auch, dass es hier auf der Erde junge Frauen gibt, die Kinder im Leib tragen, die selbst noch Kinder sind. Aber stellt euch vor, dass es sich jede Frau auch ausgesucht hat, ein Kind zu bekommen. Ihr scheint grundsätzlich vergessen zu haben, dass, wenn Geschlechtsverkehr stattfindet, dabei ein Kind entstehen kann. Nun sagt ihr, ihr seid in dem Neuen Zeitalter und kennt Verhütungsmittel. Dies mag sein. Nur grundsätzlich hat die Natur diesen Akt geschaffen, um Kinder in die Welt zu bringen. Und Kinder sind keine Gegenstände und lassen sich nicht gerne abtreiben. So wird auch diese Seele wieder versuchen, in diesen Körper hinein zu kommen. Sie wird es nicht aufgeben. Sodann hält sich diese Seele auch, wenn sie bereits abgetrieben ist, als eine Art Schutzengel über der Mutter auf. Sie wird dieses Kind im Grunde genommen immer wahrnehmen. Es ist sozusagen eine unsichtbare Nabelschnur vorhanden. Diese unsichtbare Nabelschnur stellt immer den Kontakt zu diesem Wesen dar. Und die Nabelschnüre lösen sich erst auf - und jetzt hört gut zu, - wenn die Kinder Mitte 30 sind. Dann lösen sich diese Nabelschnüre auf. Erzengel Michael trennt mit seinem wunderbaren Schwert so viele Kontakte, die nicht zu sein brauchen. Aber Nabelschnüre darf er nicht durchtrennen. Dies ist ein universelles Gesetz. So, wenn ihr diese Zeilen lest, so machen sich jetzt viele Mütter Vorwürfe, Frauen Vorwürfe, eventuell auch Männer natürlich. Aber in erster Linie die Frauen, denn es bleibt im Grunde genommen wieder alles an den Frauen hängen. So wie ihr es ab und zu hier auf der Erde sagt. Aber wisst, ihr lieben Frauen, ihr seid die weisen Wesen, die sehr weisen Wesen. Es hat einen Grund, warum ihr die Kinder auf die Welt bringt und nicht die Männer. Liebe Männer, fühlt euch jetzt nicht zurückgestellt. Dies hat mit der Rolle der Frau zu tun. Es ist eine wirklich wichtige Aufgabe hier, Kinder auf die Erde zu bringen. Und es ist eine wahrhaft gesegnete Aufgabe, dies zu tun. Denn vergesst niemals, sobald ihr ein Kind in eurem Bauch tragt, seid ihr wahrhaft gesegnete Wesen. Ihr steht mitten in der Blütezeit eures Lebens. Diese Blütezeit kann euch nichts und niemand zurückgeben. So passieren bei Abtreibungen auch sehr viele Schäden, die bereits physisch an eurer Gebärmutter festzustellen sind. So haben auch sehr oft Frauen, die abgetrieben haben, später Gebärmutterprobleme."

7.2 Angst

Energetisch ist es wichtig, Folgendes mithilfe der geistigen Freundinnen und Freunde zu harmonisieren: Alle Chakren (Kapitel „4.18.2 Harmonisierung der Chakren"), Chakrenschutznetze (Kapitel „4.18.4 Wesenheiten in den Chakrenschutznetzen"), Aurareinigung (Kapitel „4.17.1 Ausstreichen der Aura"), Blase, Gehirn, Herz, Lunge, Milz, Nieren, Wesen und Strukturen in den Organen (Kapitel „4.13.3 Wesenheiten und Strukturen in den Organen"), Traumatisierungen auflösen (Kapitel „4.27 Auflösen von emotionalen Schwächen"). Wir werfen unsere Angst in die violette Flamme (Kapitel „4.11 Violette Flamme") und bitten St. Germain und die geistigen Freundinnen und Freunden, die Angst in Licht und Liebe zu transformieren. Und wir können Erzengel Michael bitten, mit seinem Lichtschwert die Verbindung zu der Angst zu durchtrennen.

GWS: „Der Spiegel der Angst ist ein sehr großer Spiegel, vor allem für die große Masse auf der Erde ein sehr großer Spiegel. Ihr könnt euch gar nicht vorstellen, wie wir zeitweise damit beschäftigt sind, diesen Spiegel aufzulösen. Dennoch ist es ein sehr wichtiger Spiegel für euch. Wenn jemand ängstlich ist, heißt es im Grunde genommen, dass alles das, was er im außen sieht, mit Angst besetzt ist. Das heißt, ihr unterzieht euch ständig Nachrichten zum Beispiel aus dem Radio, aus dem Fernseher, aus dem Computer, die alle negativ sind. Ihr betont das Ganze noch mit eurer Sprache und schon ist die Angst vorhanden. Und ihr wundert euch dann, wenn etwas in euer Leben tritt, das euch tatsächlich Angst macht. Aber vielleicht werdet ihr feststellen, dass, wenn diese Angst euch tatsächlich betrifft, dass es nötig ist, sie aufzulösen. Es ist in Ordnung, wenn ihr Angst habt, denn dies drückt euch Menschen aus. Wir möchten euch zu verstehen geben, dass ihr keine Angst vor der Angst zu haben braucht. Sondern, wenn ihr auch die Angst mit offenen Armen empfangt und sie euch tatsächlich mal von allen Seiten anschaut, mit euren Sinnen darauf ausrichtet: Wie sich Angst anhört, wie sich Angst annehmen lässt, wie sich Angst anfühlt, wie Angst riecht. Angst hat sogar einen Duft - Menschen zum Beispiel, die sehr starke Angst haben, schwitzen sehr und riechen unangenehm. Wie stellen sich die Haare auf, wenn ihr Angst habt? Ihr würdet am liebsten sofort flüchten, d. h. euer gesamtes vegetatives Nervensystem ist damit beschäftigt. Ihr würdet es bei den Tieren auch als sogenannten Todstellreflex bezeichnen. Bei euch Menschen ist dies genauso. Wenn ihr nun all dieses wahrgenommen habt, wenn ihr euch dessen bewusst seid, so seid ihr fähig, diese Angst aufzulösen, sprich, umgebt euch in eurer Nähe mit Menschen, die liebevoll sind, die wenig negative Äußerungen haben in ihrer Sprache. Menschen zum Beispiel, die in euren Augen von Innen heraus wunderschön sind. Es geht nicht nur um das rein Äußerliche. Menschen, die von den inneren Werten wunderschön sind. So umgebt euch mit diesen Menschen. So umgebt euch mit Lebensmitteln, die schön aussehen. Kauft nicht das letzte Gemüse, kauft nicht das letzte Obst, was es auf dem Markt gibt, nur weil es billig ist. Es ist wichtig, dass ihr euch mit Lebendigem umgebt.

Für manche kann es sogar durchaus notwendig sein, sich in komplett neue Lebensumstände zu begeben, z. B. woanders hinzuziehen. In der Neuen Zeit wird es sehr, sehr wichtig sein, dass ihr Menschen flexibel seid. Ihr habt es auf dem Arbeitsmarkt doch garantiert mitbekommen, dass es wichtig ist, dass ihr von einem Ort zum nächsten ziehen könnt.

Ihr werdet sehen, dass ihr für euch dieses morphogenetische Feld der Angst komplett auflösen könnt, indem ihr euer Ziel, euer Lebensziel neu formuliert. Viele Menschen stellen dies fest, wenn sie einen anderen Menschen verloren haben, den sie sehr geliebt haben. Von einem Moment auf den anderen ist alles anders. Und wollt ihr euch da tatsächlich noch mit Gegebenheiten anfreunden, die gar nicht mehr zu euch passen? Versteht ihr, eure gesamte Lebensstruktur wird plötzlich umgestellt. So könnt ihr aus der Angst eine sehr, sehr große Erfahrung ziehen, wenn ihr diese Erfahrung an euch herankommen lasst. Der Freundeskreis wird sich neu strukturieren, wir betonten es bereits. Der Arbeitsbereich wird sich neu strukturieren. Alles wird sich neu strukturieren. Am Anfang seid ihr etwas schwammig. Ihr wisst nicht genau, wo es hingeht. Natürlich noch nicht. Aber das wird sich nach und nach geben. Die Angst ist auch dazu da, dass ihr euch nicht ständig sicher fühlt. Jetzt fragt ihr euch, warum hat das Universum denn so etwas eingerichtet? Es ist doch gerade schön, wenn wir uns sicher fühlen. Ja, aber so würdet ihr einige Dinge in eurem Leben niemals verändern und wie viele Menschen, die sich jetzt auf dieser Erde in Sicherheit wiegen, sind absolut unglückliche Menschen. Erscheinen fast emotional als tote Menschen, weil sie meinen, alles im rein Äußerlichen als sicher gesehen zu haben. Aber sie haben etwas vergessen. Sie haben ihre Gefühle vergessen. Und das ist das, was euch so reich macht. Das ist dies, was ihr mitnehmt in andere Leben.

Was meint ihr, liebe Menschen, wozu Angst da ist? Angst macht euch klein. Angst macht euch handlungsunfähig. Angst drängt euch in die Ecke. Angst, so sagt der Verstand, fühlt sich grundsätzlich schlimm an. Aber dann, wenn ihr Angst tatsächlich für euch fühlt, kommt hinter der Angst noch eine ganze Menge. Denn hinter der Angst befindet sich die bedingungslose Liebe. Ihr habt Angst, Partner zu verlieren. Ihr habt Angst, den Beruf zu verlieren. Ihr habt Angst, die Kinder zu verlieren. Ihr habt Angst, euer Haus zu verlieren. Liebe Freunde, es ist das Zeitalter des Loslassens. Sodann, wenn ihr alles losgelassen habt, wenn ihr keine materiellen Verhaftungen mehr ausübt, so habt ihr im Grunde genommen die Angst besiegt; auch die Angst, krank zu sein. Denn Angst ist das, was ihr braucht, um darüber hinweg zu kommen und in die bedingungslose Liebe mit offenen Armen hineingehen zu können. Selbst wenn euch etwas genommen wird, sodann ist dies keine Bestrafung von den geistigen Sphären aus dem Göttlichen, ganz im Gegenteil. Es bedeutet, an einem Nullpunkt wieder neu anfangen zu können. Ihr könnt euer Leben plötzlich ganz neu gestalten. Dies ist ein enorm großer Bewusstseinsprozess. Und ihr, liebe Menschen, die ihr jetzt auf der Erde lebt, habt euch entschieden, genau diesen Bewusstseinsprozess mitzugestalten. Deswegen empfindet die große Masse zurzeit extrem viel Angst.

Ihr sollt ein schönes Haus haben. Ihr sollt ein schönes Auto haben. Ihr sollt euch Urlaube erlauben können und fremde Länder sehen können. D. h. ja nicht, dass das eine das andere ausschließt. Ganz im Gegenteil. Es wird euch ein so großes Maß an Fülle bewusst, wenn ihr euer Leben verändert, so dass ihr dann plötzlich sagt, das hätte ich niemals geglaubt. Nein, der Verstand hätte dies auch niemals geglaubt, denn euer Verstand wollte euch immer schon begrenzen. Das war für eine gewisse Zeit auf dieser Erde notwendig. Aber jetzt wird es Zeit, dem Verstand eine kleinere Rolle beizumessen und euren Gefühlen, eurer Intuition wieder die Kraft zu geben. Ganz wichtig ist, dass ihr zum Beispiel auch in Heilsitzungen das ganze morphogenetische Feld der Angst auflösen könnt. Dies ist sogar sehr wichtig, diese Art von Gruppenarbeit. Je mehr Menschen sich zu einem bestimmten Zeitpunkt treffen, um dieses morphogenetische Feld der Angst aufzulösen, umso größer wird die kritische Masse hier auf dieser Erde und der Aufstieg wird wunderbar werden. Dabei ist es irrelevant, an welchen Orten sich diese Menschen befinden. Der Aufstieg ist das, was wir als geistige Welt auch noch nicht absehen können. Und es ist auch wichtig, dass wir es nicht voll und ganz absehen können, weil so jeder von euch in seiner eigenen Verantwortung neue Ziele schaffen und dieses in diesem Leben umsetzen kann. Dies ist eine wunderbare und einzigartige Möglichkeit. Viele eurer alten Leben schienen so begrenzt zu sein. Aber jetzt geht es tatsächlich ins Grenzenlose. Dies ist wunderbar. Und dies freut uns auch so sehr. Es zeigt, wie kreativ ihr Menschen sein könnt, was ihr hier auf dieser Erde alles bewegt. Wir möchten uns bei euch dafür bedanken."

7.2.1 Weltwirtschaftskrise

Laya: „Eine Ausbildungsteilnehmerin möchte wissen, wie es bzgl. der Weltwirtschaftskrise weitergeht."

GWS: „Was machst du mit dieser Information?"

Laya: „Ich gehe in die Energie der Angst nicht hinein, weil ich sonst dieses negative morphogenetische Feld stärken würde."

GWS: „Sodann lasse all die Menschen, die in deine Kurse kommen und mit denen du sprichst, sich in diese Energie der Weltwirtschaftskrise hinein fühlen. Gebe jedem die Möglichkeit, sich dazu zu äußern, seine Angst zu äußern. Und dann, wenn alle sich in dieser, wir sagen es einmal etwas ironisch, in dieser wunderbaren Angst befinden, so haben sie ab dem Zeitpunkt die Möglichkeit, Angst zu transformieren. Wir helfen euch dabei. Stelle dir dabei wieder helles gleißendes Licht vor und schicke diese Angst, diese Informationen hoch zu uns. Wir umgeben euch in diesem Moment mit einem Schutzmantel. Und versuche es, die anwesenden Menschen fühlen zu lassen. Ohne weiter in irgendwelchen Geschichten zu versinken. Denn darum geht es, wie du sagst, einfach nicht. Danach ist es wichtig, Fenster zu öffnen, Türen zu öffnen, den Raum zu reinigen, die Menschen für eine kurze Zeit rauszuschicken. Sie mögen Wasser trinken und vielleicht spüren sie das Bedürfnis, auf die Toilette gehen zu müssen. Also reinigen, kurz an die frische Luft gehen und dann kommt wieder zusammen. Es soll kein langes Prozedere entstehen, sondern nur kurz behandelt werden. Und dann sprecht ihr über diese positiven Dinge. Über das, was ihr jetzt gerade erlebt habt. Wie ihr aus dieser Angst wieder herausgekommen seid. Die äußere Welt wird immer chaotischer werden. So ist es in der Dualität auf eine bestimmte Art und Weise noch. Bis zum Jahr 2012 werdet ihr das erleben. Es wird chaotisch zugehen. Sodann, wenn es immer mehr Menschen gibt, die sich in diese Angst hinein fühlen und genau das ist der Sinn und Zweck, warum es gerade so chaotisch ist, so haben wir die Möglichkeit, dies zu transformieren. Und wir möchten euch Lichtarbeiter bitten, es uns zu sagen, dass wir dies tun sollen, weil wir nur dann einschreiten können. So wird es die Erde heilen."

7.2.2 Das Jahr 2012

Laya: „Es gibt Filme hier auf der Erde, die von Gefahren zum Jahr 2012 berichten. Bitte sagt etwas dazu."

GWS: „Es ist wichtig liebste Freunde, dass ihr stets bei euch bleibt. Denn wenn ihr immer in die Energie der anderen Menschen hinein geht, in die Projekte der anderen Menschen, so habt ihr nicht die Fähigkeit, bei euch selbst zu bleiben und an euer großes Kraftpotenzial heranzukommen. Das wäre doch wahrlich schade in einer so besonderen Zeit. Es geht nicht darum, große Projekte zu bejubeln, sondern lieber eher dahinter zu steigen, dass jeder Einzelne von euch mit diesem Aufstiegsprozess beschäftigt ist. Und deshalb ist es wichtig, bei sich zu bleiben. Es gibt natürlich diese äußeren Maßnahmen, dass ihr Schutznetze um die Erde legen könnt. Dass ihr euch mit speziellen Schutznetzen ausrichtet. Aber dies geht immer wieder ins Bewusstsein hinein, dass Mangel vorhanden sein wird im neuen Goldenen Zeitalter. Dass ihr besonderen Schutz braucht, weil es Mangelbewusstsein beinhaltet. Eben darum geht es im Goldenen Zeitalter nicht, liebste Freunde, sondern darum, dass ihr in Hülle und Fülle lebt im Goldenen Zeitalter. Schaut euch die kleinen Kinder an, wie begeistert sie sind, wenn sie etwas tun mit ihrem ganzen Sein. Genau das sollt ihr von den Kindern der Neuen Zeit lernen, liebste Freundin. Und mehr möchten wir dazu nicht sagen."

7.2.3 Frauen, die Angst vor männlicher Gewalt haben

Laya: „Wie können Frauen mit ihrer Angst vor männlicher Gewalt umgehen?"

GWS: „Wenn ein Mensch vor äußerer Gewalt Angst hat, so hat es mit seiner eigenen Angst zu tun, sich selbst Gewalt anzutun. Es ist wichtig, dass diese Menschen mit sich selbst gut umgehen. Dass sie sich selbst lieben, bedingungslos lieben. Sie können sich dann einen Sack vorstellen. In diesen Sack werfen sie all diese Gewalt, all diese Wut hinein. Dann binden sie einen Faden darum herum, schließen diesen Sack und werfen ihn mit der ganzen Kraft, die sie haben, weg. Oder wenn ihr mögt, verbrennt diesen Sack. Und arbeitet für euch im Physischen daran, Wut und Aggression loszulassen. Ihr könnt Mutter Gaia um Hilfe bitten. Ihr könnt vor dem geistigen Auge Wurzeln in den Boden hinein manifestieren und ihr könnt diesen Strang der Wurzel dazu nutzen, diese Wut abfließen zu lassen. Treibt Sport, damit die Wut im physischen Bereich nicht mehr auftritt. Macht dies regelmäßig. Wenn ihr diese kleinen wenigen Dinge beachtet, so werdet ihr sehen, dass der äußere Spiegel der Gewalt euch gar nicht mehr gezeigt wird. Versucht, dabei auch Dinge zu reduzieren, wie Fernsehen schauen oder Radio hören. Nachrichten sind pure Gewalt. Auf der Erde möchten sie euch gerne informieren, damit ihr immer wisst, was los ist. Aber im Grunde genommen fallen bei Nachrichten zum größten Teil negative und harte Informationen an. Und ihr nehmt mit eurem Auge diese Informationen an. Weiterhin ist Fleisch essen ebenfalls ein Faktor dafür, wie ihr weiterhin Gewalt aufnehmt. Die Tiere, die in Massen sterben, damit ihr Menschen genügend Fleisch habt, haben sehr große Angst. Sie merken es genau, wenn sie zu einem Schlachthof hingefahren werden. Sie spüren diese tiefe, tiefe Angst. Und ihr bekommt genau diese Angst mit dem Fleisch in euch hinein. Das ist ein weiterer Gewaltfaktor. Sodann umgebt euch mit netten und lieben Menschen. Umgebt euch mit Menschen, die wenig Nikotin rauchen, die wenig Alkohol brauchen. Reinigt euer Umfeld. Sodann, dies sind erst mal wichtige

Informationen. Wenn ihr all dies in eurem Alltag umformt und einsetzt, so seid ihr für uns wahre Leuchttürme. So kommt ihr voran in eurem Lichtkörperprozess. So öffnen sich automatisch eure Chakren. Ihr werdet automatisch Kontakt bekommen zu Personen aus der geistigen Welt. So wird es sein. So ist es."

7.2.4 Frauen lassen sich von Männern unterdrücken

Laya:„Warum lassen sich Frauen von ihren Männern unterdrücken?"

GWS: „Die älteren Generationen haben zum Teil noch dieses sehr starke sich Aufgeben wollen. Im Grunde genommen würden sie es als Dienen ausdrücken wollen. Nur irgendwann ist es mit dem Dienen in dieser Hinsicht auch gut, denn ein Teil von ihrem Leben geht dort auch verloren. So haben ältere Paare nicht mehr den Mut und auch nicht mehr die Kraft, sich voneinander zu trennen, wenn Unzulänglichkeiten vorhanden sind. Dies soll nun nicht heißen, dass sie sich trennen sollen. Nur den Alltag so zu strukturieren, dass sie sich wieder auf ihre Art und Weise wie neugeboren, wie lebendig fühlen. So ist dies leider ein Problem von vielen Paaren. Es hat mit dem eigenen Selbstwert zu tun, mit dem sich nicht fühlen können, sich nicht lieb haben können, sich nicht wohlfühlen können."

7.2.5 Frauen bekommen Migräne

Laya: „Warum bekommen manche Frauen Migräne, wenn sie ihre Periode bekommen?"

GWS: „Dies hat etwas mit eurem Hormonhaushalt im physischen Körper zu tun. Es findet eine Umschaltung statt, so dass dann andere Hormone für bestimmte Aufgaben zuständig sind. Es findet eine Umstrukturierung auf der energetischen Ebene statt. Der höhere Sinn, dass manche Frauen dann Migräne bekommen ist, dass sie sich eine Pause für sich gönnen sollen. Das ist dieser Regelkreislauf. Das kennt ihr Frauen, dieses sich zurückziehen zu wollen. Das ist etwas, das Goldwert ist und das es auch zu akzeptieren gilt. Wenn es in einen Krankheitszustand ausartet, wie es bei einer Migräne ist, ist es natürlich nicht gut. Dann wäre es besser, den Hormonhaushalt noch zusätzlich zu aktivieren."

Laya: „Durch das Harmonisieren der Chakren und Drüsen?"

GWS: „Ja, vor allem der Drüsen und natürlich auch der Chakren in dem unteren Gebärmutterbereich.

Und dann ist es noch etwas Ursprüngliches, dass die Frau sich durch die männliche Welt nicht wirklich akzeptiert fühlt. Das ist immer noch etwas, das von Generation zu Generation mitschwingt. Es sieht manchmal so aus, als wenn es eine Störung bei einer Frau ist. Aber das ist es ja nicht. Wenn ihr die Tage bekommt, erlebt ihr eine komplette Reinigung. Das ist ein Segen und ein Geschenk. Jemand, der eine Migräne bekommt, empfindet die Tage eher als eine Störung und nicht als ein Segen, als eine Reinigung. So wäre es wertvoll, die Gedankenmuster umzuzwitschen."

7.3 Depression

Energetisch ist es wichtig, Folgendes mithilfe der geistigen Freundinnen und Freunde zu harmonisieren: Alle Chakren (Kapitel „4.18.2 Harmonisierung der Chakren"), Chakrenschutznetze (Kapitel „4.18.4 Wesenheiten in den Chakrenschutznetzen"), Aurareinigung (Kapitel „4.17.1 Ausstreichen der Aura"), Herz, Lunge, Fuß-, Handnebenchakren, Traumatisierungen auflösen (Kapitel „4.27 Auflösen von emotionalen Schwächen"), Wesen in den Organen (Kapitel „4.13.3 Wesenheiten und Strukturen in den Organen"), vergangene Leben (Kapitel 4.32 bis 4.40). Wir lassen unsere Depression in der violetten Flamme (Kapitel „4.11 Violette Flamme") von St. Germain und den geistigen Freundinnen und Freunden transformieren und bitten Erzengel Michael, mit seinem Lichtschwert, die Verbindung zu der Depression zu durchtrennen. Um Depression aufzulösen ist es unabdingbar, sehr bewusst zu sein (Kapitel „4.1 Ein glückliches Leben").

GWS: „Depressionen hängen mit der Sinnlosigkeit eures jetzigen Lebens zusammen. Und Depressionen kommen ganz oft bei Menschen vor, die zwischen der großen Masse und der kritischen Masse schwanken. Die nicht wissen, zu welchem Teil sie jetzt gehören. Ansonsten sind sehr viele Dinge, die wir gerade erzählt haben über das neue Leben, über das andere Leben, bereits in den anderen Fragen enthalten. Hierfür ist es nur wichtig zu sagen, dass ein starkes Schwanken stattfindet, und dass es hier wichtig ist, zu entscheiden, zu welcher Masse jeder Einzelne denn gehören möchte. Es kann auch damit zusammenhängen, dass es noch Altlasten aus älteren Leben gibt, die jetzt noch einmal hochkommen, damit sie endgültig geheilt werden. Viele, viele Menschen wurden zum Beispiel als Hexen und Hexer bezeichnet, viele, viele Menschen. Und gerade dies ist wichtig zu heilen. Zum Beispiel das Mittelalter war eine Zeit der Depressionen pur. Seid ihr euch dessen bewusst? Immer wieder taucht diese alte depressive Energie auf. Es wird Zeit, das Schöne an dieser Erde zu sehen. Es wird Zeit, das Schöne an anderen Menschen zu sehen. Es wird Zeit, das Schöne an Mutter Gaia zu sehen. Es wird Zeit, aus der Tür heraus zu treten und einmal nach rechts und links zu schauen und nicht nur in eine Richtung.“

7.4 Eltern lieben

Laya: „Wie können die Menschen lernen, ihre Eltern oder einen Elternteil zu lieben?“

GWS: „Indem sie Vater oder Mutter mögen. Arbeitet an eurer eigenen Dankbarkeit. Wenn eure Eltern nicht wären, so wäret ihr nicht hier auf dieser Erde. Und genauso könnt ihr es mit den Eltern machen wie bei der Vergebung, dass ihr Vater und Mutter auf dem anderen Sitz Platz nehmen lasst. Und schaut euch dabei an. Wenn es für euch schwierig ist, euch andere Personen vorzustellen, ihre Mimik euch vorzustellen, so nehmt ein Foto zur Hand. Und prägt euch vorher noch einmal das Gesicht genau ein. So könnt ihr genau das Gleiche wie bei der Vergebung mit euren Eltern machen. Und dankt euren Eltern, dankt ihnen zum

Schluss, dass ihr hier auf der Erde seid zu diesem besonderen Zeitpunkt, zu dieser von Gott gesegneten Zeit."

7.5 Gewalt

Energetisch ist es wichtig, Folgendes mithilfe der geistigen Freundinnen und Freunde zu harmonisieren: Alle Chakren (Kapitel „4.18.2 Harmonisierung der Chakren") (Solarplexuschakra und Drittes Auge zusätzlich mit Blau dämpfen), Chakrenschutznetze (Kapitel „4.18.4 Wesenheiten in den Chakrenschutznetzen"), Aurareinigung (Kapitel „4.17.1 Ausstreichen der Aura"), Wesenheiten in den Organen (Kapitel „4.13.3 Wesenheiten und Strukturen in den Organen"), Nebenchakren der Arme und Beine (Kapitel „4.14 Nebenchakren"), auflösen der Traumatisierungen (Kapitel „4.27 Auflösen von negativen emotionalen Turbulenzen"), Besetzungen (Kapitel „4.41 Besetzungen"), Walk-In-Seelen (Kapitel „4.44 Walk-In-Seelen"). Wir lassen unsere Gewalt in der violette Flamme (Kapitel „4.11 Violette Flamme") von St. Germain und den geistigen Freundinnen und Freunden transformieren und bitten Erzengel Michael, mit seinem Lichtschwert die Verbindung zu der Gewalt zu durchtrennen. Um Gewalt aufzulösen ist es unabdingbar, sehr bewusst zu sein (Kapitel „4.1 Ein glückliches Leben").

GWS: „Gewalttätigkeit hat immer etwas mit euren Generationsverträgen zu tun. Hat etwas mit Familienzusammenhängen zu tun. Die neueren Generationen, die jetzt hier auf die Erde gekommen sind und weiter kommen werden, haben mit Gewalt eigentlich fast nichts mehr zu tun; fast nichts mehr. So müsst ihr euch zurzeit von Generation zu Generation mehr reinigen. Dies ist alles ein Prozess, den ihr, liebe Menschen, eingegangen seid, weil ihr von Anfang an zu diesem Projekt Erde „Ja" gesagt habt. Wir möchten euch sagen, dass jetzt nicht mehr die Zeit dafür ist, Gewalttätigkeit weiter zu leben. Es gibt einige Gebiete hier auf der Erde, wo tatsächlich das Kämpfen im Vordergrund steht. Die Menschen, die nichts mehr damit zu tun haben, hören, wenn überhaupt, nur noch in den Nachrichten etwas über Gewalttätigkeit. Und selbst, wenn sie nichts mehr davon hören, so sind sie völlig frei von Gewalt.

Gewalttätigkeit hat auch etwas damit zu tun, liebe Menschen, dass ihr leider noch einen sehr hohen Fleischkonsum habt. Denkt ihr denn nicht, die Tiere wüssten nicht, wohin es geht, wenn sie im großen Lastwagen zum Schlachthof gefahren werden? Sie wissen dies ganz genau. Und jemand, der feinfühlig ist und an so einem Laster vorbeifährt oder vorbeigeht, spürt die komplette Angst dieser Tiere. Und diese Angst manifestiert sich im Fleisch. Es setzt sich wunderbar im Muskelgewebe ab, wunderbar. Und vor allem in den Stücken, die ihr als Lende bezeichnet. Die ihr besonders lecker findet. Gerade da setzt sich die Angst besonders ab. Denkt an eure Wirbelsäule. Denkt an die unteren Abschnitte der Lendenwirbelsäule. Wofür stehen sie? Sie stehen für die Angst, für die materielle Angst, für die Angst, dass es eventuell nicht vorwärtsgehen könnte im Leben. Dafür steht die Angst bei euch in der Lendenwirbelsäule. Und was macht ihr bei den Tieren? Ihr nehmt genau diese Abschnitte und esst sie voller Wonne. So ist es etwas, das die Angst in euch noch größer werden lässt. Dies ist eine einfache Regelung.

Dann gibt es noch andere Krankheitserscheinungen hier auf der Erde, dass ihr euch viele, viele negative Dinge einbildet, durch Angst verfolgt fühlt. Dies kann wiederum mit Wesenheiten zusammenhängen, die sich tatsächlich in eurer Aura aufhalten. Und die schon seit geraumer Zeit versuchen, in euch einen Platz zu finden. Es ist fast ein Übergang von Walk-In-Seelen, die den anderen Teil der Seele verdrängen möchten. Aber sie brauchen natürlich auch euer Einverständnis dazu. Deswegen machen sie die Hauptseele fast verrückt. Deswegen verrücken sie das Realitätsgefüge desjenigen. Er bekommt dann Medikamente, ist medikamentenabhängig, drogenabhängig und all solche Dinge. Dies ist eine Beispielgeschichte.

Gewalttätigkeit kann genauso dadurch entstehen, dass zu viele Menschen auf einem Haufen zusammen sind. Ihr Menschen in den Städten, ihr findet es natürlich, dass ihr so viele Menschen auf einem Haufen seid. Von der Natur her müssen wir euch leider sagen, dass es so nicht vorgesehen ist. Dass es schon immer so war, dass jeder einzelne Mensch, der auf die Erde kam, immer einen gewissen Platz für sich hatte. Das Herdenverhalten ist im Nachhinein aufgetaucht. Nur heute gibt es große Massen von Menschen, die aber nichts von einer Herde haben, denn es gibt kein gemeinschaftliches Gefüge, wie ihr vielleicht schon einmal festgestellt habt. Ihr haltet euch heute das Handy ans Ohr, um mit jemandem zu sprechen, obwohl neben euch viele, viele Menschen sind. Sodann, wenn ihr sprechen möchtet mit einem Menschen, sprecht doch einmal einen auf der Straße an und nicht durch das Handy. Daran erkennt ihr zum größten Teil, wie oberflächlich eure Beziehungen zu Mitmenschen sind. Denn wenn ihr ein tatsächliches Interesse an Mitmenschlichkeit hättet, bräuchte es in großen Menschenansammlungen kein Handy zu geben, weil es viele Menschen gibt, die in eurer Umgebung sind. Zum größten Teil sind die Herzen verschlossen. So wäre es besser, wenn sich dann Gemeinschaften treffen, die auch tatsächlich von Herz zu Herz eine Ebene schaffen. Ihr sagt dazu heute alternative Lebensgemeinschaften oder Lebensformen. Auch das funktioniert in manchen Gefügen noch nicht so ganz gut, aber die Idee ist wunderbar. Denn die Idee stammt aus der reinen Verbindung mit Mutter Natur. Dies ist es, worum es eigentlich gehen sollte.

Und so zieht ihr viele, viele Krankheiten an, wenn ihr in großen Menschenmengen seid. Und vor allem die Gewalttätigkeit zieht ihr dadurch an. Ihr ward vorher vielleicht noch ganz ruhig. So ist es z. B. auch, wenn ihr in den Städten unterwegs seid und ihr möchtet etwas essen. Es gibt überall die sogenannten Schnellrestaurants. Alles muss schnell gehen, von vorne bis hinten. Aber denkt einmal darüber nach, dass ein Lebensmittel tatsächlich auch eine geraume Zeit braucht, um groß zu werden. Um sich überhaupt erst entwickeln zu können. Dies geht nicht immer nur schnell, schnell, schnell. Und durch diese Schnelligkeit nehmt ihr auch ein gewisses Maß an Gewaltpotenzial auf. Denn die Menschen, die zusätzlich diese Lebensmittel zubereiten, stehen auch unter Druck. Ihr steht unter

Druck. Die Menschen, die das Essen zubereiten stehen unter Druck. Und was denkt ihr, was das Essen dann tut? Genau diese Energie esst ihr in dem Moment. Und dann wundert ihr euch vielleicht, warum ihr plötzlich durch die Gegend lauft und eure Ellbogen nach rechts und links ausschlagen möchtet. Dies ist Gewalttätigkeit pur. Dann esst lieber gar nichts. Und so gibt es diese vielen kleinen Situationen, auf die es wichtig ist zu achten. Oder wenn euch jemand z. B. in einem Café oder Restaurant bedient und eure Bedienung ist unfreundlich, so habt ihr diese Energie mit in eurem Essen. Ihr solltet eigentlich so konsequent sein, dass ihr in dem Moment vom Tisch aufsteht. Denn was ist das, was ihr Dienstleistung nennt? Was ist eine Dienstleistung? Der Dienst am Nächsten. Der Dienst am Nächsten bedeutet, von Herz zu Herz zu handeln. Wenn jemand ein Essen mit Liebe kocht, wenn jemand weiß, wie lange es braucht, damit Gemüse wächst, Obst wächst, so ist die Zubereitung schon eine ganz andere. So kommt die Energie auch bei demjenigen an, der dieses Essen in sich aufnimmt. Dies ist bereits uraltes Wissen und ihr versucht, dieses Wissen, in der heutigen Zeit komplett umzudrehen. Wir möchten euch aber sagen, dass dies nicht funktionieren wird. Denn das ist einfach ein universelles Gesetz. Die Natur bringt alles hervor, nicht ihr Menschen. Die Natur hat auch die Menschen hervorgebracht. So braucht ihr euch manchmal nicht zu wundern, warum es so viel Gewalttätigkeit gibt.

So gibt es auch Gewalttätigkeit über die Sprache. Wenn ihr ständig laut redet, wenn eure Worte, die herauskommen, hart sind, so hat dies mit Gewalttätigkeit und Aggression zu tun. Wenn ihr meint, die anderen müssten etwas tun, was ihr unbedingt wollt, so hat dieses mit Gewalttätigkeit zu tun und nichts mit bedingungsloser Liebe. Ihr seht, die Aggression oder die Gewalttätigkeit generell ist sehr, sehr vielschichtig."

7.6 Legastheniker

GWS: „Legastheniker sind sehr geschickte Menschen, denn sie lernen, durch ihre Legasthenie höhere intuitive Fähigkeiten zu entwickeln. Sie wissen, wie sie ihr Leben zu leben haben. Dies ist z. B. eine Sache, die so manch anderer Mensch nicht kennt, der einer normalen Rechtschreibung gleichkommt. So ist es auch so, dass Legastheniker zum größten Teil von anderen Planeten kommen, wo sie bereits andere Sprachen gelernt haben, andere Buchstaben und andere Zeichen. Und ein Teil von ihnen kann sich noch sehr stark daran erinnern. Deswegen ist es hier auf der Erde dann so schwer für sie. Sie sind sehr weise Seelen. Die Wenigsten erkennen heute ihren Selbstwert und wissen von diesen Informationen. Aber es ist dies ein äußeres Zeichen dafür, dass sie schon auf anderen Planeten ganz anders gelebt haben, vor allen Dingen mit Schrift, Zeichen und auch Sprache ganz anders umgegangen sind als jetzt. Sie sind sogar hervorragend, was Gedankensprache betrifft. So kennt ihr doch den Ausspruch: „Das habe ich doch schon einmal von jemandem gehört"; oder „dies habe ich auch gerade gedacht". Sie haben sehr hohe telepathische Kräfte. Und sie eignen sich auch hervorragend als Heiler im physischen Bereich. Denn ihre Finger und ihre Hände haben ein sehr hohes Aufladungspotenzial. Nur sehen sie heute leider nicht ihren Selbstwert. Wir betonen dies noch einmal. Sie lassen sich durch die große Masse sehr stark unterdrücken. Natürlich ist es manchmal schwieriger, an einen Job heranzukommen, seiner Berufung nachzukommen. Aber liebe Freunde, wir möchten euch sagen, dass es wichtig ist, dass ihr an eure Seelenaufgabe herangeführt werdet. Es ist sogar enorm wichtig. Wir brauchen euch ganz besonders hier auf dieser Erde als selbstbewusste Wesenheiten, die Mutter Gaia helfen, die anderen Menschen helfen, die der Natur und den Tieren helfen. Denn diese intuitiven Fähigkeiten sind besonders hoch bei diesen Menschen. Nun sei noch einmal absichtlich betont, dass es nicht um Menschen geht, die einer gewissen Trägheit unterliegen und nichts Neues dazu lernen möchten, weil ihr eigener Wille dies nicht möchte aus purer Trägheit und Bequemlichkeit. Von diesen Wesenheiten sprechen wir hier natürlich nicht."

7.7 Schock

GWS: „Den Schock generell erleiden Menschen, die relativ unbewusst durch das Leben gehen. Der Schock ist das, was die Gedanken erfinden. Der Schock ist eine Projektion. So sind sie erstaunt, dass es ausgerechnet ihnen passiert. Aber sie schauen ihrem direkten Spiegel in die Augen. Deswegen möchten wir euch bitten, dass ihr bewusster lernt zu manifestieren. Wir möchten euch gerade beim Schock darüber aufklären, wie wichtig es ist, einzelne Gedanken zu verfolgen oder sich anzuschauen. Oder einigen Gedanken einfach nicht genügend Raum zu geben, weil sie von eurem Ego projiziert werden. Das höhere Selbst, die Intuition kommt durchgeschossen, klar; von oben nach unten ist ein Gefühl, das im Hier und Jetzt vorhanden ist. Und der Rest ist zum größten Teil zu erklären mit dem Verstand, mit dem Ego. So möchten wir Menschen ansprechen, die einen Schock erlitten haben, dass sie sich doch bitte ihr Innerstes einmal besonders anschauen. Dass sie sich anschauen möchten, welchen Spiegel sie dort gerade erlebt haben. Es hat nicht immer nur mit karmischen Verträgen zu tun, warum z. B. ein geliebter Mensch aus der Familie geht oder warum sich plötzlich ein Unfall ereignet. Denn wenn sich jeder Mensch genau betrachtet, so weiß er, dass die Situation, so wie sie jetzt gerade ist, eine verantwortungsbewusste Situation ist. Denn nichts auf dieser Erde passiert hier rein zufällig. Nicht der kleinste Flügelschlag eines Vogels, den ihr beobachtet, ist mit einem Zufall verbunden. So ist der Schock da, um euch endlich aus eurem Tiefschlaf zu holen; um ein Leben in Freude und Fülle zu erleben; um das Sein im Hier und Jetzt zu feiern; um sich zu freuen über Kleinigkeiten; um die Verbundenheit mit der Natur zu spüren; um die Verbundenheit auch mit anderen Wesenheiten, mit Menschen genauso wie mit Tieren, zu spüren; um die Sichtweise des Lebens zu erweitern, um die Augen geöffnet zu bekommen für das Hier und Jetzt. Jemand, der einen Schock erlitten hat, lebt nicht im Hier und Jetzt. Sie oder er ist mit allem beschäftigt, mit der Vergangenheit oder mit der Zukunft, aber nicht mit dem Hier und Jetzt. So prüft euch. Denn ihr lieben Menschen, ihr seid schon recht viel und recht lange gewandelt hier auf dieser Erde und wir haben diese Leben mehrfach beobachtet. Nur denkt daran, dass ihr jetzt an einem wichtigen Punkt für euch steht, an dem ihr alte Dinge komplett loslassen könnt. Denn die Schwingungen auf der Erde sind zurzeit sehr, sehr hoch, sodass dies möglich ist und es wird möglich sein, all das zu manifestieren, was ihr euch in euren kühnsten Träumen zu träumen gewagt habt."

7.8 Schuldgefühle

GWS: „Schuldgefühle sind da, weil ihr nicht konsequent handelt. Wir sprachen gerade von der Situation im Restaurant.* Ihr lasst es trotzdem über euch ergehen, obwohl ihr merkt, dass z. B. die Bedienung unfreundlich ist. Ihr seid aber mit einem Freund, einer Freundin, dem Ehemann oder mit der Familie mit dem Sinn z. B. in ein Restaurant gegangen, um einen schönen Abend zu verbringen. So seid so konsequent und steht dann auf und verlasst das Restaurant. Ansonsten entstehen in dem Moment, in dem ihr dieses schluckt, Schuldgefühle. Und so gibt es viele Situationen, auf die ihr dies jetzt beziehen könnt. Sie haben mit dem konsequenten Handeln zu tun. Sie haben mit klaren Entscheidungen zu tun. Deshalb entstehen Schuldgefühle. Wie oft führt ihr Menschen etwas durch, nur damit ihr im Äußeren Frieden erzeugen könnt. Dies ist Frieden, den ihr als Realität seht. Im Grunde genommen bringt er euch überhaupt keinen Frieden. Deshalb ist es umso wichtiger, wenn wir euch sagen, ihr sollt euch mit Menschen umgeben, die herzlich sind. Die wissen, was Herzensqualitäten sind. Dementsprechend rühren sie auch euer Herz. Natürlich ist auf dieser Erde, alles als Spiegeleffekt zu sehen. Und so wird sich alles nach und nach im Leben so ergeben, dass ihr tatsächlich in das Restaurant geht. Es wird ein Tisch frei sein, es wird ein Platz vorhanden sein und es wird eine freundliche Bedienung da sein. Dies ist dann automatisch so und es treten dann keine Schuldgefühle mehr auf. Das können sie ja in dem Moment nicht. Klares Handeln hat klare Ziele und das ist nicht gepaart mit Schuldgefühlen. Dies ist etwas, das dort dann nicht hinpasst."

*(siehe Kapitel „4.17 Aura")

7.9 Selbstmord

GWS: „Wenn sie tot sind, geht es ihnen im ersten Moment erst einmal gut. Denn sie haben im ersten Moment das erreicht, was sie immer erreichen wollten. Nun werden diese Seelen aber nicht sofort zum Licht begleitet, denn sie haben ja dem höheren Willen sozusagen ins Handwerk gepfuscht. Darum liebe Seelen, wenn ihr Themen habt, die es hier auf dieser Erde zu bearbeiten gibt, so möchten wir euch den Tipp geben, tut dies auch. Wir sehen und wir wissen und wir fühlen mit euch, wenn ihr tiefe Depressionen habt, wenn ihr weder ein noch aus wisst. Wir sehen dies alles und wir sind auch sehr traurig, wenn es euch so schlecht geht. Ja, ihr habt richtig gehört, wir sind traurig darüber. Nur was denkt ihr, in welche andere Situation ihr hineinkommt. Ja, ihr verliert natürlich eure Körperhülle. Aber nichtsdestotrotz werdet ihr meist sogar sehr schnell wiedergeboren, sehr schnell. Und ihr werdet noch einmal vor die gleiche Entscheidung gestellt. Diese sogenannten Lebensthemen, die jeder Mensch für sich bearbeitet, sind auch gerade bei diesen Menschen extrem stark vorhanden, sodass dies im neuen Leben ebenfalls alles wieder von vorne aufgegriffen wird. Und wenn sich eine Wesenheit so zwei- oder dreimal hintereinander das Leben genommen hat, so hängt sie sozusagen in einer Warteschleife fest und entwickelt sich in ihrem seelischen Leben nicht gerade voran, sondern tritt auf dieser Stelle. Die Erde ist ein Meisterplanet. Hier werden wahre Meister ausgebildet. Euer menschliches Bestreben hier auf der Erde ist, dass ihr euch weiterentwickelt. So kann Selbstmord auch die Entscheidung von sehr jungen Seelen sein, die bereit sind, von dieser Erde vorzeitig zu gehen. Aber auch diese jungen Seelen kommen wieder in dieses Leben. Und es gilt, so lange dieses Karma abzutragen, bis sie ihre Themen erledigt haben. Und auch der Weg, um den es geht, wenn ihr Wesenheiten euch das Leben nehmt, ist nicht unbedingt ein klarer geistiger Weg. Denn ihr kommt erst einmal in ein tiefes Tal hinein. Ihr werdet mit Wesenheiten umgeben sein, die sozusagen in einer Zwischensphäre hängen bleiben oder bereits hängen geblieben sind. Und dies sind Wesenheiten, die wahrhaft unangenehm sind. Die sehr viele unangenehme Informationen haben, weil sie diesen Kreislauf bereits kennen. Und sodann bedarf es meist aus der höheren Ebene Erzengel, Engel usw., die dann kommen, um diese Wesenheiten ins Licht weiterzubringen. Da sie aber schon so lange Zeit auf der Erde gehadert haben, werden sie in diesen Zwischensphären ebenfalls weiter hadern mit sich und auch mit der geistigen Welt. Sodann stellt es euch nicht als einfach vor, euch das Leben zu nehmen. Was auch ganz wichtig ist, wenn ihr eurem Körper hier sehr viele Medikamente zugefügt habt, Drogen zu euch genommen habt, um dem Leben ein Ende zu setzen, so denkt daran, dass dies auch auf der seelischen Ebene zu finden ist. Sprich, ihr werdet erst einmal in einem sogenannten Lazarett aufgenommen. Denn ihr werdet dort behandelt. Dies ist unendlich wichtig für euer Vorankommen."

7.10 Selbstwertgefühl

GWS: „Die Menschen mit Minderwertigkeitsgefühlen kennen in der heutigen Zeit nicht ihre Seelenaufgabe und sie haben Minderwertigkeitsgefühle sich selbst gegenüber. Sie stehen nicht in Kontakt mit sich selbst und nicht mit dem höheren Selbst. Sie sehen dazu keine Verbindung. Sie sehen nur das, was im Außen wunderschön ist und dies möchten sie alles haben. Dies möchten sie alles sein. Aber sie sehen nicht den Kontakt zu sich. Und sie sehen sich erst recht nicht als Spiegel. Es hat zum größten Teil damit zu tun, dass es noch Anteile in der Seele gibt, die sehr unbewusst sind. Die jetzt nach und nach aber aufgedeckt werden. So kann dies auch bei sehr weisen Menschen auftauchen. Nur es sind dann bestimmte Seelenanteile, die noch nicht geweckt worden sind. Aber so haben wir schon mit mehreren Menschen auf der Erde zusammengearbeitet, um diesen Weckruf mehr und mehr zu starten. Um am schnellsten den Selbstwert zu entwickeln, kann es sein, dass eine Krankheit sich entwickelt.

Menschen, die ständig krank sind, haben definitiv ein sehr schlechtes Selbstwertgefühl, wenn wir es denn einmal bewerten und beurteilen. Ob ihr gesund sein möchtet, ist eine Entscheidung eurerseits. Wenn ihr die Entscheidung getroffen habt, gesund zu sein, werdet ihr Maßnahmen einleiten, damit es eurem physischen Körper besser geht. Und damit es mit eurem Selbstwertgefühl wieder besser wird. Selbst-Wert-Gefühl - dem Selbst ein Wertgefühl zu geben, das ist es, worum es hier auf der Erde geht. Zu erkennen, dass das, was ihr in euch tragt, wunderbar ist, und dass dies dann im Außen so auf euch zukommt. Das ist Selbstwertgefühl. Wenn ihr im Inneren Reichtum wahrnehmen könnt, wenn ihr im Inneren Fülle, Freude, bedingungslose Liebe wahrnehmen könnt, wenn ihr euch über die kleinen Dinge im Leben freuen könnt, echt freuen könnt, nicht künstlich aufgesetzt, sodann seid ihr angeschlossen an das Göttliche und lebt euer Selbstwertgefühl. Passt auf, dass ihr einige Dinge hier auf der Erde nicht zu künstlich seht, zu unnatürlich seht. Alles, was in die Unnatürlichkeit geht, hat damit zu tun, dass Menschen dahinter stecken, die ein geringes Selbstwertgefühl haben.

Und es geht auch nicht darum, im Außen extrem viel Materie anzusammeln. Natürlich sollt ihr euer Auskommen haben. Es soll euch wunderbar gehen, ohne Frage. Aber ihr habt einen Körper und ihr könnt an einem Tag eine Hose anziehen und ein T-Shirt oder eine Bluse, je nachdem. Aber so ist es manchmal so für euch, dass ihr extrem große Dinge ansammeln möchtet, weil ihr denkt, sie geben euch Sicherheit oder ein sogenanntes Selbstwertgefühl. Das scheint in manchen Kreisen auch so zu funktionieren. Aber wenn ihr dahinter schaut, seht ihr, dass das Selbstwertgefühl in solchen Momenten mehr sinkt, als dass es steigt. Denn wenn ihr plötzlich all die materiellen Güter nicht mehr hättet, ihr würdet von einem Tag auf den nächsten wirklich im Äußeren arm werden. So hättet ihr eure sogenannten Freunde dann nicht mehr. Sie haben sich für euch nur interessiert, weil ihr all diese materiellen Güter anhäufen konntet, mehr aber auch nicht.

Das Selbstwertgefühl der Frau ist heute auch sehr wichtig. Denn Frauen gehen immer weiter in Führungspositionen hinein. Natürlich möchten wir die Männer hier an dieser Stelle nicht untergraben. Wir möchten den Frauen nur gerne zukommen lassen, dass sie solche natürlichen Ereignisse, wie Kinder zur Welt zu bringen, auch als etwas sehen, das tatsächlich ihren eigenen Selbstwert enorm steigert. Das tun leider nicht mehr so viele Frauen. Wir wünschen uns, dass es immer mehr werden, die einen anderen Blickwinkel haben. Aber denkt noch einmal darüber nach. Ihr als Frau bringt die Kinder auf die Welt und nicht die Menschen, die um euch sind, sondern ihr selbst. Es steigert euren Selbstwert."

7.10.1 Zwänge

Energetisch ist es wichtig, Folgendes mithilfe der geistigen Freundinnen und Freunde zu harmonisieren: Alle Chakren (Kapitel „4.18.2 Harmonisierung der Chakren"), Chakrenschutznetze (Kapitel „4.18.4 Wesenheiten in den Chakrenschutznetzen"), Aurareinigung (Kapitel „4.17.1 Ausstreichen der Aura"), Wesen in den Organen (Kapitel „4.13.3 Wesenheiten und Strukturen in den Organen"), vergangene Leben (Kapitel 4.32 bis 4.40). Wir lassen unsere Zwänge in der violette Flamme (Kapitel „4.11 Violette Flamme") von St. Germain und den geistigen Freundinnen und Freunden transformieren und bitten Erzengel Michael, mit seinem Lichtschwert die Verbindung zu den Zwängen zu durchtrennen.

GWS: „Es gehört mit in das Selbstwertthema. Und es gehört in das Thema, das die Eltern der Personen betrifft. Da die Eltern zum größten Teil in jungen Jahren doch verantwortlich dafür sind, wenn ihre Kinder bestimmte Zwänge brauchen, um glücklich zu sein. Ihr könnt Zwänge bei einigen Menschen feststellen, nicht nur bei Kindern. Gesunde glückliche Kinder vergessen dies nach einiger Zeit, weil sie es dann nicht mehr brauchen. Aber Menschen, die dies in ihr Erwachsenenalter mit hineinnehmen, bei denen ist es wichtig, das Mutter-Vater-Verhältnis zu überprüfen. Natürlich tun sie dies auf eine gewisse Weise schon ihr geraumes Leben, weil sie diese Problematik sonst nicht hätten. Hier ist es wichtig,

Erzengel Michael einzuladen und jeweils die Nabelschnur von der Mutter zum Kind* und von dem Kind zum Vater von Erzengel Michael durchtrennen zu lassen. Und es ist wichtig, die Aura grundsätzlich jeden Tag zu kämmen, zu bürsten**. Es ist ganz wichtig, Energiearbeit an sich selbst durchzuführen."

*Das Durchtrennen der Nabelschnur von Mutter und Kind ist möglich, wenn das Kind Mitte 30 ist.

** Kapitel „4.17.1 Ausstreichen der Aura"

7.11 Sprachstörungen

GWS: „Ihr Wesenheiten seid ab und zu nicht an eure Intuition angeschlossen. Ihr seid nicht an eure wahren Gefühle angeschlossen. Manchmal plaudert ihr einfach so darauf los. Wir gaben gerade die Bedeutung der einzelnen Buchstaben bekannt, der einzelnen Klänge bekannt. Wenn ihr euch darüber bewusst wäret, würdet ihr am liebsten gar nicht mehr sprechen. Denn auch ihr hört uns heute sehr langsam sprechen, sehr weise und bewusst. Während wir mit euch sprechen, werden eure emotionalen Körper angefüllt mit vielen, vielen neuen Informationen. Es ist auch wichtig, dass ihr euch gegenseitig informiert. Nur es gibt natürlich Menschen, die im Grunde genommen nicht wirklich Kontakt mit anderen Menschen haben möchten. Oder sich nicht trauen, das auszusprechen, was in ihnen ruht. Oder sie können ihren Gefühlen keinen bestimmten Zustand zuschreiben, kein bestimmtes Wort zuschreiben. So habt ihr euch teilweise von der Bedeutung der einzelnen Wörter doch relativ weit entfernt. Wir betonten es eben gerade, dass ihr aus einer Zeit kommt, in der ihr euch telepathisch miteinander getroffen habt. Jemand, der eine Sprachstörung hat und dies bewusst ändern möchte, der nehme bitte tagtäglich Kontakt mit uns auf. Und es wird seinen Grund haben. Sprachstörungen können mit alten Leben oder mit dem Hier und Jetzt zusammenhängen. Es ist wichtig, dass ihr wieder die Beziehung zu euren Gefühlen findet; dass es zwischen den Zuständen von gut und schlecht noch eine Menge gibt. Angst hat nicht unbedingt etwas mit Trauer zu tun. Sondern, hinter Angst kann sich noch sehr viel mehr verbergen, wenn ihr diese Schätze für euch annehmen mögt."

7.12 Sucht

Energetisch ist es wichtig, Folgendes mithilfe der geistigen Freundinnen und Freunde zu harmonisieren: Alle Chakren (Kapitel „4.18.2 Harmonisierung der Chakren"), Chakrenschutznetze (Kapitel „4.18.4 Wesenheiten in den Chakrenschutznetzen"), Aurareinigung (Kapitel „4.17.1 Ausstreichen der Aura"), Traumatisierungen auflösen (Kapitel „4.27 Auflösen von emotionalen Schwächen"), Wesen in den Organen (Kapitel „4.13.3 Wesenheiten und Strukturen in den Organen"), vergangene Leben (Kapitel 4.32 bis 4.40). Wir lassen unsere Sucht in der violette Flamme (Kapitel „4.11 Violette Flamme") von St. Germain und den geistigen Freundinnen und Freunden transformieren und bitten Erzengel Michael, mit seinem Lichtschwert die Verbindung zu der Sucht zu durchtrennen.

GWS: „Die Sucht ist ein großes Thema. Ihr seid süchtig nach Süßigkeiten, nach Fernsehen, nach Alkohol, nach Konsum. Ihr seid süchtig nach allem, was euch das Außen vorgibt. Wenn ihr dann in euch hinein hört, liebe Menschen, so werdet ihr sehen, dass es ein Mangel an Liebe ist. Euer Schutzbedürfnis ist enorm groß in dieser Zeit, in der nur Konsumgüter an erster Stelle stehen. Wenn ihr Verbindung zu uns habt, zu der Großen Weißen Schwestern- und Bruderschaft, zu dem Göttlichen, zu den Engelssphären, zu den Naturgeistern, so was ihr euch alles vorstellen könnt, sogar zu den Außerirdischen, so werdet ihr sehen, dass ihr eurer Intuition wieder ein Stück näher gekommen seid.

Den Suchtkranken möchten wir sagen, sie möchten bitte Frieden, Freude und Liebe durch ihre Adern schicken von oben nach unten. So stelle man sich vor, dass das Herz geöffnet ist. Das Herz ist ein großer weiter Muskel. Dieser weite Muskel braucht die Energie der Liebe. Bewegt euer Becken in der Achterform, in einer liegenden Acht. Stellt euch vor, wie dann das Blut durch eure Gefäße fließt von oben bis nach unten bis in die Zehen und von unten bis nach oben. Ihr gebt dem Impuls von unten nach oben ein wenig mehr Kraft, ein wenig mehr Dynamik, da eure Gefäße dort ein wenig mehr arbeiten müssen.

Sodann, ihr könnt auch weiterhin mit Farben arbeiten. Schickt die Farben Grün, Violett und Blau in eure Aura hinein. Umhüllt alles wiederum mit einem goldenen Schutzmantel. Dieser goldene Schutzmantel schützt euch vor Energien von anderen Wesenheiten, sodass ihr bei euch bleibt. Dies ist wichtig. Denn suchtkranke Menschen sind ständig mit ihren Energien bei anderen Wesen. So müsstet ihr einmal beobachten, wenn suchtkranke Menschen auf Tiere oder kleine Kinder zukommen, wie diese sich verhalten. Wir haben es hier in dieser Familie erlebt, dass dann sofort angefangen wird zu schreien. Oder die kleinen Kinder dann sogar weinen, weil sie so sehr traurig darüber sind, dass diese Menschen ihr Leben sozusagen wegwerfen. Sich nur noch dulden hier auf der Erde. Meist kommt es zu einem Schockerlebnis für die suchtkranken Personen. Leider müssen wir sagen, wir betonen leider. Damit sie ihr Leben von jetzt auf gleich umstellen. Dass sie ihre Gewohnheiten von jetzt auf gleich ändern. Dass sie sogar ihre Ernährung umstellen, ihr Sein umstellen, vielleicht ihren Beruf, vielleicht sogar ihre Familien verlassen oder dementsprechend den Familien auch wieder besonders zugetan sind, weil sie den Schutz der Familien empfangen. So stehen die Suchtkranken auf dieser Erde, und das sind die meisten Menschen, besonders unter Gottes Hand.

Sodann ist es aber wichtig zu sehen, dass jeder Suchtkranke, nur jeder einzelne Suchtkranke, sein Leben verändern kann und nicht das Außen. Denn ihr könnt wählen, mit welcher Einstellung ihr morgens aufwacht. Heißt ihr das Leben willkommen? So arbeitet weiter mit Affirmationen. Mit Affirmationen, die durchweg nur positiv sind. Lasst all das Negative aus eurem Leben heraus. Lebt nur das Positive. Wenn das euch weiterhin gelingt und ihr fühlt Stärke dadurch, dass ihr eure Gewohnheiten geändert habt, so lasst auch diese Informationsträger wie Radio und Fernseher bewusst weg. Umgebt euch weiterhin mit Menschen, die euch Liebe und positive Energien zutragen. Ihr werdet es spüren. In der ersten Zeit kann es sein, dass euch diese Menschen nur eine geraume Zeit ertragen können. Nun ist dies aber normal. So wird das nach und nach ein bisschen mehr normal werden. Wie gesagt, ihr seid als Suchtkranke auf eine gewisse Art und Weise auch Energieräuber für diese Menschen, die z. B. nicht zu dieser Problematik gehören."

7.12.1   Essen

GWS: „Zu viel zu essen bedeutet, dass eine Sucht vorhanden ist. Ihr sucht alle etwas. So ist die Sucht, etwas zu suchen. So seht ihr, diese beiden Wörter sind sogar sehr identisch miteinander. Nur was sucht ihr denn eigentlich. Ja, ihr sucht das, was eure Seele bereits seit Anbeginn der Zeit kennt, nämlich die bedingungslose Liebe, dass ihr euch so angenommen fühlt, wie ihr seid. Dass ihr keine Widerstände mehr sehen und fühlen wollt. Je weniger Widerstände jemand wahrnehmen möchte, um so mehr isst er. Wenn wir zurückblicken in alte Zeiten, zum Beispiel in Atlantiszeiten und selbst in lemurische Zeiten hinein schauen, ist es so, dass die Wesenheiten dort alle rank und schlank waren. Dass die Natur Nahrung zur Verfügung stellt, die naturbelassen ist und naturbelassene Nahrung bringt kein überflüssiges Körpergewicht mit sich. Und ihr seid jetzt gerade in einer sehr großen Umbruchphase, wie schon mehrfach betont. Aber ihr braucht diese Phase für die Erdung. Schon sehr viele Wesen von euch sind sehr weit mit der geistigen Welt verbunden. Ja, und ihr braucht immer wieder etwas Bestätigung, dass dies auch tatsächlich wahr ist, weil das Massenbewusstsein sich nicht auf dieser Frequenz aufhält. Dies ist die andere Seite daran.

Seid aber trotzdem auch daran interessiert eure Körper zu bewegen, ihren Kreislauf zu bewegen, sprich körperliche Übungen zu machen, in der Natur spazieren zu gehen, naturbelassene Lebensmittel zu essen. Es ist extrem wichtig, dass ihr eure Nahrungsmittel nicht stark erhitzt, sondern sie tatsächlich Natur belasst. Dass ihr Getreide, Frischkorn, rohes Gemüse, rohes Obst zu euch nehmt. Alles das, was ihr bei euch in den Supermärkten kaufen könnt, ist zum größten Teil für euren Körper Schrott. Entschuldigt, dass wir es so direkt sagen. Wir möchten euch auch anhalten, mehr Wasser zu trinken. Es geht auch darum, zum Beispiel tierische Eiweiße durch pflanzliche Eiweiße zu ersetzen. Fette zum Beispiel sind auch wichtig für euch. Nur es geht nicht darum, diese Fette in Massen zu euch zu nehmen. Seht ihr, es hat immer etwas mit dem Gesetz der Dualität zu tun. Schaut, dass ihr Dinge esst, die naturbelassen sind. Ihr könnt ruhig, sooft wie ihr möchtet am Tag essen. Es geht nicht darum, mehrere Stunden nichts zu essen und dann plötzlich wieder sehr viel. Es geht nur darum, naturbelassene Dinge zu essen und viel zu trinken. Zum Teil sind schon sehr viele Kinder adipös, was sehr erschreckend ist aus unserer Sichtweise heraus. Denn wir empfinden es nicht als natürlich, wenn bereits kleine Kinder überfüttert werden. Dies ist zum Beispiel eine Macke aus der älteren Generation, die meint, mit dem Thema Essen Dinge befriedigen zu müssen. Darum geht es in dieser Neuen Zeit nicht.

Sodann, wenn ihr ein Leben lebt, so wie ihr es euch vorstellt, so wie ihr leben möchtet, ohne dabei die Natur zu berauben; wenn ihr mit der Natur, mit Mutter Gaia, gut umgeht und ein Wahrheitsempfinden vom Leben habt, so werdet ihr nach und nach dünner und schlanker.

Für Menschen, die sich energetisch in sehr hohen Frequenzen aufhalten, ist es zurzeit eine Übergangsphase, ab und zu mal ein paar Kilos zu viel zu haben. Dies sind aber ein paar Kilos, die einfach nur zeigen, dass ihr im Umbruch seid und dies ist absolut in Ordnung so. Das gehört ebenfalls zur bedingungslosen Liebe. Jetzt haben wir euch unsere Sichtweise soweit geschildert, dass ihr am Ende immer noch entscheiden könnt, was ihr möchtet und was ihr nicht möchtet. Wir möchten niemanden zwingen. Dies ist nicht unsere Absicht. Der freie Wille liegt bei euch, was ihr daraus macht, ist auch eure Angelegenheit. Ihr wisst, ein schlanker, ästhetischer Körper wird weniger krank als ein Körper, der zu viel Fett angesammelt hat und der die Gelenke belastet. So lauft ihr in einem Hamsterrad, indem ihr euch nicht wohlfühlt. Ändert eure Gewohnheiten, ändert kleine Gewohnheiten. Fangt mit den einfachen Dingen an und arbeitet euch von einfachen zu schweren Dingen immer ein Stückchen weiter voran. Schließt euch mit Menschen zusammen, die gleiche Ziele haben, denn es gibt diese Menschen. Meist ist es auch so, dass übergewichtige Menschen sich von der Gruppe her isolieren. Dies ist aber absolut nicht angesagt. Glaubt mir, diese Probleme, die ihr hier auf der Erde habt, sind zum größten Teil alle seelenidentisch. Eure Seelen spüren alle, dass ihr woanders herkommt, dass ihr aus dem göttlichen Kern stammt, und dass ihr dort auch wieder hingehen möchtet. Nur gestaltet euer Leben hier auf der Erde so angenehm wie möglich. Das heißt in unserem Sinne nicht, so faul wie möglich, nicht so bequem wie möglich, sondern trefft eure Entscheidungen für euer Leben. Trefft Entscheidungen und haltet eure Arme offen. So wird alles auf euch zukommen."

7.12.2 Rauchen

Eine Klientin war bei mir. Sie weinte, weil sie nicht aufhören kann zu rauchen und so verzweifelt ist.

Laya: „Warum kann sie nicht mit dem Rauchen aufhören und warum ist sie so verzweifelt?"

GWS: „Sie bekommt auch all ihre Wut gespiegelt von ihrem Partner, der gerade in Entzündungen schwimmt. Bei diesem Paar fehlt ein sehr großer Teil der Selbstliebe. Sie umnebelt sich mit dem Rauch, weil sie sich selbst zurzeit nicht wahrnimmt, nicht wahrnehmen kann. Weil sie sich nicht an die Hand genommen fühlt. Und weil sie keine Unterstützung hat. Weil ihr Partner mit seinen Entzündungsherden voll und ganz in Anspruch genommen ist, so sehen wir es und so ist es auch in voller Klarheit zu sagen, dass jeder Mensch, der hier auf diese Erde kommt, allein kommt und allein geht. Die Partner sind nur die unterstützenden Personen. Wenn es jeder Mensch von euch schafft und schaffen wird, sich selbst zu lieben, sich selbst zu respektieren, wie er ist, wie sie ist, mit allen Vor- und Nachteilen, also mit den Faktoren der Dualität, so werdet ihr glücklich sein. Nur ihr müsst euch vorstellen, wenn ihr euch eine Zigarette anzündet, dann verschwendet ihr Energien. Vor allen Dingen, lasst ihr gute Energien überhaupt nicht an euch heran, nicht ein einziges Stück. Stellt euch vor, ihr habt gerade frisch meditiert, ihr seid gerade frisch in der Ruhe, ihr seid in eurer Mitte, zündet eine Zigarette an und sofort seid ihr aus eurer Ruhe gerissen. Sogleich geratet ihr wieder in Verzweiflung. Das ist eine Tatsache.

Ansonsten sei dazu zu sagen, ist es wichtig, den Alltag mit seinen Gewohnheiten so umzustellen, dass die Zigarette als Gewohnheit herausfällt aus dem Alltag, einmal mehr zum Praktischen zu sagen. Vielleicht ist es möglich, die Gewohnheit Rauchen mit etwas anderem zu füllen, vielleicht einem Spaziergang oder eine sportliche Betätigung auszuführen oder Wasser trinken oder Schüßlersalze als Ergänzung zu nehmen, damit der Mineralstoff-Haushalt wieder aufgefüllt wird. Auch darüber gibt es gute Lektüre hier auf der Erde. Sie soll ihren Alltag so strukturieren, dass sie Gewohnheiten umstellt. Ihre alten Gewohnheiten in neue Gewohnheiten, ihre negativen Gewohnheiten in positive Gewohnheiten wandeln und diese auch als positive Gewohnheiten anzuerkennen. Sie soll sich fühlen, sich selbst riechen. Sie soll riechen, wie ihre Haut riecht, wenn sie frisch eingecremt ist. Sie soll ihre Haut riechen, wenn sie gerade eine Zigarette angezündet hat und ob sie sich selbst dann mag. Wenn sie wirklich aufhören möchte, so wird sie wahrnehmen, dass Letzteres nicht gerade angenehm riecht. Vielleicht gibt es auch etwas zu verändern an ihrer Arbeitseinteilung, wenn sie schon so kraftlos ist. Vor allem muss sie ihre Aura stärken. Sie kommt jeden Tag mit so vielen kranken Menschen in Konfrontation. Kranke Menschen sind Energieräuber. Sie soll sich mit Energien schützen. Sie soll sich mit Farben schützen. Bei ihr gilt dieser rote Mantel mit goldenen Sternen oder Punkten, den sie um sich umlegen soll. Sie soll ihn sich vorstellen als ein Kettenhemd mit kleinen Löchern zwischendurch. Also sprich, wo ihre eigenen Gefühle auch noch die Möglichkeit haben, sich nach außen zu kanalisieren. Nicht, dass sie sich komplett zumacht. Rot ist die Farbe des körperlichen Schutzes und den braucht sie unbedingt. Und das Gold stärkt sie darin."

7.13 Wut

Energetisch ist es wichtig, Folgendes mithilfe der geistigen Freundinnen und Freunde zu harmonisieren: Alle Chakren (Kapitel „4.18.2 Harmonisierung der Chakren"), Solarplexuschakra und Drittes Auge zusätzlich mit Blau dämpfen, Chakrenschutznetze (Kapitel „4.18.4 Wesenheiten in den Chakrenschutznetzen"), Aurareinigung (Kapitel „4.17.1 Ausstreichen der Aura"), Traumatisierungen auflösen (Kapitel „4.27 Auflösen von emotionalen Schwächen"), Wesenheiten in den Organen (Kapitel 4.13.3 Wesenheiten und Strukturen in den Organen"), Nebenchakren der Arme und Beine (Kapitel „4.14 Nebenchakren"). Wir lassen unsere Wut in der violetten Flamme (Kapitel „4.11 Violette Flamme") von St. Germain und den geistigen Freundinnen und Freunden transformieren und bitten Erzengel Michael, mit seinem Lichtschwert die Verbindung zu der Wut zu durchtrennen. Um Wut aufzulösen ist es unabdingbar, sehr bewusst zu sein (Kapitel „4.1 Ein glückliches Leben").

GWS: „Was meint ihr denn, warum ihr manchmal wütend seid? Einige von euch sind der Meinung, Wut gehöre nicht mit zu den Emotionen dazu, vor allen Dingen nicht mit zu den positiven Emotionen. Dies mag sein, denn wenn ihr in einem gewissen Gleichmut seid, habt ihr auch keine Wut in euch. Dies alles zu Recht. Aber Wut bedeutet auch, miteinander zu kommunizieren. Wenn ihr eine Situation habt, in der ihr wütend seid, so schaut euch euren Spiegel an, mit dem ihr gerade konfrontiert seid. Und schaut ihn euch sehr genau an, denn im Grunde genommen will er - ihr könnt es euch vorstellen wie eine Schatzkiste – etwas in euch öffnen. Und diese Schatzkiste ist so wertvoll, hat so einen wertvollen Schatz in sich - nämlich das Höhere Selbst und eure Seele. Eure Seele schreit in dem Moment, in dem ihr wütend seid, auf. Sie möchte euch etwas präsentieren, euch etwas zeigen. Versucht nicht, zum Beispiel eine andere Person, euer Gegenüber, als euren Feind zu sehen, sondern einfach nur als euren Spiegel. So driftet ihr nicht in noch ungeahntere Emotionen hinab. Natürlich gibt es auch bei der Wut eine gewisse Grenze, bis zu der sie noch zu ertragen ist. Ihr habt selbst auf der Erde gesehen, wie viel Schaden bereits mit Wut angerichtet worden ist. Wir gehen jetzt aber von einem höheren Bewusstsein aus, nämlich von dem Bewusstsein, dass ihr euch selbst heilen wollt und keinen Schaden anrichten möchtet. Dies sei an dieser Stelle betont. Schaut genau in diesen Spiegel hinein, und wenn ihr dann entdeckt habt, um welches Thema es genau in diesem Moment geht, so kann euch dieser Spiegel in der nächsten Zeit nichts mehr anhaben. Aber tut uns bitte einen Gefallen und verkriecht euch nicht in euer Schneckenhaus. Dies ist nicht angesagt. Denn wenn ihr diesen Spiegel euch direkt anschauen könnt, so geht wieder eine alte Tür zu und es wird die Möglichkeit bestehen, eine neue zu öffnen. Es wird euer Bewusstsein sehr stark erweitern."

8 Die Neue Zeit

8.1 Lichtkörperprozess

GWS: „Der Lichtkörperprozess ist ein Prozess, der zurzeit nicht ganz einschaubar für euch Menschen ist. Wir gehen von den Menschen aus, die zur kritischen Masse gehören. Dies sind Menschen, die bereits einen sehr lichten Lichtkörper haben. Die jeweils eine Lichtsäule darstellen. Je lichter ihr werdet, umso mehr Energien werdet ihr auch von außen aufnehmen, positive wie negative. Deswegen gaben wir euch auch diese ganz wichtige Schutzübung mit dem roten Mantel und den Fenstern.* Das ist eine sehr, sehr wichtige Übung für euch, gerade wenn ihr z. B. in große Menschenmengen geht. Oder wenn ihr mit Wesenheiten zusammen seid, die einfach eine andere Energiefrequenz haben. Sie sind Energieräuber. Ihr könnt es euch so vorstellen, als wenn sich jemand von euch die Energie herauszieht.

Die physischen Probleme, die bei dem Lichtkörperprozess auftreten können, sind in erster Linie Müdigkeit, die aber als absolut normal zu werten ist. Auch wenn ihr zusätzliche Vitamine** einnehmt, so kann dies manchmal eine Hilfe sein. Aber dennoch fordert euer Körper auch die Ruhephasen. Die Ruhephasen, die so wichtig sind, damit wir aus der geistigen Welt die Zwölfstrang-DNS umstellen können und auch die Kleinhirnvergrößerung gegeben ist. So werdet ihr auch feststellen, dass euer physischer Kopf sich manche Tage anfühlt, als wenn er doppelt so groß wäre. Nun möchten wir euch auch sagen, dass euer Kopf tatsächlich wächst. Aber er wird natürlich nicht doppelt so groß. Denkt nur, wenn sich Teile des Gehirns vergrößern, so braucht ihr rein logisch gesehen natürlich auch mehr Platz. Und so weiten sich gerade die Schädelknochen. Wir möchten euch bitten, mit euren Fingern des Öfteren euren Kopf zu massieren, seid kreativ. Benutzt eine Bürste und kämmt euch des Öfteren die Haare, weil natürlich Auswirkungen auf den Kopf vorhanden sind. Duscht des Öfteren. Aber von unserer Seite aus ist es besser, wenn ihr badet. So, wie es für euch in dem Moment gerade günstig ist. Wir möchten nicht, dass ihr die Dinge, die ihr gerne tun möchtet, nach hinten verschiebt. Sondern, dass ihr gleich in dem Moment, in dem ihr die Möglichkeit habt, duscht, badet oder den Kopf unter Wasser haltet. Dies ist vor allem sehr wichtig, wenn das Wetter sehr warm oder heiß ist.

Des Weiteren kann es bei einigen Menschen sehr starke Verdauungsprobleme geben, weil sich nicht alles so schnell verdauen lässt. Menschen, die zurzeit hochspirituell entwickelt sind, haben meist kein Problem mit der Verdauung oder nur kurzzeitig. So gibt es auch immer wieder diese Infektprobleme. Sie hängen auch mit dem Lichtkörperprozess zusammen. Und andererseits gibt es aber auch Menschen, die dann chronisch verstopft sind. Hierzu möchten wir sagen, dass es dann in diesem Fall besonders wichtig ist, die Ernährung umzustellen. Hochspirituelle Menschen nehmen es zurzeit so wahr, dass sie all das essen und trinken können, was sie möchten und dass es ihnen auch gut tut. Sobald ihr merkt, dass eine Unstimmigkeit da ist, möchten wir euch schon bitten, tierische Eiweiße und Zucker zu reduzieren. Und stellt euch dann vor, dass ihr mit einer geistigen Bürste, die durch den Darm durchgeht und immer wieder rein und rausgezogen wird, wie bei einer Kanalreinigung, eine Darmreinigung stattfindet. Wenn ihr euch mit der Fußreflexzonentherapie auskennt, so möchten wir euch sagen, bearbeitet des Öfteren euren Darm.

So kann es in dieser Zeit auch zu akuten Brüchen kommen, wo Menschen sonst noch nie Brüche, Frakturen hatten. Dies ist z. B. auch sehr typisch für den Lichtkörperprozess. Körperliche Unfälle sind typisch für den Lichtkörperprozess, weil es ein Umfallen darstellt. Sozusagen die Verbindung zwischen der höheren Intuition und dem Ego. Jeder von diesen beiden möchte seine Daseinsberechtigung einfordern. Gerne tut es das Ego, indem es Unfälle hervorruft.

Es kann auch zeitweise passieren, dass der Angstfaktor sehr groß wird. Was wir euch aber sagen möchten ist, dass, wenn er zeitweise kurz auftritt, das definitiv nur mit dem Lichtkörperprozess zu tun hat. So nehmt etwas zur Beruhigung. Setzt euch auf einen Stuhl, trinkt ein bisschen Wasser, meditiert für euch. Oder nehmt auch hier das Magnesium phosphoricum (Schüßlersalz Nr. 7), das euch etwas beruhigt oder bewegt. Denn die Angst ist immer etwas Starres, etwas Unbewegliches. Sobald ihr in die Bewegung geht, geht ihr sozusagen in Kontakt mit der Angst. Und dies ist in dem Moment auch angesagt.

Wir sprachen diese hohe Infektanfälligkeit an. So möchten wir euch bitten, euer Immunsystem zu schützen und zu stärken, jeder auf seine Art und Weise. Der eine tut es energetisch, der Nächste nimmt Kräuter aus der Natur zu sich, um das Immunsystem zu stärken. Jeder hat da seine eigene Art. Wir möchten aber noch einmal an dieser Stelle erwähnen, dass es nicht darum geht, große Pharmaindustrien zu unterstützen.

Ein wichtiger Punkt beim Lichtkörperprozess sind auch die koronaren Herzerkrankungen. Zurzeit weiten sich die Herzen der Menschen. Dies ist auch wunderschön zu beobachten, denn sie gehen dahin, dass die Menschen wieder anfangen, tatsächlich bedingungslos zu lieben. So hilft euch auch dort wieder das Magnesium. Wenn ihr eine Herzenge spürt, eine physische Herzenge, ist dies natürlich auch auf der anderen Seite ärztlich abzuklären. Dies sei an dieser Stelle betont. Aber ansonsten ist dies auch mit der Farbe Rosa zu beruhigen, mit der bedingungslosen Liebe. Damit schützt ihr das Herz von beiden Seiten, von vorne und von hinten. Und umgebt auch das Herz noch einmal mit dem sogenannten Stabilisierungsmantel der Farbe Silber oder auch Gold."

* Kapitel „4.8 Schutz und Abtrennung"

** Kapitel „4.26 Zuführen von materiellen Substanzen"

8.2 Höhere Dimensionen

Laya: „Bitte sagt uns etwas zum Leben in den Dimensionen, die höher sind als die Dritte."

GWS: „Die fünfte Dimension könnt ihr bereits als die göttliche Dimension beschreiben. Das stellt also den Gegensatz dar zu dem, was ihr hier auf der Erde sonst habt, eben die dritte Dimension. So kommen noch zwei Dimensionen hinzu. So ist das, was wir beschreiben, in dem Moment, wenn ihr auf der Erde seid, die dritte Dimension. In der vierten Dimension ist es so, dass ihr mit uns, mit der geistigen Welt, kommuniziert und diese Art der Kommunikation für euch eine natürliche Art und Weise geworden ist. So seid ihr in stetigem Kontakt und so seid ihr auch im Sein in der vierten Dimension. Es ist etwas ganz Natürliches. Etwas, das euch das Göttliche mitgegeben hat. Die fünfte Dimension stellt dann das Göttliche dar. Also aus dem Feld heraus, wo alles so ist, wie es ist und es ist so in Ordnung, wie es ist. D. h., ihr seid in der Lage, von einer Dimension zur nächsten hin und her zu schalten, ohne dabei irgendwelche Probleme wahrnehmen zu müssen, zu können, wie auch immer. Es geht ja nur darum, dass ihr diese Fähigkeit wieder erlangt, von der einen Dimension in die nächste zu kommen, um für den Alltag, für das Hier und Jetzt, für die dritte Dimension, neutral handeln zu können. D. h., eure goldene Mitte finden zu können. Deswegen ist es wichtig, die verschiedenen Dimensionen zu beschreiben. Und auch den Menschen immer wieder bewusst zu machen, was denn diese verschiedenen Dimensionen ausmachen.

In der vierten Dimension, also auf der geistigen Ebene, ist jeder Einzelne von euch fähig, alle Gelübde aufzulösen, die nötig sind aufzulösen und die ihr selbst auflösen könnt. Es ist euch möglich, alle verschiedenen Dinge aufzulösen, die euch im Hier und Jetzt noch hindern. Es ist aber auch möglich aus den geistigen Sphären, um dies jetzt in die positive Richtung zu treiben, all eure Wünsche hier auf der Erde so zu manifestieren, dass ihr euch auch mit den Konsequenzen wohlfühlt. D. h. die Menschen, die von vornherein klaren Herzens sind, wissen, was sie sich wünschen können, bzw. dass sie aus der höheren Dimension heraus wieder empfinden, dass es nicht wichtig ist, sich irgendetwas zu wünschen. Ihr seht, es ist immer ein Spielchen, das von einer Ebene zur anderen bereits stattfindet. So ist es aber wichtig für eure Zukunft und auch für die Zukunft von Mutter Gaia, genau aus dieser vierten Dimension heraus zu arbeiten. Denn wenn ihr starke Vorstellungskräfte habt, sie trainiert, andere Menschen behandelt oder auch mit anderen Menschen darüber sprecht, so ist es selbstverständlich, dass es unterstützt, dass automatisch diese Wünsche auch tatsächlich auf der Erde manifestiert werden; d. h. all das Gute, all das Positive, an das ihr denkt, das ihr seht, das ihr spürt, das ihr riecht, das ihr fühlt. Dazu gibt es die verschiedenen Dimensionen und deshalb ist es wichtig, hin und her springen zu können.

Aus der göttlichen Sicht heraus gibt es eigentlich nicht viel zu sagen, denn das Göttliche ist so, wie es ist. Es ist alles in Ordnung, so wie es ist.

Und deshalb möchten wir auch noch einmal betonen, dass wenn Menschen ein Medium ansprechen, kein Mensch vom anderen verlangen kann, ihm die Zukunft vorherzusagen, denn dies ist etwas, was absolut nicht möglich ist. Denn jetzt verschiebt sich auf der Erde und innerhalb von euch Menschen so sehr viel, dass ihr ein Medium immer an eurer Seite haben müsstet, das aus dem Hier und Jetzt heraus spricht. Genau das, was wir jetzt auch gerade tun. Wir sprechen aus dem Hier und Jetzt heraus. Aber Zukunftsvisionen abzugeben ist für uns aus den geistigen Sphären schon mittlerweile nicht mehr möglich. Dies möchten wir in aller Klarheit betonen. Es ist uns aber möglich, eine Tendenz abzugeben. Aus dem göttlichen Ursprung heraus, aus dem ihr entsteht und euch in bestimmten Lebenssituationen, an bestimmten Lebensgrenzen aufhaltet, können wir euch eine Richtung zeigen, wo es langgehen könnte. Was ihr daraus macht, liebste Freunde, ist demzufolge immer euers. Jeder Einzelne soll in seiner Selbstverantwortung, soll in seiner Eigenverantwortung stehen.“

8.3 Ab dem Jahr 2012
Laya: „Was wird sich ab dem Jahr 2012 ändern?“

GWS: „Das Jahr 2012 ist ein Ziel. Es ist ein Ziel, das Bewusstsein der Menschheit so stark erhöht zu haben, dass fast jeder Mensch hier aktiv mit seinem Lichtkörperprozess beschäftigt ist."

Laya: „Wenn der Lichtkörper dann vollkommen rein und gehoben ist, wie sieht das Leben auf der Erde dann aus?"

GWS: „Könnt ihr euch eine Erde vorstellen, die in Frieden lebt? Wo einer den anderen akzeptiert, respektiert, wo Freude, Glückseligkeit fließt? Wo Fülle vorhanden ist auf allen Ebenen? Sprich, aus innerer Fülle wird äußere Fülle. Aus innerer Freude wird äußere Freude. Alles das, was ihr nach innen erlebt, kommt nach außen, nicht anders herum. Alles andere, was im Außen teilweise noch erlebt wird, sind manchmal schnelle Freuden, die euch dann aber im Nachhinein auf den Boden der Tatsachen bringen und euch wieder als Hamster im Laufrad laufen lassen. Ab dem Jahre 2012 ist für die meisten Menschen dieses Laufen im Hamsterrad vorbei. Es wird eine neue Artenvielfalt geben. Es inkarnieren schon jetzt neue Tiere auf dieser Erde, die ab dem Jahre 2012 sehr stark sein werden. Tiere mit den tollsten Empfindungen, mit dem größten Bewusstsein, auch euch Menschen gegenüber. Sie möchten sich in Frieden mit euch verbinden. Auch andere Seelen, die hier auf die Erde kommen, sind weiterhin bewusstere Seelen. Z. B. auch von anderen Planeten, die gerne sehen möchten, was ihr hier so treibt und wie schnell diese Entwicklung tatsächlich voranschreitet. Dann wird es ab dem Jahre 2012 weitere neue technische Dimensionen geben, die für euch jetzt noch nicht ganz vorstellbar sind. Es werden eher die Aspekte mit einbezogen, dass es Mutter Gaia wieder gut geht. Und ihr werdet endlos reisen können. So können dies schon einige Pioniere in der heutigen Zeit, denn für jeden bricht auch eine andere Stufe an.

Ihr werdet sehen, bald werdet ihr, die Zeit ist bereit, auf dieser Ebene aus der Dualität heraustreten. Je mehr ihr euch im positiven Denken aufhaltet, umso besser ist es möglich, dass ihr die Dualität bald in die

Hand nehmen, zu einem Ball formen könnt und den Ball ganz weit von euch wegwerfen könnt. So leben wir hier in der geistigen Welt z. B. ja nicht in der Dualität. Wir kennen dieses Spiel von Leben und Tod schon eine sehr lange Zeit. Es gibt einige von uns Meistern, die sich auf der Erde inkarniert haben und selbst dieses Spiel am eigenen Körper erfahren wollten. Die tatsächlich in der heutigen geistigen Welt wirklich hohe Meister sind. Denn auch vor diesen Wesen haben wir eine sehr hohe Achtung. Es gibt Wesen, die absolut nicht daran interessiert sind, auf der Erde zu sein. Ich betone es noch einmal."

Laya: „Sind die Seelen persönlich oder unpersönlich?"

GWS: „Was ist denn überhaupt persönlich?"

Laya: „Auf der höchsten Ebene gibt es nur Gott und damit keine individuellen persönlichen Seelen und auf der Ebene darunter sind die Seelen individuell und persönlich. Und wenn eine Seele wieder neu geboren wird, dann ist es die persönliche Seele, die aus vorherigen Leben ihre Erfahrung mitnimmt. Und beide Ebenen, die persönliche und die unpersönliche, sind gleichzeitig vorhanden."

GWS: „Bravo. Das ist genau der Grund, den wir euch erklären wollten, von einer Ebene zur anderen zu kommen, und alles findet zur gleichen Zeit im gleichen Raum statt und ist ein heiliger Raum, ein heiliger Ort. Vergesst dies nicht. Das ist die Demut. Demut ist wichtig für jedes einzelne Leben. Es scheinen in der heutigen Zeit sehr viele Seelen unglücklich zu sein, weil ihnen das Leben als langweilig erscheint, weil es zu viele Reize hier auf dieser Erde gibt. Also, wenn man diesen Aspekt sieht, den du gerade so schön erklärt hast, Laya, so entsteht doch eine ganz andere Achtung vor dem Leben."

Laya: „Wie kann den Menschen nahe gebracht werden, dass die Gedankenlosigkeit schön ist?"

GWS: „Viele Menschen wollen es überhaupt gar nicht wissen, dass Gedankenlosigkeit schön ist. Das ist ja auch noch etwas sehr Materielles. Wie kann man es ihnen nahe bringen? Es gibt zahlreiche Techniken, wie in Ruhe zu gehen, in Meditation oder schlichtweg etwas tun, was euch gut tut. Und habt ihr selbst das Gefühl, ihr müsstet ein Stück Schokolade essen, ihr müsstet Fleisch essen und all die Dinge, denen ihr nachsagt, sie seien nicht positiv, wenn ihr das Gefühl habt, sie seien gut für euch, so bringen sie euch der Gedankenlosigkeit näher. So ist es tatsächlich. Deswegen urteilt und verurteilt euch nicht. Und urteilt erst recht nicht über den Anderen. Denn jeder hat sich das Maß der persönlichen Göttlichkeit anders gesteckt. Auf der höheren Ebene, auf der geistigen Ebene, vertreten wir alle das gleiche Ziel. Auf der irdischen Ebene, selbst wenn ihr sagt, ihr möchtet das Göttliche hier auf der Erde leben, so ist es doch für jeden anders, individuell, persönlich. Und dies ist auch gut so. Lasst euch von niemandem etwas anderes einreden. Das, was ihr glaubt, macht eure Realität aus. Und wir möchten absichtlich nur noch von den positiven Dingen sprechen. Wenn ihr euch dann in Freude aufhaltet in den Gedanken, werdet ihr genau das erleben. So seid ihr ständig glücklich. Was wollt ihr mehr? Ihr lebt die Göttlichkeit hier auf Erden."

9 Ausbildung in geistigem Heilen

Es besteht die Möglichkeit im Rahmen einer Ausbildung an drei Wochenenden, das geistige Heilen bei mir zu erlernen. Dabei werden die Inhalte dieses Buches vermittelt und einiges darüber hinaus, wie das Harmonisieren der Meridiane. Ich biete die Ausbildung für Erwachsene, Jugendliche, Kinder, Familien und als Einzelausbildung an.

Auf Wunsch kann die Ausbildung auch bei Ihnen vor Ort stattfinden.

Ferner biete ich Einzelbehandlungen (auch als Fernbehandlungen) an.

Kontakt: Katrin Neugebohren, Handy 0177 628 4885,

www.geistreiches-heilen.de, wie-neugeboren@geistreiches-heilen.de